医学影像诊断与技术应用

主　编　陆继香[等]

吉林科学技术出版社

图书在版编目（CIP）数据

医学影像诊断与技术应用 / 陆继香等主编. -- 长春：
吉林科学技术出版社，2023.3
ISBN 978-7-5744-0249-2

Ⅰ．①医… Ⅱ．①陆… Ⅲ．①影像诊断 Ⅳ.
①R445

中国国家版本馆 CIP 数据核字(2023)第 062128 号

医学影像诊断与技术应用

作　　者	陆继香　等
出 版 人	宛　霞
责任编辑	隋云平
幅面尺寸	185 mm×260mm
开　　本	16
字　　数	524 千字
印　　张	22.75
版　　次	2024 年 7 月第 1 版
印　　次	2024 年 7 月第 1 次印刷

出　　版　吉林科学技术出版社
发　　行　吉林科学技术出版社
地　　址　长春市净月区福祉大路 5788 号
邮　　编　130118
发行部电话/传真　0431-81629529　81629530　81629531
　　　　　　　　　　81629532　81629533　81629534

储运部电话　0431-86059116

编辑部电话　0431-81629518

印　　刷　北京四海锦诚印刷技术有限公司

书　　号　ISBN 978-7-5744-0249-2
定　　价　180.00 元

前　言

疾病的正确治疗是建立在正确诊断基础上的，没有正确的诊断就不可能有正确的治疗。近年来，随着医学科学技术的飞速发展，新理论、新技术、新方法不断在医学影像领域得到广泛推广与应用，医学影像诊断已经成为现代医疗中不可或缺的、最重要的诊断方法。因此，如何更好地使用影像学设备提供更科学的影像学诊断，是现代医学赋予影像学工作者的艰巨任务。

医学影像是指为了医学研究，对人体以非侵入方式取得内部组织影像的技术。现代科技的进步推动了医学影像辅助诊疗的不断发展，医学影像已成为医生日常诊断过程中不可缺少的辅助工具。数字化医疗设备如 X 射线断层扫描系统（Computed Tomo-graphy，CT）、X 射线计算机成像系统（Computed Radiography，CR）、X 射线数字成像系统（Digital Radi-ography，DR）和磁共振成像系统（Magnetic Resonance Imaging，MRI）等在临床医学诊疗中的大量应用，以及计算机技术在临床诊疗中的迅速普及，使得医学影像数据正在海量增长，现有的采集、存储、检索、分析和处理技术都面临挑战。

医学影像学在临床上应用非常广泛，对疾病的诊断提供了很大的科学和直观的依据，可以更好地配合临床的症状、化验等方面，对最终准确诊断病情起到不可替代的作用。本书首先对医学检查的影像设备做了介绍，并对影像检查的 X 成像、CT 诊断、核磁共振等检查技术进行了系统论述，然后对医学影像诊断技术在骨科、循环系统、妇科等的临床诊断应用做了阐述。本书选材新颖、内容简明，科学性与实用性强，易于掌握，适用于医学影像科及相关科室的医护人员参考。

作者

2022 年 12 月

目 录

第一章　医学影像设备 ·· 1

　　第一节　诊断用 X 线机 ··· 1

　　第二节　螺旋 CT ··· 7

　　第三节　磁共振成像设备 ······································ 17

　　第四节　超声诊断仪 ·· 19

第二章　X 线成像 ··· 24

　　第一节　普通 X 线成像 ·· 24

　　第二节　数字 X 线成像 ·· 33

　　第三节　数字减影血管造影 ···································· 36

　　第四节　X 线摄影基本知识及常用体位 ·························· 40

第三章　CT 诊断 ·· 57

　　第一节　CT 成像原理 ··· 57

　　第二节　CT 检查的适应证与禁忌证 ····························· 65

　　第三节　CT 检查前准备与检查步骤 ····························· 67

　　第四节　CT 检查的技术参数 ···································· 70

　　第五节　CT 的检查方法 ······································· 73

　　第六节　CT 图像的特点及影响图像质量的因素 ··················· 84

　　第七节　CT 图像的后处理 ······································ 89

第四章 磁共振检查技术 ·· 94

第一节 颅脑磁共振检查技术 ·· 94

第二节 腹部磁共振检查技术 ·· 108

第三节 脊柱及脊髓磁共振检查技术 ·································· 126

第五章 头颈部影像学诊断 ·· 138

第一节 眼球 ·· 138

第二节 耳部 ·· 145

第三节 鼻和鼻窦 ·· 149

第四节 咽部 ·· 152

第五节 喉部 ·· 156

第六节 口腔颜面部 ·· 158

第七节 颈部 ·· 162

第八节 中枢神经系统 ·· 165

第六章 创伤骨科疾病影像诊断 ·· 182

第一节 骨骼的生长发育特点 ··· 182

第二节 骨损伤的概念和分类 ··· 183

第三节 骨折的愈合和后遗症 ··· 184

第四节 各种影像学检查方法在骨关节损伤中的诊断价值 ········ 186

第五节 肩部骨折 ·· 192

第六节 上臂损伤 ·· 196

第七节 肘关节骨折 ·· 197

第七章 循环系统疾病的影像学诊断应用 ···························· 204

第一节 正常影像学表现 ·· 204

第二节 异常影像学表现 ·· 210

第三节 不同成像技术的临床应用 ···································· 215

  第四节 风湿性心脏病 ······························· 219

  第五节 肺源性心脏病 ······························· 222

  第六节 原发性心肌病 ······························· 223

  第七节 心脏黏液瘤和大血管病变 ·················· 226

  第八节 心包疾病 ······························· 232

  第九节 冠状动脉粥样硬化性心脏病 ··············· 235

第八章 妇产科疾病超声诊断应用 ···················· 241

  第一节 概述 ······························· 241

  第二节 子宫疾病 ······························· 251

  第三节 卵巢疾病 ······························· 268

  第四节 盆腔炎性疾病 ······························· 286

  第五节 胎儿的生长发育 ······························· 289

第九章 核医学成像在各系统中的应用 ················ 293

  第一节 核医学在神经系统疾病中的应用 ············ 293

  第二节 核医学在消化系统疾病中的应用 ············ 300

  第三节 核医学在循环系统疾病中的应用 ············ 310

  第四节 核医学在呼吸系统疾病中的应用 ············ 324

  第五节 核医学在泌尿生殖系统疾病中的应用 ········· 330

  第六节 核医学在骨骼肌肉系统疾病的应用 ·········· 346

参考文献 ······························· 354

第一章 医学影像设备

第一节 诊断用 X 线机

医用 X 线机是利用 X 线透过人体形成的各种影像，对疾病进行诊断，或利用 X 线的电离作用和生物效应对疾病进行治疗的设备。在 100 多年的发展过程中，医用 X 线机经历了多方面的改进和提高，但其基本原理和组成部分并没有改变。本节主要学习诊断用 X 线机的组成及基本装置和原理。

一、医用 X 线机的分类及组成

（一）医用 X 线机的分类

按照使用的目的医用 X 线机可分为诊断用 X 线机和治疗用 X 线机两大类。

1. 诊断用 X 线机分类

诊断用 X 线机是指利用 X 线透过人体经人体组织吸收形成的各种影像，如荧光影像、照片影像、电视影像等，对疾病进行诊断的设备。目前诊断用 X 线机的分类没有统一标准，通常根据结构形式、最大输出功率或使用范围等进行分类，可分为以下几种类型：

（1）按照结构形式分类

①便携式：这类 X 线机结构简单、重量轻、装卸方便，整体机件可分别装在手提箱和背包内携带，对供电电源没有特殊要求，一般市电电源就可以。有的便携式医用 X 线机设计有逆变电路，在无交流电时，可使用直流电源。便携式医用 X 线机适合流动检查、地质队野外探矿等。由于 X 线机功率较小，只能做临时性的透视和较薄体位的摄影。

②移动式：这类 X 线机结构紧凑、体积小，X 线发生装置以及辅助装置紧凑地组装在底座上，底座带有滚轮或电瓶驱动的电力装置，由人力或电力驱动在病房内外移动，能方便地对卧床患者进行床边透视或摄影检查，所以又称为床边或床旁 X 线机。随着电子技术的发展，有的移动式 X 线机机械部分采用小型的 C 形臂，并且配备了影像增强器和 X 线

电视系统，可用于手术监视或介入手术。目前，移动式数字 X 线摄影系统即移动 DR，不但完全代替移动式 X 线机而且图像质量大大提高。

③固定式：这类 X 线机的机件多，重量大，结构复杂，需要安装在专用的 X 线机机房内使用，机件的安装有着严格数据要求。X 线机功能较多，可做各种 X 线检查，而且对供电要求比较严格。

（2）按照输出功率分类

指按照 X 线管的标称功率大小进行分类，如分为 10kW、30kW、50kW 等。我国通常以 X 线管允许通过的最大管电流大小来分类。

①小型机：指管电流在 50mA 以下、最高管电压为 90kV 的 X 线机。

②中型机：指管电流在 100~400mA、最高管电压为 100kV 或者 125kV 的 X 线机。这类 X 线机多用双焦点的固定阳极 X 线管或旋转阳极 X 线管；机械装置配有 X 线管支持装置、电动诊视床、滤线器摄影床以及简易的直线断层（目前简易直线断层在工频 X 线机中基本被淘汰，所以大部分中型机不再配备，但是在数字 X 线摄影系统中，有的生产厂家还保留体层摄影的功能，为了实现数字体层摄影，属于选配）等。其功能较多，能进行一般透视，也能进行各种摄影，如普通摄影、滤线器摄影，还能做一些特殊摄影，如胃肠摄影等。安装时定位部件都需要做可靠的固定，部件之间的数据尺寸要求严格，对供电电源的要求也较严格。

③大型机：指管电流大于 500mA、最高管电压为 125kV 或 150kV 的 X 线机。这类医用 X 线机多配有两个或两个以上的旋转阳极 X 线管，多数配有影像增强器和 X 线电视系统。在机械装置方面普遍采用悬吊装置，一般设有电动诊视床、滤线器摄影床、多轨迹摄影床等。其功能除可做透视、胃肠摄影、普通摄影、滤线器摄影外，根据需要还可用作快速摄影、间接摄影、录像或电影摄影等辅助装置。这种医用 X 线机结构复杂，输出功率大，使用范围广，可一机多用。要求有良好的供电电源才能保证电器性能的稳定并充分发挥各项功能。

（3）按照使用范围分类

①综合性医用 X 线机：指具有透视和摄影等多种功能，适合做多种疾病检查的 X 线机，如中型、大型 X 线机等。

②专用性医用 X 线机：是指为适应某些专科疾病的检查而设计的 X 线机，并配有专科疾患检查的各种辅助装置，如牙科 X 线机、乳腺摄影 X 线机、泌尿科专用 X 线机、手术用 X 线机等。

（4）按照高压电源以及 X 线管灯丝加热电源的工作频率分类

①工频 X 线机：这类 X 线机的高压变压器初级和灯丝加热变压器初级等电路使用的

是低频交流电（我国为50Hz），所以工频X线机又称为低频X线机。

②中频X线机：这类X线机的高压变压器初级和灯丝变压器的初级等电路使用400赫兹以上（400Hz～20kHz）的中频交流电源。

③高频X线机：高压变压器初级和灯丝变压器的初级等电路使用20kHz以上频率的X线机称为高频X线机。

2. 治疗用X线机

治疗用X线机是借助X线的电离作用和生物效应，对疾患进行治疗的医用X线机。按其用途分为以下三类：

（1）接触治疗机

主要用于治疗较大面积的皮肤表面或体腔浅层的疾患，其管电压范围在10～60kV之间，X线的穿透力弱。

（2）表层治疗机

主要用于较大面积的皮肤或浅层组织疾患的治疗。其管电压在60～140kV之间。

（3）深部治疗机

主要用于组织深部疾患的治疗，其管电压在180～250kV之间，X线的穿透能力很强。

（二）诊断用X线机的组成

随着科技的迅猛发展，新的技术、新的工艺使诊断用X线机的结构更加紧密、功能更加完善、应用领域更加广泛、影像质量进一步提高。医用X线机因诊断的目的不同，结构差异也较大，但其基本结构都是由X线发生装置（主机）和X线机辅助装置（外围设备）两大部分组成。

1. X线发生装置

X线发生装置也称为主机，主要包括控制装置、高压发生装置、X线管装置。通过对所有装置进行调控，完成X线的发生。

（1）控制装置

是控制X线的"质"和"量"以及控制X线发生时间的装置，一般将X线机的低压元件以及由低压元件组成的电路合理地集中装配在控制台内，将各种按钮或开关、指示仪表等布置在控制台的台面上，以便集中操作和观察。某些大型机器，除控制台外，还设电器专柜存放各种电器元件。

（2）高压发生器

是为X线管提供灯丝加热电压和直流高压的装置。医用X线机的大部分高压元件，如高压变压器、高压整流元件、高压交换闸、灯丝变压器等均集中放置在高压发生器中，确保人身安全。

（3）X线管装置

主要由产生X线的X线管和X线管管套组成。

2. 辅助装置

辅助装置也称为外围装置，是为满足临床工作的需要、方便患者检查而设计的各种配套装置。

常见的辅助装置主要有支持X线管组件的装置，如天轨、地轨、立柱、悬吊架等；支撑患者检查体位用的各种检查床，如摄影床、诊视床等；将X线信息转换为电视图像的影像增强器、摄像机、监视器及各种特殊检查用的配套装置等。不同类型的诊断用X线机，其辅助设备的数量和功能不完全相同。一般来讲，功率越大、功能越多的X线机，其辅助设备的数量越多，结构也越复杂；反之，则数量越少，结构也越简单。

二、诊断用X线机的临床应用

X线检查是各级医院影像诊断中不可缺少的检查手段之一。X线检查方法可分为普通检查、特殊检查、造影检查和放射介入。

（一）普通检查

普通检查包括X线透视和X线摄影，是X线检查中应用最早也是最基本的方法。

1. X线透视

X线透视是一种最简便而常用的检查方法。它是利用X线的穿透作用、荧光作用，并根据人体各种组织对X线的吸收不同而进行的一种检查方法。分为荧光屏透视和影像增强器透视。荧光透视时将被检查的部位置于X线管和荧光屏之间，当穿过人体的X射线（带有各种组织信息）照射到荧光屏时，荧光屏会发出可见的荧光，把患者该部位的信息以可见光的形式显示出来。

透视的主要优点是可以动态观察器官的形态和功能状态，并且立即得到检查结果；缺点是影像的细节显示不够清晰，不能留下永久记录等。随着数字技术的发展，透视也已发展到了数字透视（DF），除影像的清晰度和对比度大大提高外，影像也可以数字的形式存储。目前还有一种透视就是胃肠钡剂透视，也称为胃肠钡餐透视，目的就是利用钡剂增加胃肠道的对比，胃肠钡剂透视也已发展到数字透视，影像可通过数字化存储，这样的设备通常称为数字胃肠机。

2. X 线摄影

X 线摄影是利用 X 线的穿透作用、荧光作用和感光作用，人体各组织对 X 线的吸收不同，使胶片或成像板感光而形成影像的方法。通过摄影使人体的结构较清晰地显示在胶片或者其他存储设备上，并可作为永久性的记录，便于随时研究和复查时对照、比较、观察病情的进展。

（1）普通摄影

也称为平片检查，它是将被检查部位置于 X 线管和暗盒（暗盒装有 X 线胶片，CR 主要是 IP，DR 是平板探测器）之间，并贴近胶片，固定不动，使胶片感光而形成影像的方法。

（2）滤线器摄影

摄影时在人体和胶片之间放置由细铅条制成的滤线器，在散射线到达胶片之前被滤线器吸收，从而提高影像质量的一种摄影方法。

（3）胃肠摄影

胃肠摄影是专门摄取消化道病变影像而采取的一种摄影方式。在进行消化道钡剂透视的过程中，若发现有价值或需要记录的病变时，随时将病变记录在胶片上。由于人的胃肠道在不停地蠕动，而这种摄影能适时记录透视过程中所观察到的病变，因此，有利于提高胃肠道疾病诊断的准确性。目前的数字胃肠机，在进行胃肠透视时，使实时摄影变得更加简单，只要对影像进行采集就可以，而且可以把采集到的影像通过激光照相机打印成胶片影像，以供诊断。

（4）体层摄影

又称为断层摄影，分为纵断体层摄影和横断体层摄影。在摄影时，X 线管和胶片在两个平行平面内做相对协调的运动，使得人体中的某一层的组织影像，在胶片上成像清晰，层面以外的影像在运动过程中都变得模糊。在 X 线的普通检查中，除了没有特殊说明，所说的体层摄影一般是指的纵断体层，目前这种检查方法基本被 CT 取代。

（二）特殊检查

1. 荧光缩影（间接摄影）

荧光缩影是将被检体的影像显示在荧光屏上，再用照相机将荧光屏上的影像缩摄成小照片。缩影片大小为 35mm、70mm 和 100mm，在 35mm 和 70mm 的小片上，不易看到细节，须用适当的放大装置进行观察。荧光缩影常用于大量的胸部集体查体，在缩影片上发现问题后，再摄取大片详细观察。目前这种检查方法基本上不再使用。

2. 高千伏摄影

高千伏摄影是用 120kV 以上的管电压产生的能量较大的 X 线，获得在较小密度值范围内显示层次丰富的 X 线照片影像的一种摄影方法。工频 X 线机由于很难达到 120kV，特别是由于管电压有脉动率，即使能够达到 120kV，摄影效果也不是很理想，随着高频机和数字 X 线摄影的普及，高千伏摄影基本在胸部普及，这对于胸部疾病的检出起了重要的作用。

3. 软 X 线摄影

软 X 线摄影是用钼靶 X 线管产生的软 X 线进行摄影。主要用于女性乳腺摄影，可得到乳腺组织的精细影像。

（三）造影检查

造影检查是将人工对比剂引入器官或其周围，人为地产生 X 线密度差别而显示影像的方法，如钡剂胃肠检查、心血管造影等。随着医学科学技术的发展，X 线造影采用了高压注射器、快速换片装置、影像增强器和电视系统、电影摄影、录像以及数字影像系统等新技术，使造影检查的范围更加广泛，数字化 X 线机和数字减影设备，使造影的质量有了显著的提高。

（四）介入放射

介入放射学是 20 世纪 70 年代后期迅速发展起来的一门边缘性学科。介入放射技术是在医学影像设备的引导下，以影像诊断学和临床诊断学为基础，结合临床治疗学原理，利用导管、导丝等器材对各种疾病进行诊断及治疗的一系列技术。即在医学影像的引导下，通过经皮穿刺途径或通过人体原有孔道，将特制的导管或器械插至病变部位进行诊断性造影和治疗，或采集组织，进行细胞学、生物学及生化检查。

目前介入放射技术已成为较热门的医学技术领域，该技术为现代医学诊疗提供了新的给药途径和手术方法，与传统的给药途径和手术方法比较，具有更直接有效、更简便微创的优点，使临床上的某些疾病由不可治变为可治，使治疗的难度由大变小，使有创伤变为少创伤，使患者免受或减轻手术痛苦，操作安全，治疗效果好。利用介入放射技术开展诊疗工作，有利于某些心血管疾病、脑血管疾病、肿瘤等疾患的诊断和治疗，为改善患者的生活质量，发挥了重要的作用。

第二节 螺旋 CT

一、概述

螺旋 CT 是在滑环技术基础上开发的一种新的扫描技术。螺旋扫描方式产生于 1989 年，螺旋 CT 可分为单层螺旋 CT 和多层螺旋 CT（MSCT）。多层螺旋 CT 是在单层螺旋 CT 的基础上发展起来的，所以在多层螺旋 CT 系列中，单层螺旋 CT 是基础。螺旋 CT 以快速扫描成像，采集容积数据以及多轴面重建、三维重建和回顾性重建等诸多优势使医学 CT 技术进入一个崭新的阶段。

（一）螺旋 CT 扫描的原理

1. 原理

在螺旋 CT 扫描过程中，与常规 CT 扫描最大的区别在于数据的采集方式不同。

常规 CT 在扫描时，扫描床是静止不动的，X 线管围绕人体旋转一周对一个层面进行扫描产生一组数据并得到一幅影像；为得到下一个层面的数据，扫描床须沿轴向移动一段距离后停止运动，让 X 线管再次围绕人体旋转，X 线束在人体扫描部位照射的轨迹是闭合的圆，这种扫描方式又称为逐层扫描或序列扫描。

螺旋 CT 在扫描过程中，X 线管连续地围绕人体旋转，与此同时，承托患者的扫描床匀速地向机架扫描孔内推进（或匀速地离开扫描孔），这样 X 线束在人体扫描部位的照射轨迹是螺旋状的，因此称为螺旋扫描。螺旋扫描是采集的人体组织一段体积数据而不是一层一层的数据，是连续的容积扫描，因此，这一扫描技术也称为容积扫描。

2. 螺旋扫描的优点

螺旋 CT 扫描与常规 CT 扫描相比，主要有以下优点：①提高了扫描速度，整个器官或一个部位一次屏气下完成，不会产生病灶的遗漏，并减少了运动伪像；②快速无间隔扫描可以充分发挥对比剂的对比增强作用，几乎可使全部扫描都在增强高峰期完成，不但能获得最佳增强效果，还可减少对比剂用量，单位时间内扫描速度的提高，提高了造影剂的利用率；③可任意、回顾性重建，无层间隔大小的约束和重建次数的约束；④连续扫描和连续采集数据可以获得容积数据，由于是容积扫描，即对人体的某一区段做连续的扫描，获得的是某一区段的连续数据（容积数据），在体层与体层之间没有采集数据上的遗漏，因而提高了二维和三维重建影像的质量，提高了病灶检出率。

（二）螺旋扫描的常用参数

1. 一般参数螺旋扫描

其中包括以下内容：①数据采集：单次螺旋扫描中被扫描的整个体积数据。②周数：一次数据采集中 X 线管的旋转次数。③层厚：断层的厚度，由前准直器设定的 X 线束的宽度决定。④螺距：X 线管旋转一周时扫描床移动的距离，是一般意义上的螺距概念。⑤成像范围：也称重建长度，或重建范围，它指一次数据采集中成像的第一层面中点与成像的最后一层中点之间的距离。⑥重建间隔：也叫成像间隔，指在重建的相邻两层断面中心点间的距离。重建间隔决定重建后显示影像所对应的层厚。

2. 螺距和螺旋因子

在螺旋 CT 中螺距有双重的含义：第一种是螺距本来的含义（数学意义上的螺旋线的含义），即相邻螺旋线沿螺旋线圈轴线方向（床移方向）的距离称为螺距；螺距的第二种含义是 X 线管旋转一圈扫描床移动的距离除以透过探测器的 X 线束的宽度，即

$$螺距 = \frac{扫描一圈床移距离}{描线束宽度}$$

螺旋因子是螺距除以层厚或螺距除以探测器准直宽度。螺旋度则是螺旋因子乘以100%。螺旋 CT 中的螺旋因子是一个无单位参数，是螺距与层厚的比值，常用的螺旋因子为 1、1.25、1.5 和 2，小于 1 的螺旋因子也有采用，特别是在多层螺旋 CT 中，常选用0.5 和 0.75，当螺旋因子选择为 1 时，螺旋度是 100%，螺距等于层厚，相邻两层是紧挨着的；当螺旋因子为 1.25 时，螺旋度为 125%，螺距等于 1.25 倍层厚，两螺旋之间的距离比层厚增加了 25%，使用这种方式可控制两螺旋线圈之间的距离来达到要覆盖的体积。由于螺距和螺旋因子在概念上相似，常用螺距代替螺旋因子。

3. 层厚

层厚是指断层的厚度。对于单螺旋 CT 来说，层厚主要由准直器设定的 X 线束宽度决定，也可理解为探测器的宽度（或有效照射宽度）。

在第一种螺距的含义下：当螺距为 0 时，相当于常规 CT 的扫描方式。当螺距小于层厚或小于线束的宽度时，相邻螺旋圈有重叠，且用于重建的断层有重叠；当螺距等于层厚或等于线束的宽度时，相邻的螺线圈虽无重叠，却紧挨着，且用于重建的断层也紧挨着；但螺距大于层厚时，扫描覆盖的受检体的范围增大。

在第二种螺距的意义下：螺距=0 时，也相当于常规 CT 的扫描；螺距=0.5 时，扫描

一圈，床移动的距离等于扫描线束宽度的一半，相邻螺线圈有重叠，且用于重建的断层也有重叠；螺距＝1.0时，扫描一圈，床移动的距离等于扫描线束宽度；螺距＝1.5时，扫描一圈，床移动的距离等于扫描线束的1.5倍；螺距＝2.0时，扫描一圈床移动的距离等于扫描线束宽度的2倍。

螺距越小，扫描对受检体覆盖得越完全。螺距小、层厚薄可提高纵向分辨率，对检出小病灶有利。

4. 螺旋插值

螺旋CT扫描采集数据的过程中因被检体随扫描床的不断移动，采集到的数据不是同一断层上的数据，而是螺旋数据。为了得到同一断层的数据并据此来重建一幅断层影像，就必须根据不是同一断层的螺旋数据，通过某种加权计算，即所谓的螺旋内插法来获得重建所需要的同一断层内的采样数据，这种在欲重建影像所对应的同一断层内进行内插数据的方法称为螺旋内插法。螺旋插值是在靠近欲重建断层的邻近螺线圈之间进行的，根据与层面邻近螺线圈上采样点与断层上相应点的分布，并用一定的函数进行一定的运算，利用运算的结果来补充欲重建断层上的采样值，这样的采样值并非实测的投影数据，而是建立投影数据的方法。完成螺旋插值运算功能的部件叫螺旋内插器。

通常采用三种不同的螺旋内插器：标准型、清晰型和超清晰型。螺旋内插是给螺旋数据分段的加权，作为一种建立数据的方法，这些数据就像在感兴趣区的位置上进行轴向扫描得到的，对选定位置，投影数据加权后产生横断数据，每个横断数据被限定在360°的数据组，由此重建影像。

5. 纵向分辨力

又称为Z轴分辨力，过去与CT有关的质量参数主要用空间分辨力和密度分辨力表示。笼统地说，空间分辨力主要表示CT扫描成像平面上的分辨能力（或称为平面内分辨力）。

在螺旋CT扫描方式出现后，由于多平面和三维的成像质量提高，出现了一个应用上的新概念，即纵向分辨力。

纵向分辨力的含义是扫描床移动方向或人体长轴方向的影像分辨力，它表示了CT多平面和三维成像的能力。纵向分辨力的优劣其结果主要涉及与人体长轴方向有关的影像质量，例如矢状位或冠状位的多平面影像重组。

目前，4层螺旋CT的纵向分辨力为1.0mm，16层螺旋CT的纵向分辨力为0.6mm，64层螺旋CT的纵向分辨力为0.4mm。

6. 成像间隔与成像范围

连续两张重建影像所对应的两个相邻断层中心点的距离称为成像间隔。一次屏气的连续扫描中，重建的第一张影像和最后一张影像所对应的两个断层中心点的距离称为成像范围。

当成像间隔等于层厚时，相邻的断层紧挨着；当成像间隔小于层厚时，相邻的断层有重叠；当成像间隔大于层厚时，相邻的断层有间隔。

在同样的成像范围内，成像间隔越小，则重建的影像数越多。成像间隔小且层厚薄对检出小病灶有利。

二、螺旋扫描装置

（一）滑环技术

螺旋扫描得以实现，关键是采用了滑环技术。常规 CT 扫描机的 X 线管系统的供电和数据传递均由电缆完成，在扫描时，由于电缆易缠绕，并发生拉伸和绞合，因此 X 线管在机架内只能做往复运动，不能向一个方向连续旋转，明显影响了扫描速度的提高，获取数据的范围也受到限制。20 世纪 70 年代出现的滑环技术，运用封闭滑环和电刷代替供电电缆和数据传输电缆，解决了上述电缆连接的缺点。

所谓滑环，是用一个圆形宽带状封闭的铜条制成的同心环和一个电刷代替电缆的一种导电结构。采用优质材料制成的滑环与 X 线管、探测系统结合在一起，组成旋转部件，静止部分则利用优质电刷与旋转的滑环紧密相连接，实现动静两部分的电路连接，如此就完全取消了电缆连接。旋转部件可连续旋转，消除了常规 CT 扫描时的加速、减速和回位的过程，大大提高了扫描速度，并使扫描获取的信息更加广泛。

依照滑环上的电压不同，滑环可分为高压滑环和低压滑环。

1. 高压滑环技术

用滑环技术将高压电流馈入机架内以供 X 线管使用。机架外的高压发生器产生 X 线管所需要的高电压 120kV 或 140kV，通过电缆和电碳刷传输到滑环上，再经高压滑环输入 X 线管。旋转的高压滑环安装在充满绝缘或惰性气体的密室内。其优点是：由于高压发生装置外置，一方面，不增加旋转机架的重量，也不必担心滑环因触点电流而引起的温度升高、扫描速度快；另一方面，高压发生装置的功率可以做得很大。但是，高压滑环容易引起机架内的旋转部件和静止部件以及滑环和电刷之间的高压放电，产生噪声，影响数据的采集。

2. 低压滑环技术

用滑环技术对机架以低压馈电的方式，称为低压滑环。低压滑环是由外部数百伏的低电压经电缆和电刷传输到低压滑环上，由滑环传送给高频高压发生器，高频高压发生器产生的高压经过很短的一段高压电缆输送给 X 线管。

低压滑环的优点是对绝缘要求不高，安全、稳定可靠。其缺点是高频高压发生器安装在机架内，其体积和重量受到限制，制造大功率的高频高压发生器有一定的技术难度，且增加了扫描架旋转部件的重量，扫描速度低于高压滑环技术。从目前的使用上来说，低压滑环技术是一种发展趋势，多数 CT 厂家都采用低压滑环技术。

（二）扫描架

扫描架本身就是一台无刷直流伺服电动机，其中扫描架的固定部分是电机的定子组件，旋转部件是电机的转子部件。

直流电动机的优点是调速和启动性能好，旋转力矩大，被广泛应用于驱动装置和伺服系统，但一般直流电动机含有电刷和换向器，其形成的滑动机械接触严重影响精度、性能和可靠性，尤其是易产生火花引起干扰和噪声。扫描架采用无刷直流伺服电动机结构使其既具有直流电动机的特性，又具有交流电动机的结构简单、运行可靠等优点。无刷直流伺服电动机利用位置传感器和电子控制电路代替电刷和换向器，扫描架旋转方向、速度由伺服控制装置来控制。专用隔离变压器来为电动机和伺服系统提供电源。

三、单层螺旋 CT

滑环技术的运用，使螺旋扫描成为可能，实现了 X 线的连续曝光、数据的连续采集、检查床的连续运动，将常规的单层扫描变成了容积扫描，缩短了扫描时间，使 CT 的应用范围和各种功能得到进一步扩展。

螺旋扫描分为单层螺旋扫描和多层螺旋扫描。单层螺旋扫描是指在 Z 轴方向（扫描床的运动方向）仅使用一排探测器阵列，采用扇形 X 线束，扫描轨迹是一根螺旋线的单层面螺旋扫描。而多层螺旋扫描则指在 Z 轴方向上使用多排探测器阵列，探测器阵列的排数可以从几排到几十排，目前探测器阵列的排数高达 320 排，有的厂家出现了平板探测器。采用锥形 X 线束，扫描轨迹可以是多根螺旋线。为了实现滑环螺旋扫描，硬件和软件必须进行相应的改变。现就单层螺旋 CT 进行简单的介绍：

（一）硬件的要求

1. X 线管

利用滑环技术使 X 线管能沿着一个方向连续旋转。扫描速度加快，相应地必须提高 X 线管的最大输出电流；除管电流外，为满足多层连续扫描，X 线管的热容量和管壳的散热性必须提高，因此，要使用大功率、高热容量和高散热率的 X 线管，同时也带来了 X 线管自身稳定性和使用寿命的问题。

2. 探测器

临床上常用的探测器主要是气体探测器和固体探测器，气体探测器温度稳定性好，但光电转换效率低，固体探测器光电转换效率高，但温度稳定性差。多排固体探测器由于扫描一周可获多层影像，大大降低了 X 线管的损耗。目前螺旋 CT 多采用稀土陶瓷探测器、高档 CT 采用宝石探测器或者平板探测器，很好地解决了上述问题。

3. 扫描架和扫描床

扫描架采用人机工程技术，摆位方便，扫描范围加大；扫描床在扫描时同步匀速直线运动，定位精度更高，平移速度更稳定，有效减少了运动伪影。

4. 控制台与计算机系统

选用计算速度快、存储容量大的计算机系统，实现实时影像处理和影像显示。随着螺旋扫描层数的增加，对计算机内存要求也增加，目前可达 2G 以上；硬盘容量也必须增大，有的还使用了磁盘阵列。控制台选用人机对话模式，采用鼠标控制或触摸控制，操作十分方便。DICOM 标准在 CT 中的应用使接口趋于标准，可与其他设备兼容。

（二）软件的要求

螺旋扫描是一种容积扫描技术，采用三维多组织软件包可同时使用不同的颜色区分不同的组织，使三维影像更加逼真。智能扫描可根据人体的解剖形态进行扫描，最大密度投影、最小密度投影、遮盖表面显示技术、容积再现技术等后处理技术的使用，对于比较复杂的部位，可表示出各个组织器官在三维空间上的位置关系，适用于神经外科、矫形外科手术、模拟手术效果等。

四、多层螺旋 CT

前面介绍的单层螺旋 CT，使用一排探测器，扫描轨迹是一根螺旋线，可以称作常规的单层螺旋扫描。多层螺旋 CT，使用多排探测器阵列（其排数可以从几排到几百排），扫描轨迹是多根螺旋线。多层螺旋 CT（MSCT）又称多排螺旋 CT（MDCT），简称多层 CT。多层的称谓源自 X 线管旋转一周可以获得多层影像，多层与单层是个相对的概念，多层 CT 是在单层 CT 基础上的发展，但其性能却与单层螺旋 CT 大不相同，多层 CT 除了在 Z 轴方向的探测器设置以及数据采集系统不同外，影像重建算法、计算机系统等多个方面都有较大改进。

（一）探测器的结构和 X 线束

多层螺旋 CT 是指 X 线管旋转一周可以同时获得多层影像的 CT，探测器多采用稀土陶瓷制作而成的多排探测器。X 线束采用锥形 X 线束。

1. 探测器的结构

探测器排列的方式目前有两种类型：一种是探测器的宽度均等的等宽型对称排列，也称固定排列；另一种是各排探测器的宽度不均等的非等宽型排列，也称自适应排列。目前已有的探测器排列因生产厂家不同而有很大区别，可分别进行 4 层、8 层、16 层、32 层、64 层、128 层、256 层，甚至 320 层成像。这些多层成像的组合是由探测器后面的电子开关来实现的，通过电子开关再将信号传递给数据采集系统（DAS）。

等宽型探测器排列各有利弊，等宽型探测器阵列在组合成各种层厚时较为灵活，但是各排探测器的间隙较多，而投照在探测器间隙上的 X 线不能被利用，所以线束的利用率低，丢失有用信息。非等宽探测器型阵列各排探测器的间隙数目少，故线束的利用率高，丢失的有用信息少，但在组合成各种层厚上不如等宽型方便。

2. X 线束

在常规和单层螺旋 CT 的扫描中，因为只有一排探测器采集数据，所以通过准直后 X 线束的形状为薄扇形 X 线束，X 线束的宽度近似等于层厚。而在多层螺旋 CT 数据采集中，长轴方向有多排探测器排列采集数据，所以 X 线束沿长轴方向的总宽度大于等于探测器排列沿长轴方向宽度的总和才可以，故 X 线束的形状是以 X 线管焦点为顶点的四棱锥形，这样才能覆盖多排探测器（实际使用时不一定全覆盖），这样的 X 射线束称为厚扇形 X 线束或锥形 X 线束。

（二）螺距和层厚的选择

1. 螺距

多层 CT 的螺距定义为 X 线管旋转一周时床移动的距离（床速）与整个准直宽度的比值。用公式表示为：

$$P = \frac{d}{M \times S}$$

式中，d 表示 X 线管旋转一周时床移动的距离（床速），M 表示扫描一周获得的影像层数，S 表示层厚，M×S 表示整个准直宽度。例如，对于 4 层螺旋 CT，若层厚为 5mm，床速为 20mm，则螺距等于 1。

2. 层厚的选择

单层螺旋 CT 由于 Z 轴方向只有一排探测器，因此，其层厚是通过 X 线管端的准直器来改变 X 线束的宽度完成的，使线束的宽度等于层厚。多层螺旋 CT 的层厚不仅取决于 X 线束的宽度，而且取决于不同探测器阵列的组合，因此，其层厚是由 X 线管端和探测器端的两个准直器共同完成的。由 X 线管端的前准直调节 X 线束的宽度，将 X 线调节成可利用的锥形束，再由探测器端的后准直通过调节覆盖的范围与数据采集通道一起完成多层螺旋 CT 要求的层厚。

（三）重建算法

多层螺旋 CT 重建算法的主要特点表现在优化采样扫描和滤过内插法两个方面。多层螺旋 CT 在采集到足够的重建数据后，最关键问题是重建算法的选择与确定，由于多层螺旋 CT 数据采集的特点，其重建算法也不是单层螺旋 CT 的简单变化，而是更为复杂，故不做介绍。其重建算法的选择应着眼于消除伪影、减少影像噪声和改善图像质量。

（四）智能扫描

多层螺旋 CT 可进行大范围的容积扫描，这不可避免地要跨越人体体厚和密度差异较大的组织，要使用统一条件，会造成扫描的差异和过度的辐射。智能扫描是在扫描过程中，对不同密度、体厚的部位使用不同的扫描条件，使影像清晰且辐射剂量降低。

（五）应用特点

多层螺旋 CT 能将常规 CT 的三个制约条件，即扫描速度、纵向分辨力和覆盖范围有机地结合在一起，可根据临床应用需要，通过探测器的不同排列组合，形成不同层厚的扫描，达到高速、高分辨力和大覆盖范围的不同要求，其应用特点主要表现在以下几方面：

1. 检查范围大

适用于要求一次屏气，完成较大范围的检查。例如胸部和腹部的联合扫描。以往胸部扫描约需 30s，而多层螺旋 CT 仅需几秒即可完成。

2. 病变检出率高

更薄层厚的多层螺旋 CT 提高了病变的检出能力。以 2.5mm、5.0mm、7.5mm 及 10.0mm 层厚对 10mm 以下病变的检出能力做比较，2.5mm 层厚比 10.0mm 层厚的检出能力高 50%。

3. 影像质量好

纵向分辨力和时间分辨力大大提高。扫描层厚的减薄，回顾性的重建，使部分容积效应大大减轻，对于颅脑扫描可很好地消除后颅窝伪影。

4. 多时相动态增强检查和功能研究

多层螺旋 CT 可真正地实现某些脏器（肝脏）的多时相动态增强检查和功能研究。

5. 影像重建和三维成像

多层螺旋 CT 一次扫描，完成原始数据采集后，可进行任意位置和层厚的回顾性重建和三维成像。原始扫描层厚越薄，重建影像和三维成像的质量越好。

6. CT 血管造影（CTA）效果好

无间断地大量采集数据，可精确地追踪对比剂的流动过程。多层螺旋 CT 利用特殊的技术能在对比剂达到病变部位后，自动精确地进行扫描，可减少对比剂的用量，降低 X 线剂量的同时获得 CTA 的最佳效果。

7. 特殊检查的开发

多层螺旋 CT 有利于一些特殊检查的开发，如心脏和冠状动脉成像、冠状动脉的钙化积分评定、脑及肝脏的灌注成像，以及智能血管分析等。

（六）多层螺旋 CT 与单层螺旋 CT 相比的优点

1. 提高了 X 线利用率

多层螺旋 CT 的 X 线管输出的 X 线束是锥形 X 线束，可多层同时利用，提高了效率。如四层螺旋 CT 一次曝光可以获得四层影像，使得 X 线利用率提高到单层扫描的四倍，扫描周期仅为单层 CT 的 1/4，曝光时间缩短。进而降低了 X 线管的热量积累，减少了散热等待，延长了 X 线管的使用寿命。

2. 扫描速度更快

由于多层螺旋 CT 旋转一周可以产生多层影像，其扫描速度可达单层螺旋 CT 的多倍。扫描速度的提高无疑减少了扫描时间，提高了检查的速度，单位时间内可以检查更多的被检者。

3. 提高了时间分辨力

单层螺旋 CT 旋转一周时间通常是 1s，而多层螺旋 CT 旋转一周时间最短可达 0.33s，旋转时间的缩短明显提高了时间分辨力。

4. 提高 Z 轴分辨力

有利于实现各向同性成像，各向同性成像即在所有方向上空间分辨力几乎相同的成像，在常规扫描和单层螺旋扫描时难以实现。常规扫描和单层螺旋扫描的扫描层厚通常在 1mm 以上，CT 影像的断面内空间分辨力明显大于 Z 轴方向的空间分辨力，空间分辨力是各向异性而非各向同性。多层螺旋 CT 单个探测器的宽度从 0.5~5.0mm 不等，最薄扫描层厚达到 0.5mm，提高了 Z 轴的空间分辨力，从而实现各向同性分辨力。达到各向同性分辨力的成像可以任意角度重建影像，也可以从一个容积扫描中选择不同的平面或方向成像而没有影像质量的下降，并且无须重新扫描和增加辐射剂量。

五、双源 CT 和能谱 CT

（一）双源 CT

双源计算机断层成像系统（DSCT）简称双源 CT，是 2005 年在北美放射学会上推出的，它改变了常规使用的一个 X 线源和一套探测器的 CT 成像系统，通过两个 X 线源和两套探测器来采集数据，全面拓展了 CT 的临床应用。

双源 CT 拥有两套 X 线管和两套探测器系统，在机架内 X—Y 平面上间隔 90° 排列。由于受机架内空间的制约，两套探测器系统大小不等，其中大的探测器可覆盖的 50cm 的扫描视野范围，小的探测器只能覆盖机架中心处 26cm 的扫描视野范围。双源 CT 通过机架旋转 90° 即可获得 180° 数据，使单扇区采集的时间分辨率达到 83ms。即使在最快的扫描和床面移动速度下，也能确保极佳的影像质量。

双源 CT 具备 78cm 的大扫描孔径和 200cm 的扫描范围，床面移动速度高达 87mm/s，可获得小于 0.4mm 的各向同性分辨力，可重建出逼真的影像，并能清晰显示微小的解剖结构，心脏 CT 不再受心率的影响。双源 CT 采用双能量扫描技术，扫描时两个 X 线管的管电压分别为 80kV 和 140kV，可同时采集高能和低能的数据，影像可以进行能量减影。该新型探测器系统由多层探测器和滤线层组成，能够同时探测低能（软射线）和高能（硬射线）X 线，两种射线同时成像可大大改进组织特征区分，全自动减影算法，将血管与骨骼相分离。

双源 CT 系统由于具备很高的时间分辨力，能够在一次心跳过程中采集心脏影像，从而降低扫描过程的辐射剂量，与常规 CT 相比，双源 CT 在心脏扫描中的辐射剂量仅为常规 CT 的 50%。为了最大限度地降低扫描的辐射剂量，可根据心率的快慢自动选择最快的扫描速度。另外，双源 CT 采用了依据心电图的适应性剂量控制，最大限度地降低了心脏快速运动阶段的辐射剂量。

当然，双源 CT 并不总是使用两个 X 线球管，在常规检查或非心脏冠状动脉检查时只需要一个 X 线管，这时的双源 CT 的作用与原 64 层螺旋 CT 的作用类似。

（二）能谱 CT

能谱 CT 是在多层螺旋 CT 基础上发明的又一新型的高清晰 CT 扫描设备。能谱 CT 在保证高清晰的同时，降低了辐射剂量，并引进了宝石能谱和容积螺旋实现动态 520 层技术。能谱 CT 的出现，改善了影像质量，降低了辐射剂量，开创了能谱 CT 成像的全新领域。

为了实现能谱 CT 成像，能谱 CT 要满足以下条件：①同时的高、低能量数据采集；②稳定的高、低管电压的输出；③很好的高、低能量信号的区分度；④高、低能量信号能够满足高质量影像重建的要求。为实现上述条件，能谱 CT 在硬件上采用了宝石分子结构的探测器、动态变焦点 X 线管和高压发生器瞬时切换技术。影像重建采用基于系统噪声统计模型的自适应统计迭代重建技术。能谱 CT 成像将传统 X 线混合能量分解成 40～140keV 连续不断的 101 个单能量 X 线，从而获得不同物质的能谱曲线，在一定程度上实现了物质定性分离和定量测定。主要优势在于超低的辐射剂量及超高的敏感性。如，可以清楚地显示冠脉支架内情况，对于判断支架的通畅情况提供客观、清楚的影像，可消除支架金属伪影的影响，同样也能消除人工髋关节、膝关节等金属伪影的影响，破除了以往常规 CT 及多层 CT 在这方面的限制。在实质脏器中，能谱影像可以发现一些多层螺旋 CT 发现不了的病变。利用不同物质能谱 CT 的能谱曲线，可以对物质进行定量及定性分析，对于判断病变的病理变化将有很大的帮助。

第三节　磁共振成像设备

一、MRI 设备的分类

（一）按成像的范围分类

1. 实验用 MRI 设备
用于动物、生化制品、药品等研究领域，检查孔径很小。

2. 局部 MRI 设备
检查孔径的大小和形状适应特殊部位（头、乳腺、四肢关节等）的需要，检查孔道短。

3. 全身 MRI 设备

检查孔径大，检查孔道长，能容纳人体进入和穿越。

（二）按主磁场的产生方法分类

1. 永磁型

利用磁性材料（铝镍钴、铁氧体、稀土钴）堆积或拼接而成的磁体。制造和运行成本低廉。产生的磁场强度可达 0.4T。

2. 常导型

又称阻抗型，利用导电线圈构成的空芯或铁芯电磁体。制造成本低廉，电力消耗大，运行成本略高。

3. 混合型

常见的是永磁型和常导型两种磁体的组合。产生的磁场强度可达 0.6T。

4. 超导型

是由浸泡在密封液氦杜瓦中的超导螺线管线圈构成的电磁体，其产生的磁场强度可达 12T。

（三）按静磁场的磁场强度分类

1. 低场机

0.5T 以下的 MRI 设备。

2. 中场机

0.5T 到 1.0T 之间的 MRI 设备。

3. 高场机

1.0T 到 2.0T 之间的 MRI 设备。

4. 超高场机

3.20T 及以上的 MRI 设备。

（四）按用途可分为介入型和通用型两大类

二、MRI 设备的基本组成

虽然不同的磁共振系统，其技术有区别，但其基本结构大致相同。磁共振成像设备一般包括主磁体系统、梯度磁场系统、射频发射与接收系统、计算机和影像处理系统。MRI 设备除了磁共振成像所需的设备外，还要有许多附属设备与之相配套。常用的设备有射频屏蔽体（或磁屏蔽体）、冷水机组、不间断电源、机房专用空调以及超导磁体的低温保障设施等。

第四节　超声诊断仪

一、超声诊断仪的分类

超声诊断仪分类方法较多，互有交叉，目前尚未统一。但我们仍可按被探测的声波特点、利用的物理特性、不同的扫描方式等进行大致分类。根据被探测的声波特点，可分为穿透式超声诊断仪和回波式超声诊断仪。目前，在临床上最常用的是回波式超声诊断仪，这类超声成像设备，根据其利用的物理特性不同，又可分为回波幅度式和多普勒式。

（一）回波幅度式

它是利用超声回波的幅度变化来获取人体内部组织声阻抗变化信息的方法，依此提供组织、器官结构和形态方面的信息。

1. A 型超声诊断仪

A 型显示是超声诊断仪最早、最基本的显示方式。它以波的形式显示回声幅度，属于幅度调制型。横坐标表示超声波的传播时间，即探测深度，纵坐标则表示回波脉冲的幅度，回波幅度的大小体现界面反射的强弱，反射界面两侧介质的声阻抗差越大，回声的波幅越大，当声阻抗差为零时，则呈现无回波状态。由于 A 型超声诊断仪的超声波声束不做扫描运动，只进行一个方向的传播，显示的回波图，只能反映局部组织的回波信息，无法形成临床诊断所需的解剖图形，要将波形密度、波幅高低、波的活跃程度及形态等作为诊断疾病的基础，且诊断的准确性与医生的识图经验关系很大，因此此类型诊断仪已很少使用。

2. M型超声诊断仪

M型超声诊断仪的超声波声束同A型一样，都是反映一维的空间结构。其横坐标表示时间，纵坐标表示声束传播方向上的深度，与A型不同的是，M型超声诊断仪采用了亮度调制，使深度方向所有界面的反射回波，以亮点的形式在显示器的垂直方向上显示，它是利用显示屏上随时间展开的深度变化曲线的亮度，来反映组织界面反射回波大小。M型超声诊断仪主要用来检查心脏，当探头的声束通过心脏时，就可得到心脏内各层组织（心壁、瓣膜）到体表（探头表面）的距离随时间变化的曲线，即超声心动图。M型超声对人体中运动脏器功能检查具有优势，不适宜于对静态脏器的检查，故称为运动型超声。

3. B型超声诊断仪

B型超声诊断仪是在A型基础上发展起来的，它属于亮度调制型。它的超声波束以直线形或扇形扫描的方向为一个方向，以超声波束传播的方向为另一个方向，这两个方向构成了一个二维切面，切面上光点的亮度与超声回波幅度的大小成正比（或成反比，负像），提供这种实时灰阶二维切面声像图的仪器称为B型超声诊断仪，简称B超。

4. C型和F型超声诊断仪

这两类超声诊断仪的成像原理和B型超声诊断仪类似，都采用亮度调制。不同的是C型超声诊断仪的超声束能实现某一平面上的综合扫描，可以获得某深度的平面声像图，即显示的声像图与声束的方向垂直，相当于X线断层像。而F型超声诊断仪扫查面距探头的深度是随位置变化的函数，根据成像需要，扫查面距探头的深度可做相应变动，可获得斜面、曲面的影像。

5. 3D型超声诊断仪

它显示组织器官的立体结构或功能图，即三维超声成像，也是利用影像亮度反映回波信息。目前，多数三维超声成像是基于二维超声成像的探头，按一定的空间顺序采集大量的二维影像信息，利用计算机的后处理技术进行三维重建，并在计算机显示器上显示重建好的三维影像。随着三维超声技术的不断发展，目前已有静态三维超声、动态三维超声和实时三维超声。

（二）多普勒式

它是利用超声回波频率的变化（频差）来获取人体组织器官的运动和结构信息的方法，可再分为频谱多普勒和彩色多普勒超声诊断仪。

频谱多普勒（D型）超声诊断仪又分为连续多普勒（CWD）超声诊断仪、脉冲多普勒（PWD）超声诊断仪。

根据显示影像的性质，彩色多普勒超声诊断仪又分为彩色多普勒血流图（CDFI）、组织图（CDTI）、能量图（CDE）、方向能量图（DPA）等类型。

目前临床所用的彩超，实际上是具备了多种类型超声显示的诊断系统，它在 B 型图上叠加彩色血流图，既能显示人体组织器官的形态结构又能反映运动信息，往往这样一个系统包含有 M 型、B 型、D 型、CDFI、CDE 等功能；另外，三维、四维超声成像技术在彩超中也有着更加广阔的发展前景。

二、超声诊断仪的基本结构

超声诊断仪的工作原理，是向人体组织发射超声波，并接收其与人体组织作用后产生的回波信号，检出回波某种物理参量的变化（如幅度、频率等），然后以某种方式在显示器上显示，并由记录仪记录，供医生诊断。因此，超声诊断仪最基本的结构包括超声换能器、发射电路、接收电路、扫描电路、主控电路、时标距标电路、显示器和打印机等部分。

三、超声诊断仪的基本电路

脉冲式回声诊断仪种类很多、结构各异，但它们都有一些共同的基本结构电路。

（一）电源

电源给各单元电路提供所需要的工作电源，包括多组的直流稳压电源和高压电源，一般采用集成线性直流稳压电路或开关稳压电源，其性能良好与否直接影响整个仪器的精度、稳定性和可靠性。

（二）发射电路

发射电路是在受到同步信号触发时，产生高频电脉冲去激励探头发射超声波。发射超声波的振动频率（主频或中心频率）与探头的晶片特性和厚度有关，而频带宽度除了与晶片有关外，还与探头的结构（机械阻尼）以及发射电路的阻尼有关。脉冲式回声诊断仪要求发射电路能产生一定幅度的、脉冲前沿陡峭的、短持续时间的窄脉冲。

（三）接收电路

接收电路包括射频放大、解调和抑制、视频放大等电路。

1. 射频放大器

这部分通常由隔离级（或称保护电路）、前置放大、高频放大以及时间增益补偿等电路组成。

（1）隔离级

脉冲式回波超声诊断仪的探头是收发共用的，大功率的超声发射电路和高灵敏的接收电路相连接。为避免接收电路被发射脉冲击毁、干扰和减少阻塞时间，通常在接收电路前端必须加入隔离级。隔离级的作用原理是使发射脉冲不能通过，或将幅度限制在很小范围内，只允许回波信号几乎无衰减地通过。

采用限流和限幅方法的隔离级电路，称为第一类隔离级电路，压电晶体上的脉冲电压经过电容器 C 的耦合，二极管 D1、D2 将脉冲电压幅度限制在−0.7～+0.7V。

采用不让大幅度信号通过，只允许小于某一限幅电平的电压通过的隔离级电路，称为第二类隔离级电路。当压电晶体 EL 两端交流电压信号幅值在−12～+12V 之间时，D1、D2 正向导通，压电晶体上的交流信号通过 D1、C1、D2 几乎无衰减地到达接收电路。当压电晶体 EL 两端电压大于+12V 时，D1 截止，交流信号被隔离。当压电晶体 EL 两端电压小于−12V 时，D1 虽导通但 D2 截止，交流信号仍被隔离。

（2）前置放大

它是一个阻抗变换电路，输入阻抗高而输出阻抗低。因为隔离级是工作在非线性状态，它的输出阻抗也是非线性的，要使主放大器工作在恒定的阻抗条件下，必须进行阻抗变换。

（3）高频放大

也称为射频放大或主放大，回声信号通常是微伏级，所以放大器要有 100dB 的增益。同时，由于发射脉冲高达百伏以上，所以信号动态范围超过 120dB 甚至高达 150dB。对该电路要求有合适的工作频率、足够大的低噪声增益带宽、高的动态范围、低相位失真和适当的响应幅度，以及短的过载阻塞时间等。

（4）时间增益补偿

也称深度增益补偿，由于人体组织对超声波的衰减作用，超声波在传播过程中必然损失能量，使得相同界面的反射在深部的回声信号比表浅的明显要小。为了获得良好的补偿，往往采用增益补偿放大措施，使浅部组织回波信号放大较小甚至衰减，而深部组织回波信号得到较大的放大，使不同深度的组织回声信号都得到充分的显示，这种技术称为深度补偿。

2. **解调和抑制**

从射频已调信号中取出调制信号的过程称为解调，调幅波的解调称为检波，完成这种解调作用的电路称为振幅检波器，简称检波器，它通常采用包络检波器。包络检波器是指检波器的输出反映高频调幅波包络变化规律的一种检波方式，它由非线性器件（二极管、三极管和运算放大器等）和低通滤波器组成。

为了防止噪声信号的干扰，可设置一个检波电平，阻挡无用且过小的回声信号随同噪声通过，这一作用常称为抑制。

3. 视频放大器

超声诊断仪中，除多普勒仪外，有两处要用到视频放大器，一处是接收通道的末端，即检波和滤波之后的视频放大器。在早期没有使用数字扫描变换器的超声诊断仪中，它要将峰值为 1V 左右的信号放大到约 80V 直接调制监视器的亮度。在具有数字扫描变换器的超声诊断仪中，视频放大器是在信号合成及 D/A 转换器之后，此处一般要求有较宽的频带（10MHz 以上）和足够的增益。

（四）主控电路

最简单的主控电路是同步触发信号发生器，它周期性地产生同步触发脉冲信号，分别去触发控制发射电路、扫描发生器以及时标电路。在现代的超声诊断系统中，已直接利用计算机进行同步控制，它不仅控制扫描和声束的形成，还控制许多处理和计测过程。

（五）扫描发生器

扫描发生器产生的扫描电压加至显示器的偏转系统，使电子束按一定的规律扫描，在显示器上显示出曲线的轨迹或切面影像，通常把视频放大器和扫描发生器称为显示电路，而显示系统则由显示器件、显示电路和相关电源组成。

第二章　X 线成像

第一节　普通 X 线成像

一、X 线成像基本原理与设备

（一）X 线的产生

X 线是由高速行进的电子群撞击物质突然受阻时产生的。因此，它的产生必须具备三个条件：

1. **自由运动的电子群**。

2. **电子群以高速运行**。

3. **电子群在高速运行时突然受阻**。

X 线的发生过程是：向 X 线管灯丝供电、加热，在阴极附近产生自由电子，在 X 线管两极加以高压电（40~150kV），则电子群以高速由阴极向阳极行进，轰击阳极靶面而发生能量转换，其中 1% 以下的能量转换为 X 线，99% 以上转换为热能。X 线主要由 X 线管窗口发射，热能由散热设施散发。

（二）X 线的特性

X 线属于电磁波，波长范围为 0.0006~50nm。目前医学上用于 X 线成像的波长为 0.008~0.031nm（相当于 40~150kV）。在电磁辐射谱中，它在射线与紫外线之间，比可见光的波长短，肉眼看不见。

除以上一般物理特性外，X 线还具有以下与 X 线成像和 X 线检查相关的特性：

1. 穿透性

X 线波长极短，具有很强的穿透力，能穿透一般可见光不能穿透的各种不同密度的物体，在穿透过程中有一定程度的吸收即衰减。X线的穿透力与X线管电压密切相关，电压愈高，所产生的X线波长愈短，穿透力愈强；反之，其穿透力愈弱。同时，X线穿透力还与被照物体的密度和厚度相关，X线穿透性是X线成像的基础。

2. 感光效应

亦称摄影效应，指涂有溴化银的胶片经X线照射后感光而产生潜影，经显、定影处理，感光的溴化银中的银离子（Ag^+）被还原成金属银（Ag），并沉积于胶片的胶膜内，此金属银的微粒在胶片上呈黑色。而未感光的溴化银在定影及冲洗过程中，从X线胶片上被洗掉，因而显出胶片片基的透明本色。依金属银沉积的多少，便产生了从黑至白不同灰度的影像。所以，感光效应是X线摄影的基础。

3. 荧光效应

X线能激发荧光物质（如硫化锌镉及钨酸钙等），使波长极短的X线转换成波长长的可见荧光，这种转换叫作荧光效应。荧光效应是进行透视检查的基础。

4. 电离效应

X线通过任何物质而被吸收时都将产生电离效应，使组成物质的分子分解成正负离子。空气的电离程度与空气所吸收X线的量成正比，因而通过测量空气电离的程度可测X线的量。X线射入人体，也产生电离效应，可引起生物学方面的改变，即生物效应，是放射治疗的基础，也是进行X线检查时需要注意防护的原因。

（三）X线成像基本原理

X线之所以能使人体组织结构在荧光屏上或胶片上形成影像，一方面是基于X线的穿透性、荧光效应和感光效应；另一方面是基于人体组织结构之间有密度和厚度的差别。由于存在这种差别，当X线透过人体不同组织结构时，被吸收的程度不同，所以到达荧光屏或胶片上的X线量即有差异。这样，在荧光屏或X线片上就形成黑白对比不同的影像。

人体组织结构根据密度不同可归纳为三类：高密度的为骨组织和钙化灶等；中等密度的为软骨、肌肉、神经、实质器官、结缔组织以及体液等；低密度的为脂肪组织以及有气体存在的呼吸道、胃肠道、鼻窦和乳突气房等。

当强度均匀的X线穿透厚度相等、密度不同的组织结构时，由于吸收程度不同，在X线片上（或荧光屏上）出现具有黑白（或明暗）对比、层次差异的X线图像。病变可使人体组织密度发生改变，例如，肺结核可在低密度的肺组织内产生中等密度的纤维化改变和高密度的钙化影，在胸片上，于肺的黑影的背景上出现代表病变的灰影和白影。因此，组织密度不同的病变可产生相应的病理X线影像。

人体组织结构和器官形态不同，厚度也不一样。厚的部分，吸收 X 线多，透过的 X 线少，薄的部分则相反，于是在 X 线片和荧光屏上显示出黑白对比和明暗差别的影像。所以，X 线成像与组织结构和器官厚度也有关。

因此，X 线图像的形成是基于以下三个基本条件：首先，X 线具有一定的穿透力，能穿透人体的组织结构；第二，被穿透的组织结构必须存在着密度和厚度的差异，X 线在穿透过程中被吸收的量不同，以致剩余的 X 线量有差别；第三，这个有差别的剩余 X 线，仍是不可见的，还必须经过显像这一过程。

（四）X 线设备

X 线机类型多种多样，但基本结构包括 X 线管、变压器及操作台三部分。X 线管为一高真空的二极管，杯状的阴极内装有灯丝，阳极由呈斜面的钨或钼靶和附属散热装置组成。变压器包括降压变压器和升压变压器。控制台主要为调节电压、电流和曝光时间而设置的电压表、电流表、计时器和调节旋钮等。X 线球管、变压器和控制台之间以电缆相连。

影像增强电视系统已成为 X 线机主要部件之一。为了保证 X 线摄影质量，X 线机在摄影技术参数的选择、摄影位置的校正方面，多已是计算机化、数字化、自动化。为适应影像检查的需要，除通用型 X 线机外，还有适用于心血管、胃肠道、泌尿系统、乳腺及介入技术、儿科、手术室等专用的 X 线机。

二、X 线图像特点

（一）X 线图像是直接模拟灰度图像

X 线图像是由从黑到白不同灰度的影像所组成，这些不同灰度的影像以光学密度反映人体组织结构的解剖及病理状态。

（二）X 线图像是影像重叠图像

人体组织结构的密度与 X 线图像上影像的密度是两个不同的概念，前者是指人体组织中单位体积内物质的质量，而后者则指 X 线图像上所显示影像的黑白物质的密度与其本身的比重成正比，物质的密度高、比重大，吸收的 X 线量多，影像在图像上呈白影；反之，物质的密度低、比重小，吸收的 X 线量少，影像在图像上呈黑影。因此，图像上的白影与黑影，虽然也与物体的厚度有关，但主要是反映物质密度的高低。在工作中，通常用密度的高与低表述影像的白与黑。例如用高密度、中等密度和低密度分别表述白影、灰影和黑影，并表示物质密度的高低。人体组织密度发生改变时，则用密度增高或密度减低来表述影像的白影与黑影。

（三）X线图像有一定的放大和失真

X线图像是X线束穿透某一部位的不同密度和厚度的组织结构后的投影总和，是该穿透路径上各个结构影像相互叠加在一起的影像。例如，后前位X线投影中，既有前部，又有中部和后部的组织结构。X线束是从X线管向人体做锥形投射的，因此，X线影像有一定程度的放大和使被照体原来的形状失真，并产生伪影，使X线影像的清晰度减低。

三、X线成像技术

人体组织结构的密度不同，这种组织结构密度上的差别，是产生X线影像对比的基础，称之为自然对比。对于缺乏自然对比的组织或器官，可人为引入一定量的在密度上高于或低于它的物质，使之产生对比，称之为人工对比。自然对比和人工对比是X线检查的基础。X线检查方法分为普通检查、特殊检查和造影检查三类，分别叙述如下：

（一）普通检查

普通检查包括荧光透视（简称透视）和X线摄影。透视现已少用，主要应用于胃肠道造影检查。

1. 荧光透视

采用影像增强电视系统，影像亮度强，效果好。透视可转动患者体位、改变方向进行多轴位观察，可了解器官的动态变化，如心及大血管搏动、膈肌运动及胃肠蠕动等，操作方便，费用低，可立即得出诊断结论，现多用于胃肠道钡剂检查。但透视的影像对比度及清晰度较差，难以观察密度差别小的病变以及密度与厚度较大的部位，例如头颅、脊柱、骨盆等。缺乏客观记录也是一个缺点。

2. X线摄影

对比度及清晰度均较好，能使密度高、厚度较大的部位或密度差别较小的病变显影。常须做两个方位摄影（例如正位及侧位），这样才能确定病变的部位。

（二）特殊检查

1. 荧光摄影

用35mm、70mm或100mm胶片将荧光屏上的影像拍摄下来，这种方法称荧光摄影或间接摄影。适用于体检、预防性检查等。

2. 断层摄影

又称分层摄影、体层摄影。基本原理是 X 线管与胶片盒用连杆连接，并以被断层平面高度为支点，X 线曝光时，球管和片盒以支点为中心做反方向移动，所得照片影像则是被断层面清晰，其余平面影像模糊不清。这种方法称断层摄影。它适用于观察隐藏在结构复杂部位的病变如肺空洞、脊椎骨内病变、肺内或腹内肿块边界和内部结构的显示等。

3. 静电 X 线摄影

又称干板摄影。X 线透过人体，射到充电硒砷金属板上，板上形成"静电潜影"，再往"潜影"上喷带电碳末，板上便显出影像。此法不需要暗室处理，故又称干板摄影。主要适用于野战 X 线摄影及软组织摄影。

4. 放大摄影

依几何学原理，被检查部位与 X 线片间距离增加，被检部位影像便直接放大，其放大率＝靶片距／靶物距×100％。放大摄影 X 线管焦点应在 0.3mm 以下。主要适用于矽肺结节和骨纹理早期破坏观察。

5. 记波摄影

利用一种特殊装置（记波器）将人体内脏边缘运动以波的形式记录在 X 线胶片上，称记波摄影。主要适用于观察心脏、大血管、膈肌和胃的活动。

6. 钼靶 X 线摄影

以钼代替钨做成球管靶面，产生的 X 线较软（波长 0.001～0.02nm），故又称软线 X 线摄影。主要适用于软组织病变如乳腺疾病等检查。

7. 高千伏摄影

用 120kVp 以上管电压进行 X 线摄影，称高千伏摄影。优点是穿透力强，被照物体层次清晰，毫安小，曝光时间短。主要适用于厚部位、心脏、小儿和危重患者摄影。

8. X 线电影

用电影摄影机将影像增强器影像记录在 35mm 胶片上，称 X 线电影。主要适用于心血管造影和观察器官活动。

9. 快速连续 X 线摄影

利用快速换片装置（AOT 6 张/秒，PUCK 3 张/秒），连续拍摄被照部位，称快速连续 X 线摄影。主要用于心血管造影等。

（三）造影检查

对缺乏自然对比的组织结构或器官，可将密度高于或低于该结构或器官的物质引入结构或器官内或其周围间隙，使之产生对比以显影，此即造影检查。引入的物质称为对比剂，也称造影剂。造影检查的应用扩大了 X 线检查的范围。

1. 造影剂

分为高密度和低密度对比剂两类。高密度对比剂有钡剂和碘剂。低密度对比剂为气体，已少用。

钡剂为医用硫酸钡粉末，加水和胶配成不同浓度的钡水混悬液，主要用于食管及胃肠造影。碘剂分有机碘和无机碘两类，后者基本不用。将有机水溶性碘剂直接注入动脉或静脉可显示血管，用于血管造影和血管内介入技术，经肾排出，可显示肾盂及尿路，还可做 CT 增强检查等。

水溶性碘剂分两型：离子型，如泛影葡胺；非离子型，如碘海醇、碘普罗胺和碘帕醇等。离子型对比剂具有高渗性，可引起毒副反应；非离子型对比剂，具有相对低渗性、低黏度、低毒性等优点，减少了毒副反应，适用于血管造影及 CT 增强扫描等。

2. 造影检查方法

（1）直接引入法

①口服法，适用于食管及胃肠钡餐检查；②灌注法，借助导管将造影剂灌入体内，适用于钡剂灌肠、支气管造影、子宫输卵管造影、逆行胰胆管造影、逆行肾盂或膀胱造影和瘘道造影等；③穿刺法，借助穿刺针将造影剂引入体内。适用于心血管造影、椎管造影、关节腔造影、泪囊造影、涎腺造影、脓（囊）腔造影和淋巴造影等。

（2）生理积聚法

某些造影剂引入体内后，选择性经某一器官排泄而积聚于该器官并使之显影。方法有：①口服法，如口服胆囊造影；②静脉法，如静脉肾盂造影等。

3. 检查前准备及造影反应的处理

各种造影检查都有相应的检查前准备和注意事项，必须认真准备，以保证检查满意和患者的安全。应备好抢救药品和器械，以备急用。

在对比剂中，钡剂较安全。造影反应中，以碘剂过敏较为常见，偶尔较严重。使用碘对比剂时，要注意以下几点：

（1）了解患者有无用碘剂禁忌证，如严重心肾疾病、甲亢和过敏体质等。

（2）做好解释工作，争取患者合作。

（3）碘剂过敏试验若阳性，不宜造影检查，但应指出，过敏试验阴性者也可发生反应，因此，应有抢救过敏反应的准备与能力。

（4）严重反应包括周围循环衰竭和心脏停搏、惊厥、喉头水肿和哮喘发作等，应立即终止造影并进行抗休克、抗过敏和对症治疗。呼吸困难应给氧，周围循环衰竭应注射去甲肾上腺素，心脏停搏则须立即进行体外心脏按压。

四、X 线诊断原则和方法

（一）X 线诊断原则

采用 X 线检查诊断疾病时，应避免主观片面的思维方式，养成客观分析的习惯。一般应掌握 16 字原则，即全面观察、具体分析、结合临床、做出诊断。

1. 全面观察

通过全面细致的观察，达到发现病变的目的。观察中，应用解剖、生理和 X 线基础知识辨认出异常，并防止遗漏微小病变。

2. 具体分析

运用病理学等方面的知识，进一步分析异常阴影所代表的病理意义，分析时应注意下列几点：

（1）病变的位置及分布：某些疾病有一定的好发部位，例如肺内渗出病灶，肺上野者结核多；下野者肺炎多。

（2）边缘及形态：骨质破坏区的边缘模糊者多为急性炎症或恶性肿瘤；边缘清晰者，多为慢性炎症或良性肿瘤。肺内病灶形如结节者多为肿瘤或肉芽肿，形如三角形者多为肺不张等。

（3）数目及大小：结肠狭窄，单发者多为肿瘤，多发者常为炎症。肺内球形病灶，3cm 以上者多为肿瘤，小于 3cm 者多为结核瘤和炎性假瘤。

（4）密度和结构：骨密度增高者代表增生硬化，减低者代表疏松或破坏。肺内片状影均匀者多为肺炎，内有空洞者多为肺脓肿等。

（5）周围情况：一侧肺野密度增高，若纵隔向健侧移位代表胸腔积液，向患侧移位代表肺不张或肺纤维化等。

（6）功能变化：心搏动增强多见于左向右分流心脏病，减弱多见于心力衰竭和心包炎。

（7）发展情况：肺内渗出性病灶，2~3d 内吸收多为肺水肿，15~30d 吸收多为肺炎。

3. 结合临床

具体分析弄清异常阴影代表的病理性质后，必须结合临床症状、体征、实验室检查和其他辅助检查进行分析，明确该病理性质的阴影代表何种疾病。由于工作中常常发生"同影异病，同病异影"问题，分析时应注意以下几点：

（1）现病史和既往史：如关节间隙狭窄和关节面破坏，病程急剧多考虑化脓性关节炎；缓慢多考虑结核或类风湿性关节炎。两下肺渗出性病灶，既往反复咳嗽及脓（血）痰，多考虑支气管扩张继发感染；既往健康，病史短，多考虑支气管肺炎。

（2）年龄和性别：肺门部肿块，儿童多考虑结核；老年多考虑恶性肿瘤。下腹部肠外肿瘤，男性多源于泌尿系；女性多源于生殖系。

（3）居住地区：某些地区存在流行病和地方病。如西北地区的大骨节病、牧区的包虫病等。

（4）职业史：接触粉尘者常见尘肺；接触工业氟者常见氟骨症等。

（5）临床体征：心脏杂音对心脏病诊断帮助很大，不能忽视。

（6）其他检查：肺上部渗出性病灶，如痰中查到结核菌，肺结核诊断可以确立；超声检查对少量心包积液诊断优于X线，是诊断重要参考。

（7）治疗观察：肺部小结节病灶，治疗后吸收或稳定多考虑炎症；治疗后逐渐增大，多考虑恶性肿瘤。

4. 做出诊断

经过观察、分析和结合临床后，则可做出X线诊断。所得X线诊断有以下三种：

（1）肯定诊断。

（2）怀疑诊断。

（3）现象诊断。

后两种属尚未确诊，故应提出进一步检查意见及其他建议。

（二）分析X线片常用的方法

1. 系统观察

阅片时切忌无顺序地乱观察或只注意醒目病变，应养成系统观察的习惯，防止遗漏病变。例如观察骨骼系统照片，应依次为骨组织、周围软组织和邻近关节组织；进而观察骨组织时，应依次为骨干、干骺端和骨骺；而且每个部位又依次观察骨髓腔、骨皮质和骨膜等。

2. 对比观察

同一片内，采用对比观察易于发现病变，如胸部照片，常采用左右对比、上下对比，这样容易发现病变。有时人体对称部位的某一侧发生伤病，只有一侧照片，难于判断有无异常，遇此情况应照对侧照片对比，例如判断小儿肘关节有无骨骺分离常须两侧对比。

3. 前后观察

两次以上照片采用前后对比观察，不仅利于发现病变，还能动态观察确定病变性质，判断治疗效果等。

五、X 线诊断的临床应用

X 线诊断用于临床已超过百年。尽管现代影像技术，例如 CT 和 MRI 等对疾病诊断显示出很大的优越性，但并不能取代 X 线检查。一些部位，如胃肠道，仍主要使用 X 线检查。骨骼系统和胸部也多是首先应用 X 线检查。脑与脊髓、肝、胆、胰等的检查则主要靠现代影像学，X 线检查作用小。由于 X 线具有成像清晰、经济、简便等优点，因此，X 线诊断仍是影像诊断中使用最多和最基本的方法。

六、X 线防护

X 线检查应用很广，因此，应该重视 X 线检查中患者和工作人员的防护问题。X 线照射入体将产生一定的生物效应。若接触的 X 线量超过允许辐射量，就可能产生放射反应，甚至放射损害。由于 X 线设备的改进，高千伏技术、影像增强技术、高速增感屏和快速 X 线感光胶片的使用，使 X 线辐射量已显著减少，放射损害的可能性也越来越小。如 X 线量在允许范围内，则少有影响。因此，不应对 X 线检查产生疑虑或恐惧，而应重视防护，如控制 X 线检查中的辐射量并采取有效的防护措施，合理使用 X 线检查，避免不必要的 X 线辐射，以保护患者和工作人员的健康，尤其应重视对孕妇、小儿患者和长期接触射线的工作人员，特别是介入放射学工作者的防护。

放射防护的方法和措施有以下几方面：

（一）技术方面

可以采取屏蔽防护和距离防护原则。前者使用铅或含铅的物质作为屏障，以吸收掉不必要的 X 线，如通常采用的 X 线管壳、遮光筒和光圈、滤过板、荧屏后的铅玻璃、铅屏、铅橡皮围裙、铅橡皮手套以及墙壁等。后者利用 X 线量与距离平方成反比这一原理，通过增加 X 线源与人体间距离以减少辐射量，是最简易有效的防护措施。

（二）患者方面

应选择恰当的 X 线检查方法，每次检查的照射次数不宜过多，除诊治需要外也不宜在短期内做多次重复检查。在投照时，应当注意照射范围及照射条件。对与照射野相邻的性腺，应用铅橡皮加以遮盖。

（三）放射工作者方面

应遵照国家有关放射防护卫生标准的规定制定必要的防护措施，正确进行 X 线检查的操作，认真执行保健条例，定期监测放射线工作者所接受的剂量。在行介入放射技术操作中，应避免不必要的 X 线透视与摄影，采用数字减影血管造影设备、超声和 CT 等进行监视。

第二节　数字 X 线成像

普通 X 线成像，其摄影是模拟成像，是以胶片为介质对图像信息进行采集、显示、存储和传送。X 线摄影的缺点是：摄影技术条件要求严格，曝光宽容度小；照片上影像的灰度固定，不可调节；图像不可能十分清晰地显示各种密度不同的组织与结构，密度分辨力低；在照片的利用与管理上有诸多不便。为此，将普通 X 线成像改变为数字 X 线成像（DR）非常必要。

一、数字 X 线成像基本原理与设备

数字 X 线成像是将普通 X 线摄影装置或透视装置与计算机结合，使 X 线信息由模拟信息转换为数字信息，得到数字图像的成像技术。数字 X 线成像依其结构上的差别可分为计算机 X 线成像（CR）、数字 X 线荧光成像（DF）和平板探测器数字 X 线成像，分别简介如下：

（一）CR

计算机 X 线摄影（CR）是 X 线摄影的发展。随着计算机应用的发展，到 20 世纪 80 年代 CR 才逐渐发展起来。CR 的基本工作原理是 X 线透过人体后，射到影像板上，并形成潜影，再将照过的影像板置入激光扫描机内扫描，将图像信号通过模数转换器转变为数字信号输入计算机处理。然后，通过数模转换器转变成图像，此图像可用以下三种方法显

示出来：

1. 通过监视器（荧光屏）直接阅读。

2. 用多幅照相机直接将影像照到胶片上。

3. 用激光照相机直接将影像信号记录在胶片上。

影像的储存可采用光盘、磁带和磁盘，但以光盘储存最好，因为光盘储存的信息 20 年以上也不会发生影像质量变化。

影像板的构造一般分为下列各项：

（1）表面保护层，它可防止荧光层受损伤，多采用聚酯树脂类纤维。

（2）辉尽性荧光物质层，它在接受 X 线后产生辉尽性荧光，并形成潜影。采用的辉尽性荧光物质等与多聚体溶液混匀，均匀涂布在基板上，表面覆以保护层。

（3）基板，相当于 X 线片基，它既是辉尽性荧光物质的载体，又是保护层。多采用聚酯树脂做成纤维板，厚度在 $200 \sim 350 \mu m$。基板为黑色，背面常加一层吸光层。

（4）背面保护层，其材料和作用与表面保护层相同。据国外经验，一张影像板约可用 2000 次。

CR 的优点：

一是空间分辨力高。

二是灵敏度高。

三是射线量少，只是 X 线的 $1/20 \sim 1/5$。

四是处理速度快而无须暗室处理。

五是储存方便，可靠和时间长。

此项技术，目前只在少数国家应用，国内尚未见应用报道。预计随着影像板、光电系统和计算机处理程序的不断改进，CR 会越来越受到重视。

（二）DF

DF 是用 IITV 代替 X 线胶片或 CR 的 IP 板作为介质。影像增强电视系统荧屏上的图像用高分辨力摄像管进行序列扫描，把所得连续视频信号转为间断的各自独立的信息，形成像素，复经模拟/数字转换器将每个像素转成数字，并按序列排成数字矩阵，这样 IITV 上的图像就被像素化和数字化了。DF 具有透视功能，最早应用于 DSA 和 DR 胃肠机。

DF 与 CR 都是将模拟的 X 线信息转换成数字信息，但采集方式不同，CR 用 IP 板，DF 用 IITV。在图像显示、存储及后处理方面基本相同。DF 与 CR 都是先将 X 线转换成可见光，再转成电信号。由于要经过摄像管或激光扫描转换成可见光再行光电转换的过程，信号损失较多，所以，图像不如平板探测器数字X线成像那样清晰。为了区别，将CR及DF称为间接数字X线成像，而将平板探测器数字X线成像称为直接数字X线成像。

（三）平板探测器数字X线成像

平板探测器将X线信息转换成电信号，再行数字化，整个转换过程都在平板探测器内完成。不像DF或CR，不用经过摄像管或激光扫描，所以X线信息损失少，噪声小，图像质量好。更因成像时间短，可用于透视和施行时间减影的DSA，扩大了X线检查的范围。

可用于实际的平板探测器为无定型硅碘化铯平板探测器。它是在玻璃基底上固定有低噪声的半导体材料制成的无定型硅阵列部件，其表面覆有针状碘化铯闪烁晶体。在平板探测器内，X线信号转换成的光信号经硅阵列及光电电路转换成电信号，再转换成数字信号。

另一种平板探测器是在无定型硅表面覆以光电导体的硒层，使X线信号直接转换为电信号。但其转换率不高，硅材料不够稳定，不能行快速采集。此外，还有直线阵列氙微电离室组成探测器作为递质的。平板探测器数字X线成像图像质量好、成像快，是今后发展的方向。

二、CR、DF与DR的临床应用

CR、DF与DR都是数字X线成像，都有数字成像的共同优点，同普通X线成像比较，有明显的优势。

数字图像与普通X线图像都是所摄部位总体的叠加影像，普通X线能摄照的部位也都可行数字成像，对图像的解读与诊断也与传统的X线图像相同。只不过数字图像是由一定数目（如1024×1024）的像素所组成，而普通X线图像是由银颗粒所组成。数字成像对骨结构及软组织的显示优于普通X线成像，还可进行矿物盐含量的定量分析，对肺结节性病变的检出率也高于普通X线成像。数字胃肠双对比造影在显示胃小区、微小病变及肠黏膜皱襞方面也优于普通的X线造影。

从图像质量、成像速度、摄照条件的宽容度和照射剂量等方面对CR、DF及DR进行比较，可以发现：CR图像质量差，成像时间长，工作效率低，不能做透视；DF成像时间短，可行透视，多用于血管造影、DSA和胃肠造影，其缺点是DF设备不能与普通的X线装置兼容；DR则有明显的优势，只是目前其价格较为昂贵。

第三节　数字减影血管造影

血管造影是将水溶性碘对比剂注入血管内使血管显影的 X 线检查方法，由于存在血管与骨骼及软组织重叠而影响血管的显示。数字减影血管造影（DSA）是利用计算机处理数字化影像信息，消除骨骼和软组织影像，使血管显影清晰的成像技术，在血管造影中应用已很普遍。

一、DSA 成像基本原理

减影过程与物理学变量时间、能量和深度有关。若用一个变量进行减影称一级减影，如时间减影；若用两个变量进行减影称二级减影，如混合减影。

（一）时间减影

先将血管造影前后在影像增强器上的图像用高分辨力摄像管行序列扫描，把所得连续视频信号转变成一定数量独立的小方块——像素，再经模数转换器转成数字，分别存储在计算机的两个储存器中，造影前的影像称蒙片图像，造影后的影像称显影图像。然后指令计算机，将显影图像数据减去蒙片图像数据，剩下的只有血管影像数据。此数据经模数转换器处理后，再以 256×256 或 512×512 或 1024×1024 的矩阵显示于监视器上，此影像即为减影像。减影像可通过监视屏显示或用多幅、激光照相机拷贝成照片；亦可通过磁盘、磁带或高分辨力光盘存储。因为这种减影方法是通过不同时间获得的两个影像相减而成，故称时间减影。时间减影的缺点是易因器官运动而使影像不能完全重合，致血管影像模糊。

（二）能量减影

利用造影剂与周围组织间能量衰减的差别进行减影，称能量减影。造影剂碘的 X 线衰减系数在 33keV 处有显著的不连续性，此临界水平的能量即为碘的 K 缘，若在略高或略低于 K 缘能量条件下成像，然后将两种不同能量的影像相减，则得保留碘信息的影像（血管影像）。但是，能量减影对气体和软组织影像消除较好，骨组织则不能有效地消除。

（三）DSA 体层摄影

DSA 体层摄影又称动态数字减影体层摄影。利用物理学变量深度进行减影，故适用于解剖结构复杂的平面，其原理与常规体层摄影近似，但 DSA 所显示血管内造影剂廓清是动态的，而非血管结构则被去掉。减影的效果优于一般体层摄影。

（四）混合减影

通常利用时间和能量两种减影技术结合而形成混合减影。原理是通过时间减影减去骨和软组织，再通过能量减影除去气体和器官运动干扰（如心、大血管搏动和肠蠕动等），从而只剩下血管影像，减影效果好。但此种减影是四帧影像形成，所以信噪比有损失，仅为时间减影的35%~40%，因此，对小血管显示不利，此为混合减影的缺点。

二、DSA 的设备

当前，因时间减影对设备的要求较少，所以是普遍采用的减影方法，现将所需设备叙述于下：

一是大型 X 线机。

二是影像增强器。

三是高分辨力摄像机。

四是电子计算机。

五是综合减影器。

六是高分辨力录像机（磁带、磁盘或光盘）。

七是多幅照相机或激光照相机。

八是操作台等。

三、DSA 检查方法分类

（一）静脉性 DSA（IVDSA）

穿刺或经导管向静脉内注入造影剂，然后进行减影处理。IVDSA 优点如下：

1. 经静脉注射即可获得心及动脉显影，操作较方便。

2. 检查几乎无创伤，较安全而并发症极少。

3. 费用低，耗人耗时少。

4. 所用造影剂较少，为普通动脉造影的40%~60%，一般每次造影团注高浓度造影剂30~40ml 即可。

5. 高龄患者，不能行插管的患者，门诊患者均可应用此法。

缺点如下：

1. 患者自主或不自主的活动如吞咽、心跳等均可产生运动伪影。

2. 空间分辨力较低，较小动脉显示欠佳。

3. 造影为非选择性，显影血管较多；互相重叠，影响分析。

IVDSA 依注射部位不同又分为中心法和外围法：中心法经肘部静脉插入导管，电视监视下将导管前端置于上腔静脉或右心房内注射造影剂；外围法经贵要或正中静脉插入导管，顶端向前推进 10cm 以上注入造影剂。

（二）动脉性 DSA（IADSA）

经股（肱）动脉插入导管行选择性或超选择性动脉造影，然后行减影处理。优点如下：

1. 造影剂用量和浓度更少，为普通动脉造影的 25%~50%。

2. 影像质量比 IVDSA 高，超选择造影时，200μm 的小血管和小病变都能显影。

3. 减少分支血管互相重叠，利于分析。

4. 可适时观察血流的动态图像，有功能检查作用。

缺点如下：

（1）比 IVDSA 创伤稍大。

（2）并发症较 IVDSA 多。

但 IADSA 图像清晰，现在国内外广泛应用。

四、DSA 检查适应证和禁忌证

（一）IADSA 的适应证和禁忌证

同普通动脉造影。

（二）IVDSA 的适应证和禁忌证

1. 胸腹主动脉及其分支病变如动脉狭窄、闭塞，动脉瘤（含夹层动脉瘤），大动脉炎，肾性高血压和四肢动脉病变等。

2. 肺动脉及分支病变如血栓栓塞等。

3. 颅内动脉病变如动静脉畸形、动脉瘤等。

4. 某些心脏病如先天性心脏病、肥厚型心肌病等。

5. 主-冠状动脉旁路。禁忌证与普通动脉造影同。

五、术前准备

1. 造影前 3~4h 禁食。腹部 DSA 应彻底清肠。

2. 碘过敏试验。IVDSA 应做循环时间测定。

3. 应用镇静剂。5 岁以下小儿用全身麻醉。

4. 准备好急救用品，检查好各种仪器。

六、操作方法及步骤

（一）IVDSA

1. 外围法

肘部消毒后，用长套管针经贵要或正中静脉穿刺（刺入后可换导管），并将针（导管）推进 10cm 以上或更深位置，连上高压注射器，用 76%泛影葡胺或 370mg I /mL 非离子型造影剂，按 15mL/s 速度注入 35~40ml。

2. 中心法

经肘（股）静脉插入 4~6F 导管（猪尾或端侧孔管为宜）达上或下腔静脉近心端或右心房，连上高压注射器，以 20mL/s 速度注入上述浓度造影剂 25~35mL。然后按测定的循环时间，估计到达欲观察部位时进行采像；一般胸主动脉 4~5s，颈内动脉 4~8s，腹主动脉 6~8s，髂内外动脉 8~10s，下肢动脉 10~12%。采像时患者保持安静，不动，停止呼吸。采像体位根据需要而定。采像完毕后拔针，加压包扎，给予抗生素。严密观察 3h，确认无出血及其他异常表现，门诊患者由家属陪同回家；住院患者送回病房。

（二）IADSA

一般采用 Seldinger 技术，经股动脉插管行选择或超选择性造影。将 IVDSA 所用造影剂浓度加注射用水，配成 1：2~3 比例的低浓度造影剂，以 20mL/s 速度注入 30~40mL 注射造影剂后即时采像，一般动脉造影采像，速度 1~3 帧/秒，系列采像 15~20s；心脏造影采像速度 30 帧/秒，连续 10~15s。患者体位依被观察部位而定。注意事项与 IVDSA 相同。

七、DSA 的临床应用

DSA 由于没有骨骼与软组织影的重叠，使血管及其病变显示更为清楚，已代替了一般的血管造影。用选择性或超选择性插管，可很好地显示小血管及小病变，可实现观察血流的动态图像，成为功能检查手段。DSA 可用较低浓度的对比剂，用量也可减少。

DSA 适用于心脏大血管的检查。对心内解剖结构异常、主动脉夹层、主动脉瘤、主动脉缩窄和分支狭窄以及主动脉发育异常等显示清楚，对冠状动脉也是最好的显示方法。

IADSA 对显示颈段和颅内动脉清楚，用于诊断颈段动脉狭窄或闭塞、颅内动脉瘤、动脉闭塞和血管发育异常，以及颅内肿瘤供血动脉的观察等。对腹主动脉及其大分支以及肢体大血管的检查，DSA 也同样有效。

DSA 设备与技术已相当成熟。快速三维旋转实时成像，及实时的减影功能，可动态地从不同方位对血管及其病变进行形态和血流动力学的观察。对介入技术，特别是血管内介入技术，DSA 更是不可缺少的。

第四节　X 线摄影基本知识及常用体位

一、X 线摄影基本知识

（一）X 线照射方向

我们把 X 线中心线与地面水平面垂直的照射称为垂直照射，中心线与地面水平面水平的照射称为水平照射。中心线向头侧倾斜称为向上倾斜，中心线向足侧倾斜称为向下倾斜。

（二）摄影距离

1. 焦－片距

X 线管焦点到胶片间的距离。

2. 焦－物距

X 线管焦点到被检物体中心所在平面间的距离。

3. 焦－台距

X 线管焦点到摄影床面间的距离。

4. 物－片距

被检物体中心所在平面到胶片间的距离。

（三）胶片放置

与胶片长边平行的轴线称为胶片长轴，与胶片短边平行的轴线称为胶片短轴。胶片长轴与肢体长轴相平行的摆放称为胶片竖放，胶片短轴与肢体长轴相平行的摆放称为胶片横放。

（四）身体体位

1. 站立位

被检者身体直立，矢状轴与水平面垂直的体位称为站立位。

2. 仰卧位

被检者仰卧于摄影床面上的体位称为仰卧位。

3. 俯卧位

被检者俯卧于摄影床面上的体位称为俯卧位。

4. 侧卧位

被检者身体矢状面与摄影床面平行的体位称为侧卧位。左侧在下称为左侧卧位，右侧在下称为右侧卧位。

5. 斜位

被检者身体的冠状面与胶片呈一定角度的体位称为斜位。

（五）X线照射方向指 X 线中心线照射于被检部位的方向

1. 矢状方向

X 线与人体矢状面平行的照射方向，具体如下：

（1）前后方向：X 线由被检者的前方射入，从后方射出的照射方向。

（2）后前方向：X 线由被检者的后方射入，从前方射出的照射方向。

2. 冠状方向

X 线与人体冠状面平行的照射方向，具体如下：

（1）左右方向：X 线由被检者的左侧射入，从右侧射出的照射方向。

（2）右左方向：X 线由被检者的右侧射入，从左侧射出的照射方向。

3. 斜方向

X 线从人体冠状面与矢状面之间射入的照射方向，具体如下：

（1）左前斜位：X 线由被检者身体的右后方射入左前方射出的照射方向。

（2）右前斜位：X 线由被检者身体的左后方射入右前方射出的照射方向。

（3）左后斜位：X 线由被检者身体的右前方射入左后方射出的照射方向。

（4）右后斜位：X 线由被检者身体的左前方射入右后方射出的照射方向。

4. 轴方向

X线与矢状轴平行的照射方向，具体如下：

（1）上下方向：X线自上而下的照射方向。

（2）下上方向：X线自下而上的照射方向。

5. 切线方向

X线中心线与被检肢体局部边缘相切的照射方向。

（六）摄影体位

1. 前后位

胶片在被检部位的背侧，X线呈矢状方向由被检部位的前面射入胶片的摄影体位被称为前后位。

2. 后前位

胶片在被检部位的前面，X线呈矢状方向由被检部位的后面射入胶片的摄影体位被称为后前位。

3. 侧位

胶片置于身体一侧，X线呈冠状方向从身体的另一侧射入胶片的摄影体位被称为侧位。身体左侧靠近胶片称为左侧位，身体右侧靠近胶片称为右侧位。

4. 右前斜位

被检者身体的右前部靠近胶片，使冠状面与胶片成一定角度，X线由被检部位的左后方射入胶片的摄影体位被称为右前斜位。通常把右前斜位称为第1斜位。

5. 左前斜位

被检者身体的左前部靠近胶片，使冠状面与胶片成一定角度，X线由被检部位的右后方射入胶片的摄影体位被称为左前斜位。通常把左前斜位称为第2斜位。

6. 右后斜位

被检者身体的右后部靠近胶片，使冠状面与胶片成一定角度，X线由被检部位的左前方射入胶片的摄影体位被称为右后斜位。

7. 左后斜位

被检者身体的左后部靠近胶片，使冠状面与胶片成一定角度，X线由被检部位的右前方射入胶片的摄影体位被称为左后斜位。

X线摄影体位是前人经过大量探索和实践总结出来的，是由被检者体位、胶片位置和X线照射方向共同组合而成的统一体。摄影体位的命名方法很多，除了以上几种命名方法，有的是根据被检肢体的姿势来命名的，有的是根据被检肢体的功能状态来命名的，还有一些是根据摄影体位的设计人的姓名来命名的。

二、X线普通摄影常用体位

（一）上肢常用体位

1. 手后前位

（1）摄影体位：被检者坐于摄影床旁，肘部弯曲。将被检侧手掌平放于暗盒上，手指略分开。第3掌骨头放于暗盒中心。

（2）中心线：对准第3掌骨头垂直射入。如须摄取双手影像，中心线经双手间中点射入暗盒中心。

2. 手后前斜位

（1）摄影体位：被检者坐于摄影床旁，肘部弯曲。将被检侧手第5掌骨靠近暗盒，掌面向下并与暗盒成45°。各手指略分开且稍弯曲。

（2）中心线：对准第3掌骨头垂直射入。

3. 腕关节后前位

（1）摄影体位：被检者坐于摄影床旁，肘部弯曲。将被检侧腕关节平放于暗盒上，手半握拳，使腕部掌面紧靠暗盒。

（2）中心线：对准尺、桡骨茎突连线中点垂直射入。如须摄取双腕关节影像，中心线对准暗盒中心。

4. 腕关节侧位

（1）摄影体位：被检者坐于摄影床旁，肘部弯曲。被检侧腕部尺侧向下靠近暗盒，将腕关节放于暗盒中心。

（2）中心线：对准桡骨茎突垂直射入。

5. 腕部尺偏位

（1）摄影体位：被检者坐于摄影床旁，被检侧手和前臂伸直，腕部置于远端抬高与床面成20°的暗盒上，掌面向下。

（2）中心线：对准尺、桡骨茎突连线中点垂直射入。

6. 尺桡骨（前臂）前后位

（1）摄影体位：被检者坐于摄影床旁，前臂伸直，手掌向上、背侧向下平放于暗盒上，长轴与暗盒长轴平行。

（2）中心线：对准前臂中点垂直射入。

7. 尺桡骨（前臂）侧位

（1）摄影体位：被检者坐于摄影床旁，肘部弯曲，被检侧腕部尺侧向下靠近暗盒，将腕关节放于暗盒中心。

（2）中心线：对准桡骨茎突垂直射入。

8. 肘关节前后位

（1）摄影体位：被检者坐于摄影床旁，前臂伸直，手掌向上。尺骨鹰嘴放于暗盒中心。肘部背侧紧靠暗盒。肩部放低，尽量与肘关节相平。

（2）中心线：对准肘关节垂直射入。

9. 肘关节侧位

（1）摄影体位：被检者坐于摄影床旁，肘部弯曲呈直角。尺侧在下，肘部紧靠暗盒。肩部放低，尽量与肘关节相平。

（2）中心线：对准肘关节垂直射入。

10. 肱骨（上臂）前后位

（1）摄影体位：被检者仰卧于摄影床上，手臂伸直稍外展，手掌向上。肱骨长轴与暗盒长轴平行。

（2）中心线：对准肱骨中点垂直射入。

11. 肱骨（上臂）侧位

（1）摄影体位：被检者仰卧于摄影床上，手臂屈肘90°，前臂内旋置于腹前。肱骨长轴与暗盒长轴平行。

（2）中心线：对准肱骨中点垂直射入。

12. 肩关节仰卧前后位

（1）摄影体位：被检者仰卧于摄影床上，手臂伸直，手掌向上。暗盒上缘超出肩部软组织，将肩胛骨喙突置于暗盒中心。

（2）中心线：对准喙突垂直射入。

13. 肩关节站立前后位

（1）摄影体位：被检者站立于摄影架前，手臂下垂稍外旋且与躯干分开，肩部背侧紧贴暗盒。暗盒上缘超出肩部软组织，将肩胛骨喙突置于暗盒中心。

（2）中心线：对准喙突垂直射入。

14. 肩关节（肱骨头）侧位

（1）摄影体位：被检者侧立于摄影架前，被检侧上臂外侧紧贴暗盒，肱骨外科颈放于暗盒中心。对侧上肢上举抱头。

（2）中心线：对准对侧腋下垂直射入。

15. 肩胛骨前后位

（1）摄影体位：被检者仰卧于摄影床上，被检侧上臂外展，与躯干垂直，前臂上举，肘部弯曲90°角。将肩胛骨置于暗盒中心。

（2）中心线：对准喙突下方4~5cm垂直射入。

16. 肩胛骨侧位

（1）摄影体位：被检者俯卧于摄影床上，膝、肘和髋关节弯曲，用以支撑身体。被检侧上臂外展，最好高举过头，使肱骨上端不与肩胛骨重叠。转动身体，被检侧肩部紧靠床面，使肩胛骨内外缘连线垂直于暗盒。

（2）中心线：对准肩胛骨内缘中点垂直射入。

17. 锁骨后前位

（1）摄影体位：被检者俯卧于摄影床上，头部转向对侧，使被检侧锁骨紧贴床面或暗盒。手臂内转，手掌向上。将锁骨中点置于暗盒中心。

（2）中心线：对准锁骨中点垂直射入。

（二）下肢常用体位

1. 足前后位

（1）摄影体位：被检者坐于摄影床上，被检侧膝关节弯曲，足底部紧贴暗盒。第3跖骨基底部放于暗盒中心，暗盒中线与足部长轴平行。

（2）中心线：对准第3跖骨基底部垂直射入。

2. 足前后内斜位

（1）摄影体位：被检者坐于摄影床上，被检侧膝关节弯曲，足底内侧贴近暗盒，外侧抬高，使足底与暗盒成30°~45°。第3跖骨基底部放于暗盒中心，暗盒中线与足部长轴平行。

（2）中心线：对准第3跖骨基底部垂直射入。

3. 足侧位

（1）摄影体位：被检者侧卧于摄影床上，被检侧足外侧缘紧贴暗盒，足底与暗盒垂直。第5跖骨基底部放于暗盒中心。

（2）中心线：对准舟楔关节垂直射入。

4. 跟骨轴位

（1）摄影体位：被检者坐于摄影床上，被检侧下肢伸直，足尖向上，足背极度背屈（可用布带牵拉）。

（2）中心线：向头侧倾斜35°~45°，经跟骨中点射入。

5. 跟骨侧位

（1）摄影体位：被检者侧卧于摄影床上，被检侧足部外踝紧贴暗盒，将跟骨放于暗盒中心。

（2）中心线：对准内踝下2cm跟距关节垂直射入。

6. 踝关节前后位

（1）摄影体位：被检者仰卧于摄影床上，被检侧下肢伸直，将内、外踝连线中点上方1cm处放于暗盒中心。长轴与暗盒长轴平行。

（2）中心线：对准内、外踝连线中点上方1cm处垂直射入。

7. 踝关节侧位

（1）摄影体位：被检者侧卧于摄影床上，被检侧下肢伸直，外侧在下紧靠暗盒，长轴与暗盒长轴平行。将外踝上方1cm处放于暗盒中心。

（2）中心线：对准内踝上方1cm处垂直射入。

8. 胫腓骨（小腿）前后位

（1）摄影体位：被检者仰卧于摄影床上，被检侧下肢伸直稍内旋，足尖向上，将被检侧胫腓骨中点放于暗盒中心。长轴与暗盒长轴平行。

（2）中心线：对准胫腓骨中点垂直射入。

9. 胫腓骨（小腿）侧位

（1）摄影体位：被检者侧卧于摄影床上，被检侧下肢伸直，外侧在下紧靠暗盒，长轴与暗盒长轴平行。将胫腓骨中点放于暗盒中心。

（2）中心线：对准胫腓骨中点垂直射入。

10. 膝关节前后位

（1）摄影体位：被检者仰卧于摄影床上，被检侧下肢伸直稍内旋，足尖向上，腘窝靠近暗盒。将髌骨下缘放于暗盒中心。长轴与暗盒长轴平行。

（2）中心线：对准髌骨下缘垂直射入。

11. 膝关节侧位

（1）摄影体位：被检者侧卧于摄影床上，被检侧下肢屈膝120°~135°，外侧缘紧靠暗盒。将髌骨下缘放于暗盒中心。

（2）中心线：对准髌骨下缘垂直射入。

12. 髌骨轴位

（1）摄影体位：被检者俯卧于摄影床上，被检侧膝部尽量屈曲（被检者用手或用布带拉住踝部），对侧下肢伸直。股骨长轴与暗盒长轴平行。

（2）中心线：对准髌骨下缘、经髌骨后缘垂直射入。

13. 股骨前后位

（1）摄影体位：被检者仰卧于摄影床上，被检侧下肢伸直稍内旋，足尖向上，将股骨中点放于暗盒中心。长轴与暗盒长轴平行。

（2）中心线：对准股骨中点垂直射入。

14. 股骨侧位

（1）摄影体位：被检者侧卧于摄影床上，对侧髋部与膝部屈曲并置于被检侧下肢的前方，被检侧膝部屈曲约135°，外侧在下紧靠暗盒，长轴与暗盒长轴平行。将股骨中点放于暗盒中心。

（2）中心线：对准股骨中点垂直射入。

15. 髋关节前后位

（1）摄影体位：被检者仰卧于摄影床上，双下肢伸直且稍内旋，足跟部略分开，足尖并拢。将股骨头（髂前上棘与耻骨联合上缘连线的中垂线向外2.5cm处）放于暗盒中心。

（2）中心线：对准股骨头垂直射入。

如须摄取双侧髋关节前后位影像时，将两侧髂前上棘连线中点至耻骨联合上缘连线的中点放于暗盒中心。中心线也对准该点垂直射入。

16. 髋关节和股骨颈侧位

（1）摄影体位：被检者侧卧于摄影床上，对侧髋部与膝部屈曲成直角，尽量抬高，并置于被检侧下肢的前方。被检侧下肢伸直，大腿外侧缘紧靠暗盒，将股骨颈放于暗盒中心。

（2）中心线：向头侧倾斜25°~30°，经被检侧股骨大粗隆射入。

三、头颅摄影

头颅的解剖结构极为复杂，多数组织居于颅骨之内，且互相重叠，X 线摄影时除了摄取正常正、侧位整体片外，还应采用某些特殊位置来显示局部的结构。为了得到准确的摄影位置，必须利用头颅的一些体表标志以及这些体表标志所连接的体表定位标志线。这样不但可使位置准确，而且位置摆放也比较方便。

（一）主要定位标志

1. 听眶线

为外耳孔与同侧眼眶下缘间的连线。此线为解剖学上的头颅基底线，解剖学基线、水平线或 Reid 基线。

2. 听眦线

为外耳孔与同侧外眦角的连线。此线为 X 线摄影学上的头颅基底线、摄影学基线。

3. 听鼻线

为外耳孔与同侧鼻翼下缘间的连线。

4. 听口线

为外耳孔与同侧口角间的连线。

5. 听眉线

为外耳孔与眉间的连线。

6. 瞳间线

为两瞳孔间的连线。

（二）常用体位

1. 头颅后前位

（1）摄影体位：被检者俯卧于摄影床上，两肘弯曲，两手放于头旁。头颅正中矢状面正对床面中线并垂直于床面，下颌内收，前额及鼻尖紧贴床面，听眦线垂直于床面。暗盒上缘超出头顶，下缘包括下颌骨。

（2）中心线：对准枕外隆凸下 3cm 垂直射入。

2. 头颅前后位

（1）摄影体位：被检者仰卧于摄影床上，两臂放于身旁。头颅正中矢状面正对床面中线并垂直于床面，下颌内收，听眦线垂直于床面，左右两外耳孔与床面等距。暗盒上缘超出头顶，下缘包括下颌骨。

（2）中心线：对准眉间垂直射入。

3. 头颅侧位

（1）摄影体位：被检者俯卧于摄影床上，头侧转，被检侧紧贴床面。头颅矢状面与床面平行，瞳间线垂直于床面。暗盒上缘超出头顶，下缘包括下颌骨。

（2）中心线：对准外耳孔前、上各 2.5cm 处垂直射入。

4. 鼻骨侧位

（1）摄影体位：被检者俯卧于摄影床上，头侧转，被检侧紧贴床面。头颅矢状面与床面平行，瞳间线垂直于床面。将鼻根下方 2cm 处放于暗盒中心。

（2）中心线：对准鼻根下方 2cm 处垂直射入。

5. 鼻旁窦 Waters 位 （亦称华氏位或瓦氏位）

（1）摄影体位：被检者俯卧于摄影床上，两手放于头两侧。头颅正中矢状面正对床面中线并垂直于床面。下颌骨额部置于床面上，头稍后仰，听眦线与床面成 37° 角，即鼻尖距离床面 1~1.5cm。将鼻根部放于暗盒中心。

（2）中心线：对准鼻根部垂直射入。

6. 颅骨切线位

（1）摄影体位：被检者卧于摄影床上，转动头部，使病变区颅骨的边缘与暗盒呈垂直关系并使之置于暗盒中心。

（2）中心线：与病变区颅骨相切，垂直射入。

四、脊柱摄影

脊柱的范围大、椎体数目多，所以要测定某一椎体的具体位置是相当困难的。因此，我们可以借用体表上的标记作为脊柱摄影定位之用。

（一）体表标记

1. 前面观

（1）第 1 颈椎：上颚同一平面。

（2）第 2 颈椎：上颌牙齿咬合面同一平面。

（3）第 3 颈椎：下颌骨同一平面。

（4）第 4 颈椎：舌骨同一平面。

（5）第 5 颈椎：平状软骨同一平面。

（6）第 6 颈椎：环状软骨同一平面。

（7）第 2 胸椎间隙：胸骨颈切迹同一平面。

（8）第 4 胸椎间隙：胸骨角同一平面。

（9）第 9 胸椎：胸骨体剑突关节同一平面。

（10）第 1 腰椎：剑突与脐孔连线中点同一平面。

（11）第 3 腰椎：下肋缘同一平面。

（12）第 3 腰椎间隙：脐孔同一平面。

（13）第 4 腰椎：两髂骨嵴连线中点。

（14）第 2 骶椎：髂前上棘同一平面。

（15）尾骨：耻骨联合同一平面。

2. 侧面和背面观

（1）第 7 颈椎：颈根部最凸出的棘突。

（2）第 2 胸椎：两肩胛骨上角连线中点。

（3）第 7 胸椎：两肩胛骨下角连线中点。

（4）第 12 胸椎：两肩胛骨下角与髂骨嵴连线中点同一平面。

（5）第 3 腰椎：髂嵴上 3cm 平面。

（6）第 4 腰椎：髂骨嵴同一平面。

（二）常用体位

1. 第 1、第 2 颈椎张口位

（1）摄影体位：被检者仰卧于摄影床上，两臂放于身旁，身体正中矢状面正对床面中线并垂直于床面。头后仰，使上颌门齿咬合面和枕外隆凸连线与床面垂直。曝光时被检者口尽量张大。口腔如有活动义齿，摄影时应取下，以免与颈椎影像重叠。

（2）中心线：对准上颌门齿咬合面垂直射入。如被检者颈部强直而不能后仰者，可将中心线向头侧倾斜，使中心线与上颌门齿咬合面和枕外隆凸连线平行。

2. 第 3~7 颈椎前后位

（1）摄影体位：被检者仰卧于摄影床上或立于摄影架前，两臂放于身旁，身体正中矢状面正对床面中线并垂直于床面。头稍后仰，使听鼻线与床面垂直。暗盒上缘平外耳孔，下缘包括第 1 胸椎。

（2）中心线：向头侧倾斜 10° 对准甲状软骨射入。

3. 颈椎侧位

（1）摄影体位：被检者侧立于摄影架前，颈椎长轴与暗盒长轴平行，头稍后仰，以免下颌骨支部与上部颈椎重叠。暗盒上缘超出枕外隆凸，下缘包括第2胸椎。

（2）中心线：对准第4颈椎垂直射入。

4. 胸椎前后位

（1）摄影体位：被检者仰卧于摄影床上，两臂放于身旁，身体正中矢状面正对床面中线并垂直于床面。下肢伸直或屈髋屈膝使两足平踏床面。暗盒上缘包括第7颈椎，下缘包括第1腰椎。

（2）中心线：对准胸骨角与剑突连线中点垂直射入。

5. 胸椎侧位

（1）摄影体位：被检者侧卧于摄影床上，两臂上举屈曲，头枕于近床面侧的上臂上，双侧髋、膝屈曲以支撑身体。脊柱置于床面中线，使脊柱长轴平行于床面。暗盒上缘包括第7颈椎，下缘包括第1腰椎。

（2）中心线：对准第6或第7胸椎垂直射入。

6. 腰椎前后位

（1）摄影体位：被检者仰卧于摄影床上，两臂放于身旁，身体正中矢状面正对床面中线并垂直于床面。下肢屈髋屈膝、两足平踏床面，使腰部贴近床面，减小生理弯曲度。暗盒上缘包括第11胸椎，下缘包括上部骶椎。

（2）中心线：对准脐上3cm即第3腰椎垂直射入。

7. 腰椎侧位

（1）摄影体位：被检者侧卧于摄影床上，两臂上举抱头或屈曲放于胸前，双侧髋、膝并拢屈曲以支撑身体。脊柱置于床面中线，使脊柱长轴平行于床面。暗盒上缘包括第11胸椎，下缘包括上部骶椎。

（2）中心线：对准髂嵴上3cm即第3腰椎平面垂直射入。

8. 骶、尾椎前后位

（1）摄影体位：被检者仰卧于摄影床上，两臂放于身旁，身体正中矢状面正对床面中线并垂直于床面。两下肢伸直并拢。骶椎摄影时暗盒上缘包括髂嵴，下缘包括耻骨联合；尾椎摄影时暗盒上缘平髂嵴，下缘超出耻骨联合。

（2）中心线：骶椎摄影时向头侧倾斜15°~20°，对准耻骨联合上3cm射入暗盒，两髂前上棘连线中点至耻骨联合上缘连线中点；尾椎摄影时向足侧倾斜15°，对准耻骨联合上

3cm 射入暗盒；骶尾椎同时摄影时，中心线对准两髂前上棘连线中点至耻骨联合上缘连线中点垂直射入。

9. **骶、尾椎侧位**

（1）摄影体位：被检者侧卧于摄影床上，两臂上举抱头或屈曲放于胸前，双侧髋、膝并拢屈曲以支撑身体。脊柱置于床面巾线，使身体冠状面垂直于床面。暗盒上缘平第 5 腰椎，下缘包括尾椎下缘，后缘超出骶部后缘 3cm。

（2）中心线：对准髂后下棘平面垂直射入。

10. **骶髂关节前后位**

（1）摄影体位：被检者仰卧于摄影床上，两臂放于身旁，身体正中矢状面正对床面中线并垂直于床面。两下肢伸直并拢。暗盒上缘超出髂嵴，下缘包括耻骨联合。

（2）中心线：向头侧倾斜 20°~25°，对准两髂前上棘连线中点至耻骨联合上缘连线中点射入暗盒。

为了满足临床需要，有些单位利用加长的暗盒和加长的胶片，完成了脊椎全长站立位一次成像和全下肢全长站立负重位一次成像。主要运用于全脊柱的全面观和成角测量，以及下肢长度和角度的测量，并应用于手术方案的制订和复查对比。

11. **站立位全脊椎前后位**

（1）摄影体位：被检者站立于摄影架前，两臂放于身旁，身体正中矢状面正对（经过加长的）暗盒中线并垂直于暗盒，也可视脊柱侧弯情况把整个侧凸的脊柱缘尽量包括在暗盒里。两足平踏地面，使背部贴近暗盒。暗盒上缘尽量包括第 1 颈椎，下缘包括髋关节。如果胶片长度或宽度不够，应尽量使整个侧凸的脊柱包括在暗盒里。

（2）中心线：对准剑突即第 10、第 11 胸椎平面或暗盒中心垂直射入。

12. **站立位全脊椎侧位**

（1）摄影体位：被检者侧立于摄影架前，两臂上举抱头或屈曲放于胸前。脊柱置于暗盒中线，也可视脊柱前后凸出的情况把整个脊柱缘尽量包括在暗盒里。暗盒上缘尽量包括外耳孔，下缘包括髋关节。如果胶片长度或宽度不够，应尽量使整个侧凸的脊柱包括在暗盒里。

（2）中心线：对准暗盒中心垂直射入。

13. **站立位双下肢全长负重前后位**

（1）摄影体位：被检者站立于摄影架前的专用木箱上，两臂放于身旁，背部贴近暗盒，身体正中矢状面正对（经过加长的）暗盒中线并垂直于暗盒。暗盒上缘尽量包括髋关节，下缘包括足底。如果被检者下肢较长而胶片长度不够，可使双膝关节置于暗盒中心。

（2）中心线：对准双膝关节连线中点或暗盒中心垂直射入。

五、胸部摄影

（一）胸部后前位

1. 摄影体位

被检者面向摄影架站立，前胸紧靠暗盒，双足分开，使身体站稳。身体正中矢状面或脊柱正对暗盒中线，头稍后仰，下颌放于暗盒上缘，暗盒上缘超出肩峰，下缘包括第12胸椎。双手背放在髋部，双肘内旋并贴向暗盒，肩部下垂，使锁骨呈水平位，以免遮盖肺尖部。曝光前须请被检者深吸气后屏气。

2. 中心线

对准第6胸椎高度垂直射入。

（二）胸部前后位

1. 摄影体位

被检者背向摄影架站立，背部紧靠暗盒，双足分开，使身体站稳。身体正中矢状面或胸骨正对暗盒中线，头稍后仰，暗盒上缘超出肩峰，下缘包括第12胸椎。双手背放在髋部，双肘内旋，肩部下垂并内转，使锁骨呈水平位，以免遮盖肺尖部。曝光前须请被检者深吸气后屏气。

2. 中心线

对准第6胸椎高度垂直射入。

（三）胸部侧位

1. 摄影体位

被检者侧立于摄影架前，被检侧胸部紧靠暗盒，身体正中矢状面与暗盒平行，胸部长轴与暗盒长轴一致，腋中线正对暗盒中线。两臂高举，交叉放于头上，使两肩尽量不与肺野重叠。暗盒上缘平第7颈椎，下缘包括第12胸椎，前胸壁和后胸壁投影与暗盒边缘等距。

2. 中心线

对准第6胸椎高度经侧胸壁中点垂直射入。

（四）胸部前凸位

1. 摄影体位

被检者背向摄影架站立，立于摄影架前约 30cm，双足分开，使身体站稳，身体正中矢状面正对暗盒中线。双手背放在髋部，双肘内旋，身体稍后仰，肩部紧靠暗盒，下胸部前凸，使胸部冠状面与暗盒成 35°。暗盒上缘超出锁骨 6~7cm，两侧与侧胸壁等距。

2. 中心线

对准胸骨角与剑突连线中点垂直射入。

（五）胸部右前斜位

1. 摄影体位

被检者面向摄影架站立，右前胸壁紧靠暗盒，身体冠状面与暗盒成 45°~55°。左臂上举，屈肘抱头，右手背放在髋部，右臂内旋。暗盒上缘超出肩部，下缘包括第 12 胸椎，两侧缘包括左前及右后胸壁。该位置用于检查心脏时要吞服钡剂。被称为"第 1 斜位"。

2. 中心线

对准第 6 胸椎高度垂直射入。

（六）胸部左前斜位

1. 摄影体位

被检者面向摄影架站立，左前胸壁紧靠暗盒，身体冠状面与暗盒成 65°~75°。右臂上举，屈肘抱头，左手背放在髋部，左臂内旋。暗盒上缘超出肩部，下缘包括第 12 胸椎，两侧缘包括右前及左后胸壁。被称为"第 2 斜位"。

2. 中心线

对准第 6 胸椎高度垂直射入。

六、腹部摄影

临床上，对于一些泌尿系结石、异物的病例需要使用腹部前后位摄影帮助诊断；而一些急性胃扩张、急腹症、肾下垂和游走肾的病例则需要使用腹部站立前后位摄影帮助诊断。

（一）腹部前后位

1. 摄影体位

被检者仰卧于摄影床上，身体正中矢状面正对床面中线并垂直于床面，两臂上举或放于身旁，下肢伸直。暗盒上缘包括剑突上 3cm，下缘包括耻骨联合下 3cm。

2. 中心线

对准剑突至耻骨联合连线中点垂直射入。

（二）腹部站立前后位

1. 摄影体位

被检者背向摄影架站立，身体正中矢状面正对暗盒中线并垂直于暗盒。两臂放于身旁，两足分开、站稳。暗盒上缘包括第 4 前肋。

2. 中心线

对准剑突至耻骨联合连线中点垂直射入。

七、骨盆摄影

（一）骨盆前后位

1. 摄影体位

被检者仰卧于摄影床上，身体正中矢状面正对床面中线并垂直于床面，双下肢伸直且稍内旋，足跟部略分开，足尖并拢。暗盒横放，上缘超出髂嵴 2cm，下缘包括耻骨联合下 3cm。

2. 中心线

对准两髂前上棘连线中点至耻骨联合上缘连线中点垂直射入。

（二）耻骨前后轴位

1. 摄影体位

被检者坐于摄影床上，身体正中矢状面及耻骨联合正对床面中线，两臂支撑床面，躯干长轴与床面成 40°~50°，使骨盆上口与床面平行。耻骨联合对准暗盒中心。

2. 中心线

对准耻骨联合上缘垂直射入。

八、乳腺摄影

软 X 线摄影是指选用管电压在 40kV 以下的软 X 线进行的摄影技术，又称为"软组织摄影"，常用于乳腺、阴茎、喉侧位等组织器官较薄、不与骨骼重叠的软组织的摄影。

乳腺摄影使用专用的乳腺摄影 X 线机，其机械结构根据乳腺生理特征设计，X 线管为钼靶 X 线管。选用高感度、高对比度、高清晰度的单页细粒增感屏。使用栅比值 3.5：1～5：1 的滤线栅。

由于乳腺特殊的解剖方位与 X 线几何投射方向，常规采用内外侧斜位（MLO）和上下轴位（CC）。乳腺摄影经常摄取双侧以做对比。

（一）内外侧斜位

1. 摄影体位

被检者立于或坐于乳腺摄影架前，旋转被检者身体，使托盘尽可能多地承托被检侧乳腺组织和胸大肌，并向上向外牵拉乳腺，使其尽量离开胸壁以避免组织重叠。使用乳腺专用压迫器压迫乳腺。暗盒与人体矢状面成 30°～60°。

2. 中心线

对准被检侧乳腺内上方射入。

（二）上下轴位

1. 摄影体位

被检者立于或坐于乳腺摄影架前，旋转被检者身体，使托盘尽可能多地承托被检侧乳腺组织和胸大肌，并向机架方向牵拉乳腺，使其尽量离开胸壁以避免组织重叠。使用乳腺专用压迫器压迫乳腺。托盘高度应使被检者乳头处于切线位显示为宜。暗盒平面与人体水平面平行。

2. 中心线

对准被检侧乳腺上方射入。

第三章 CT 诊断

第一节 CT 成像原理

一、CT 成像基本原理

计算机断层扫描（CT）是根据人体对 X 线吸收率不同，使用计算机重建方法得到人体二维横断面图像的影像设备。CT 是计算机和 X 线相结合的一项影像诊断技术，主要特点是密度分辨率高，能准确测量各组织的 X 线吸收衰减值，通过计算进行定量分析。

CT 成像的基本过程为：X 线→人体→采集数据→重建图像→显示图像。CT 球管产生的 X 线经准直器校准后，穿过具有密度差异的被检体组织，部分能量被吸收，衰减后带有组织的信息由探测器接收，通过数据采集系统进行模数转换，数据转换后由计算机重建成横断面图像，最后由显示器显示图像。

因此，CT 成像是以 X 线为能源、以 X 线的吸收衰减特性为成像依据、以数据重建为成像方式、以组织的密度差为成像基础、以数据采集和图像重建为重要环节的 X 线成像技术。

（一）数据采集

单层 CT 图像数据时 CT 球管与探测器成对称排列，每排探测器由探测器单元组成。当 X 射线以扇形束的形式穿过患者横断面时被检体衰减，每个探测器单元会接收透过该层面的 X 射线并测量其衰减后的强度。单个探测器单元在每个角度每条射线上探测到的 X 射线信号强度可通过衰减定律方程进行计算：

$$I = I_0 \cdot e^{-\mu d}$$

公式中，I_0 代表 X 线在空气或进入物体前的初始强度，I 为衰减后 X 线强度，d 为物体厚度，μ 为物体的线性衰减系数，e 是自然对数的底。

单层 CT 图像重建多采用滤波反投影法，利用平行线束几何学原理进行断层图像重建，要求在图像重建前要把所获的扇形线束投影数据转换为平行线束投影数据。在滤波反投影法的应用中，"重建函数核"代表对投影的高通滤波法，它决定图像的锐利度和噪声。重建图像用像素的数字矩阵来代表（通常为512×512像素），每个像素代表被X线束透射的体内欲成像层面的衰减系数。每个像素的X线束衰减系数需要转换为HounsfielcKHU单位。范围从-1024到3071，作为以灰阶或彩色阶代表图像的基础。

（二）图像重建

CT图像重建的基本算法可分为三种。

1. 直接反投影法

直接反投影法又称总和法，是将众多的投影近似地复制成二维分布的方法。基本原理是把与各向投影强度成正比的量沿投影反方向投影回矩阵里，并将它们累加起来，组成该物体的层面图像。该方法是CT成像算法的基础。

2. 迭代法

迭代法又称近似法，是将近似重建所得图像的投影同实测的层面进行比较，再将比较得到的差值反投影到图像上，每次反投影之后可得到一幅新的近似图像。通过对所有投影方向都进行上述处理，一次迭代便可完成；再将上一次迭代的结果作为下一次迭代的初始值，继续进行迭代。迭代重建技术有三种方法：联立迭代重建法（SIRT）、代数重建法（ART）和迭代最小二乘法（ILST）。该方法图像较为真实准确，但耗时较多，现已不采用。

3. 解析法

解析法是目前CT图像重建技术中应用最广泛的一种方法，它利用傅里叶转换投影定理。主要有三种方法：二维傅里叶转换重建法、空间滤波反投影法和褶积反投影法。其中褶积反投影法目前应用最多，其无须进行傅里叶转换，速度快，转换简单，图像质量好。解析法的特点是速度快、精度高。

普通CT每个探测器单元的宽度、焦点的大小、每转的投影数决定图像的空间分辨率，患者长轴的扇形束厚度则决定图像层厚及长轴的空间分辨率。普通CT只支持一排探测器单元，球管每旋转一圈只扫描一层，扫描时探测器获得的是平面投影数据，而每一层的投影数据是一个完整的闭合环。

二、单层螺旋CT成像原理

螺旋CT扫描是在球管—探测器系统连续旋转的基础上，患者随检查床一起纵向连续运动，CT球管连续产生X线，探测器同步采集数据的一种CT检查方法。螺旋CT采用滑环技术，去除了CT球管与机架相连的电缆，球管—探测器系统可连续旋转，使扫描速度加快。由于螺旋CT扫描时检查床连续单向运动，球管焦点围绕患者旋转的运行轨迹类似一个螺旋管形，故称为螺旋扫描。扫描时，螺旋CT探测器采集到的不是某一层面的数据，而是一个部位或一个器官的容积数据，故又称为容积扫描。

滑环技术和检查床连续运动技术的应用是单层螺旋CT在硬件上的重要改进，使用热容量大于3 MHU的CT球管，可满足进行较大范围的容积扫描。

用滑环代替电缆传递信号的方法，称为滑环技术。螺旋CT扫描机架内有多组平行排列的滑环和电刷，CT球管通过电刷和滑环接触实现导电。X线球管的滑环部分根据传递电压的不同，分为高压滑环和低压滑环。前者传递高压发生器输出的电压为几万伏，高压发生器安置在扫描机架外；后者为几百伏，高压发生器安置在扫描机架内。高压滑环上的高压经铜环和碳刷摩擦传递进入转动部分时，易发生高压放电，产生高压噪声，影响数据系统采集，进而影响图像质量。低压滑环的X线发生器须与X线球管一起旋转，增加了旋转部分重量。因而要求X线发生器体积小、重量轻。现在的螺旋CT普遍采用低压滑环技术。螺旋CT的高压发生器体积小，可安装在机架内，并可产生80~140 kV的高压。

单层螺旋CT与非螺旋CT相比有以下优点：

一是扫描速度快，检查时间短，对比剂利用率高。

二是一次屏气可完成一个部位检查，克服了呼吸运动伪影，避免了小病灶的遗漏。

三是利用原始数据，可进行多次不同重建算法或不同层间距的图像重建，提高了二维和三维图像的质量。螺旋CT扫描无明确层厚概念，扇形线束增宽，使有效扫描层厚增大。

（一）基本原理

CT图像重建的理论基础是二维图像反投影重建原理，该原理要求被重建的一幅二维图像平面上的任意点，必须采用360°的全部扫描数据。螺旋扫描是在检查床移动过程中进行的。数据采集系统获得的信息为非平面数据。由于只有平面数据才能重建无伪影的二维图像，为了消除伪影，螺旋CT常采用线性内插的数据预处理方法把螺旋扫描的非平面数据合成平面数据，再采用非螺旋扫描的图像重建方法重建一幅螺旋扫描的平面图像。线性内插（LI）是指螺旋扫描数据段上的任意一点可采用相邻两点的扫描数据进行插补。数据内插的方式有360°线性内插和180°线性内插两种。360°线性内插法采用360°扫描数据向外的两点，通过内插形成一个平面数据，优点是图像噪声较小，缺点是实际重建层厚比标称层厚大30%~40%，导致层厚响应曲线（SSP）增宽，图像质量下降。180°线性内插法则采用靠近重建平面的两点扫描数据，通过内插形成新的平面数据。180°线性内插与360°

线性内插的最大区别是前者采用第二个螺旋扫描数据，并使第二个螺旋扫描数据偏移180°角，从而能够更靠近被重建的数据平面。180°线性内插法重建改善了层厚响应曲线，图像分辨率较高，但噪声增加。

（二）成像参数

由于螺旋CT与普通CT的扫描方式不同，产生了一些新的成像参数，如扫描层厚与射线束宽度、床速、螺距、重建间隔与重建层厚等。

1. 扫描层厚与射线束宽度

扫描层厚是CT扫描时被准直器校准的层面厚度，或球管旋转一周探测器测得Z轴区域的射线束宽度。单层螺旋CT使用扇形X线束，只有一排探测器，其射线束宽度决定扫描的厚度，扫描层厚与准直器宽度一致。

2. 床速

床速是CT扫描时扫描床移动的速度，即球管旋转一圈扫描床移动的距离，与射线束的宽度有关。若扫描床移动的速度增加，则射线束宽度不增加，螺距也增大，图像质量下降。

3. 螺距

螺距是扫描旋转架旋转一周，检查床移动的距离与层厚或准直宽度的比值。公式为：

$$Pitch = TF/W$$

式中TF是扫描旋转架旋转一周检查床移动的距离，单位是mm。W是层厚或准直宽度，单位是mm。螺距是一个无量纲。

单层螺旋CT的准直器宽度与层厚一致，其螺距定义为球管旋转一周扫描床移动的距离与准直器宽度的比值。若单层螺旋CT的螺距等于零时，扫描方式为非螺旋扫描。通过被检体的X射线在各投影角相同，可获得真实的横断面图像数据；螺距等于0.5时，球管旋转两周扫描一层面，类似于重叠扫描；螺距等于1时，数据采集系统（DAS）可获取球管旋转一周的扫描数据；螺距等于2时，DAS只获取球管旋转半周的扫描数据。扫描剂量恒定不变时，采用大螺距扫描，探测器接收的X线量较少，可供成像的数据相应减少，图像质量下降。采用小螺距扫描，探测器接收的X射线量较多，成像数据增加，图像质量得到改善。常规螺旋扫描的螺距用1，即床速与层厚相等；如病灶较小，螺距可小于1；病灶较大，螺距可大于1。

三、多层螺旋CT成像原理

普通CT和单层螺旋CT的球管—探测器系统围绕人体旋转一圈只获得一幅人体断面

图像，而多层螺旋 CT 的球管——探测器系统围绕人体旋转一周，能同时获得多幅横断面原始图像，故称为多层螺旋 CT（MSCT）。由于多层螺旋 CT 探测器在 Z 轴上的数目由单层 CT 的一排增加到几十排至几百排，故又称为多排 CT（MDCT）。多层螺旋 CT 是指 2 层及以上的螺旋 CT 扫描机，目前临床普及机型为 16 层，16 层以上的有 64 层、256 层、320 层等。

多层螺旋 CT 使用锥形线束扫描，采用阵列探测器和数据采集系统（DAS）获取成像数据。锥形线束和阵列探测器的应用，增宽了每次扫描的线束覆盖范围，实现了多排探测器并行采集多排图像的功能，降低了采集层厚，增加了采集速度，为复杂的影像重组奠定了基础。多层螺旋 CT 的优势是薄层（高分辨）、快速、大范围扫描。

（一）数据采集

多层螺旋 CT 与单层螺旋 CT 相比，X 线束由扇形改为锥形，线束宽度在 Z 轴方向从 1 厘米增加到几厘米。探测器在 Z 轴方向从单层 CT 的一排增加到几排至几百排。探测器排列有两种类型，一种是 Z 轴方向上所有探测器的宽度一致，即探测器宽度均等分配的等宽型（对称型）。另一种是探测器宽度不均等分配的非等宽型（非对称型）。探测器的绝对宽度决定多层螺旋 CT 容积覆盖范围，探测器单元的大小决定图像的层厚。探测器单元越小，获得的图像分辨率越高。16 层以上 CT 的采集单元可达 0.625 mm，实现了"各向同性"的数据采集。各向同性是指 Z 轴分辨率与 XY 轴的分辨率一致或相近，体素为一正方体，任意重建平面（冠、矢状位）的图像质量保持高度一致。

多层螺旋 CT 主要是采用多排探测器和多个数据采集系统，探测器排数大于图像层数。如 4 层螺旋 CT 探测器排数最少为 8 排，最多可达 32 排。DAS 的数目决定采集获得的图像数目，探测器的组合通过电子开关得以实现，目前 DAS 系统有 4 组、16 组、64 组、256 组和 320 组，选择合适的层厚可获得与 DAS 对应的图像数。

Siemens64 层 CT 采用的 Z-Sharp 技术又称 Z 轴双倍采样技术，球管周围的偏转线圈无极调控偏转电子束，灵活改变 X 线焦点大小和在 Z 轴方向上的位置；每一个焦点投影可读出 2×32 层图像数据；每两个 32 层投影融合得到一个在 Z 轴采样距离 0.3 mm 的 64 层投影；每 150°旋转应用 AMPR 方法可重建 64 层图像。Z-Sharp 技术的特点在于 Z 轴飞焦点使到达每一个探测器单元的 X 线投影数加倍，两次相互重叠的投影导致 Z 轴方向上的重叠采样，即 Z 轴双倍采样。GE 使用的共轭采集技术是根据系统设置最佳螺距，在插值求解某重建标准层面上不同投影角位置的数据时，自动根据当前的扫描数据结果，动态采集所需的插值数据点。

（二）图像重建

多层螺旋 CT 的重建原理是用多列探测器的数据来重建一个标准层面的图像。若在 Z 轴某位置重建图像，则把与此重建位置同一投影角的 Z 轴上相邻两个探测器阵列的数据用于插值，并以此作为重建标准层面的投影数据，最后用二维反投影重建算法（2DBP）进行图像重建。

多层螺旋 CT 使用锥形线束扫描，在图像重建前，需要对扫描长轴方向的梯形边缘射线进行必要的修正。多层螺旋 CF 图像重建预处理是线性内插的扩展应用，4 层以下的 CT 大部分采用不考虑锥形线束边缘的图像预处理。常用的图像重建预处理方法有以下几种：

1. 优化采样扫描

优化采样扫描是通过扫描前的螺距选择和调节缩小 Z 轴间距，使直接成像数据与补充数据分开，故又称为扫描交迭采样修正。

2. Z 轴滤过长轴内插法

Z 轴滤过长轴内插法是在扫描获得的数据段内选定一个滤过段，并对该段内所有扫描数据做加权平均化处理。滤过段的范围称为滤波宽度（Fw），滤波参数、宽度和形状可影响图像质量。

3. 扇形束重建

扇形束重建是将锥形束射线平行分割模拟成扇形束后，再使用扇形束算法进行图像重建的方法。16 层以上 CT 则都已将锥形线束边缘的射线一起计算，各生产厂家采用不同的图像重建预处理方法。常用的方法有以下几种：

（1）自适应多平面重建（AMPR）法：是将螺旋扫描数据中两倍的斜面图像数据分割成几部分，采用各自适配螺旋的轨迹和 240°螺旋扫描数据，并辅以适当的数据内插进行图像重建。

（2）加权超平面重建法：是将三维的扫描数据分成二维的系列，采用凸起的超平面做区域重建的方法。

（3）FeldkamP 重建法：是沿扫描测量的射线，把所有测量的射线反投影到一个三维容积，并以此计算锥形束扫描射线的方法。

（4）心脏图像重建方法：多层螺旋 CT 心脏图像重建方法主要有单扇区重建法（CHR）和多扇区重建法（MSR）。单扇区重建法（CHR）是用回顾性心电门控获得螺旋扫描原始数据，利用半重建技术进行影像重建；多扇区重建法（MSR）是利用心电门控的同期信息，从不同的心动周期和不同列的检查器采集同一期相，但不同角度半重建所需的原始数据来进行影像重建。单扇区与多扇区重建的主要区别是单扇区重建的时间分辨率仅由 X 线管的旋转速度决定，而多扇区重建的时间分辨率不仅受 X 线管的旋转速度的影响，同时也受心率的影响。

四、电子束 CT 成像原理

电子束 CT（EBCT）由大功率的电子枪产生电子束，电子束通过电磁偏转打击固定于机架上的靶环产生 X 射线，实现 CT 扫描。由于没有机械运动，电子束 CT 一次曝光扫描的时间可以达到 50 ms。

EBCT 从 1982 年开始应用于冠状动脉疾病的诊断成像。现在仍在使用的 EBCT 有两排探测器和四排钨靶阳极，对受检者的不同检查部位进行 8 层图像数据的扫描采集。在采用"容积模式"进行扫描时。在 300~400 ms 的成像周期内只须曝光 50~100 ms 就可以获得 8 幅图像。在进行钙化积分、冠状动脉 CT 成像或者心功能评价时，EBCT 采用"电影模式"或"流动模式"进行扫描成像，这两种扫描模式分别采用单排探测器（C-150/C-300）和双排探测器（e~speed）的采集方式。电影模式的曝光时间是 50 ms，以 17 次/s 的扫描频率对同一解剖结构进行扫描；流动模式是在扫描时，根据心跳周期时相对同一解剖结构曝光 50~100 ms 进行扫描采集。由于 EBCT 的扫描模式是非螺旋的，因此要在受检者一次屏住呼吸的情况下完成整个心脏的扫描，扫描层厚受到了限制。当采用单层数据采集模式（C-150/C-300）时，图像厚度是 3 mm，采用双层数据采集模式时，成像厚度是 1.5 mm。进行钙化积分时，EBCT 的纵轴分辨率是足够的，但要实现冠状动脉的三维可视化显示则纵轴分辨率还不够。

EBCT 扫描过程由电子束及四个钨靶环的协同作用完成，避免传统 CT 的 X 线球管、探测器（扫描机架），甚至扫描床的机械运动。电子束 CT 的成像原理与常规 CT 的主要区别在于 X 线产生的方式不同。由于电子束 CT 采用电子束扫描技术代替 X 线球管的机械运动，消除了 X 线球管高速旋转运动产生的离心力，使扫描速度大为提高，将扫描速度缩短为 50 ms 或更短（17~34 幅/s），成像速度是普通 CT 的 40 倍、螺旋 CT 的 20 倍（需 500 ms），从而减少了呼吸和运动伪影，有利于运动脏器的检查。

当然，目前高档的多层螺旋 CT 扫描机的扫描速度和扫描范围取得了很大进步，在某些方面甚至超过了电子束 CT 的成像水平，促使电子束 CT 扫描机需要在扫描速度、图像信噪比和空间分辨率等方面进一步提高。

五、双源 CT 成像原理

双源 CT（DSCT）采用双球管和双探测器系统，扫描速度为 0.33 s，时间分辨率达到

83 ms，使心脏 CT 成像不受心率约束；两个球管的管电压设置不同时，可做功能性 CT 检查。

（一）球管与探测器系统

双源 CT 配置了两个球管和与之对应的探测器，这两套数据获取系统（球管—探测器系统）放置在旋转机架内，互呈 90°排列。CT 球管采用电子束 X 线管，单个球管的功率为 80 kW，扫描速度 0.33 s，最大扫描范围 200 cm，各向同性的空间分辨率<0.4 mm，使用高分辨率扫描时可达到 0.24 mm。

两套探测器系统中，一套探测器系统（A）覆盖整个扫描野（直径 50 cmFOV），另一套探测器系统（B）主要用于覆盖扫描中心视野（直径 26 cmFOV）。每组探测器各有 40 排，中间部分准直宽度为 32 mm×0.6 mm；两边各有 4 排探测器，准直宽度是 8 mm×1.2 mm。在机架等中心处，两组探测器的 Z 轴覆盖范围都是 28.8 mm。通过对采集信号数据的正确组合，两组探测器都可以实现 32 mm×0.6 mm 或 24 mm×1.2 mm 的扫描。

（二）数据采集

通过 Z 轴飞焦点技术，32 排 0.6 mm 准直宽度的探测器能同时读取 64 层的投影数据，采样数据的空间间隔是等中心的 0.3 mm。通过使用 z-sharp 技术，双源 CT 机架旋转一周，每组探测器都能获取相互重叠的 64 层 0.6 mm 的图像数据。

双源 CT 扫描系统内，两组呈 90°排列的互相独立的数据获取系统（球管—探测器系统），只须同时旋转 90°，就可以获得平行于射线投影平面的整个 180°图像数据，这 180°的图像数据由两个 1/4 的扫描扇区数据组成。由于机架只须旋转 1/4 的扫描扇区，扫描时间只有机架旋转时间的 1/4，即获得半圈扫描数据的时间分辨率只有机架旋转时间的 1/4；而机架的旋转时间是 0.33 s，那么数据采集的时间分辨率就是 83 ms，和受检者的心率无关，在一次心跳周期内就可以完成单扇区数据的采集。

（三）图像重建

双源 CT 的基本扫描重建模式是单扇区重建，这是双源 CT 和单源 CT 最主要的区别。双源 CT 也可采用双扇区重建方法来进一步提高时间分辨率，在采用双扇区重建的方法时，每组探测器采集的 1/4 扫描扇区数据来自相邻连续的两个心跳周期，在每个心跳周期内采集的扇区数据都小于 1/4 扫描扇区数据，这和传统单源多层 CT 的双扇区重建方法相似。双源 CT 在使用双扇区重建方法时，时间分辨率是心率的函数，随着心率的变化而变化，机架旋转时间为 0.33 s 时，在某些特定心率条件下，时间分辨率可以达到 42 ms。由于心率的小变化都会引起时间分辨率的大变化，在双扇区重建的条件下，时间分辨率的平均值是 60 ms。在考虑进行高级的心功能的评估时，可以考虑使用双扇区重建扫描方式，比如在评价异常的心肌运动或者是计算射血分数的峰值时。在进行冠状动脉的检查或者进行心脏功能大体评估时，单扇区重建扫描模式就已能够在临床任何心率条件下提供足够的时间分辨率。

双源 CT 在进行常规 CT 检查时，可以只运行一套 X 线系统，方法与普通 64 层 CT 相同。特殊临床检查，如心脏扫描、心电门控血管成像、全身大范围全速扫描，以及双能量减影成像等，则须使用两套射线/探测器系统的双源组合。

两套 X 线系统由球管和一体化高压发生器组成，可以分别调节相应的 kV 和 mAs。由于每个球管的 kV 都可独立设置为 80 kV、100 kV、120 kV 和 140 kV，当两个球管的管电压不一致时，如一个球管设置为 80 kV，另一个球管设置为 140 kV，双源 CT 就可以实现双能量扫描，从而获得双能量的扫描数据。

第二节　CT 检查的适应证与禁忌证

一、适应证

CT 图像由于密度分辨率高、组织结构无重叠，有利于病变的定位、定性诊断，在临床上应用十分广泛。可用于全身各脏器的检查，对疾病的诊断、治疗方案的确定、疗效观察和预后评价等具有重要的参考价值。

（一）颅脑

CT 对颅内肿瘤、脑出血、脑梗死、颅脑外伤、颅内感染及寄生虫病、脑先天性畸形、脑萎缩、脑积水和脱髓鞘疾病等具有较大的诊断价值。多层螺旋 CT 的脑血管三维重组可以获得精细清晰的血管三维图像，对于脑血管畸形有较大诊断价值。

（二）头颈部

对眼眶和眼球良恶性肿瘤、眼肌病变、乳突及内耳病变、鼻窦及鼻腔的炎症、息肉及肿瘤，鼻咽部肿瘤尤其是鼻咽癌、喉部肿瘤、甲状腺肿瘤以及颈部肿块等均有较好的显示能力；多平面重组、容积重组等后处理技术可以从任意角度、全方位反映病变密度、形态、大小、位置及相邻组织器官的改变，对外伤、肿瘤等病变的显示可靠、清晰、逼真，可以更有效地指导手术。

（三）胸部

CT 对肺肿瘤性病变、炎性病变、间质性病变、先天性病变等均可较好地显示。对支气管扩张诊断清晰准确。对支气管肺癌，可以进行早期诊断，显示病灶内部结构，观察肺门和纵隔淋巴结转移；对纵隔肿瘤的准确定位具有不可替代的价值。可显示心包疾患、主动脉瘤、大血管壁和心瓣膜的钙化。冠状动脉 CT 血管造影可以清晰显示冠状动脉的走行、狭窄，对临床评价冠心病和进行冠脉介入治疗的筛查有重要的价值。

（四）腹部和盆腔

对于肝、胆、脾、胰、肾、肾上腺、输尿管、前列腺、膀胱、睾丸、子宫及附件，腹腔及腹膜后病变的诊断具有一定优势。对于明确占位性病变的部位、大小以及与邻近组织结构的关系、淋巴结有无转移等亦有重要的作用。对于炎症性和外伤性病变能较好显示。对于胃肠道病变，CT 能较好显示肠套叠等，亦可较好地显示肿瘤向胃肠腔外侵犯的情况，以及向邻近和远处转移的情况。但目前显示胃肠道腔内病变仍以胃肠道钡剂检查为首选。

（五）脊柱和骨关节

对椎管狭窄，椎间盘膨出、突出，脊椎小关节退变等脊柱退行性病变，脊柱外伤、脊柱结核、脊椎肿瘤等具有较大的诊断价值。对脊髓及半月板的显示不如 MRI 敏感。对骨关节病变，CT 可显示骨肿瘤的内部结构和肿瘤对软组织的侵犯范围，补充 X 线片的不足。

二、禁忌证

妊娠妇女不宜进行 CT 检查。急性出血病变不宜进行增强或 CT 造影检查。CT 检查时应注意防护生殖腺和眼睛。

第三节 CT 检查前准备与检查步骤

一、CT 检查前准备

为使 CT 检查取得较好的效果，扫描前的准备工作必不可少。检查前的主要准备有以下几方面：

（一）了解病情

扫描前应详细询问病史，了解患者携带的有关影像学资料和实验室检查报告，以供扫描时定位及诊断时参考。

（二）做解释工作

对患者耐心做好扫描说明解释工作，以消除其顾虑和紧张情绪。

（三）胃肠道准备

腹部、盆腔、腰骶部检查者，扫描前一周，不做胃肠道钡剂造影，不服含金属的药物，如铋剂等。扫描前两日少吃多渣食物。腹部检查前 4 h 禁饮食，扫描前口服对比剂，使胃肠道充盈。盆腔检查前晚口服甘露醇等泻剂清洁肠道，若行清洁灌肠更佳；扫描前 2 h 口服对比剂充盈肠道。

（四）制动

根据不同检查部位的需要，确保检查部位的固定，是避免漏扫及减少运动伪影的有效措施。另外，胸腹部检查前应做好呼吸训练，使患者能根据语音提示配合平静呼吸或吸气、屏气；腹部检查前可口服或肌内注射 654-2 注射液 20 mg 以减少胃肠道蠕动；喉部扫描时嘱患者不要做吞咽动作；眼部扫描时嘱患者两眼球向前凝视或闭眼不动；儿童或不合作的患者可口服催眠剂 10% 水合氯醛 0.5 mL/kg（不超过 10 mL）以制动。

（五）除去金属物品

摆位时去除扫描范围内患者穿戴及携带的金属物品，如钥匙、手机、发卡、耳环、项链、金属拉链、义齿、带金属扣的皮带、硬币、带金属的纽扣等，以防伪影产生。

（六）增强扫描及造影检查准备

行增强扫描及血管造影检查的患者检查前 4 h 禁食、水，以防发生变态反应时呕吐或呛咳将胃内容物误吸入肺；检查前应询问有无过敏史，并做碘过敏试验，试验阴性者请患者或家属在碘对比剂检查说明书上签名。少数低渗型非离子型对比剂变态反应发生率极低，不须做变态反应，但应在增强或造影过程中严密监控，以防意外。

（七）注意监护

危重患者检查时，须请临床科室的医护人员陪同并监护。

（八）防尘

患者更衣、换鞋或穿着鞋套进入扫描室，以防灰尘带入机房，进入机器内部。

（九）注意患者家属防护

患者家属非特殊情况下不要滞留在扫描室内，以避免辐射线损伤。

二、CT 检查步骤

（一）患者的接待与登记

仔细审查 CT 检查申请单是否填写完整、检查部位是否明确和符合要求，并根据病情的轻重缓急和本部门的工作流程合理安排患者的检查时间。给患者做好解释和说明工作以便做好配合，通知患者做好检查前准备。由专门人员进行检查项目的登记和归档。

（二）输入患者的一般资料与扫描相关信息

将患者的姓名、性别、出生年月、CT 号等资料输入 CT 机。有放射科信息系统（RIS）和图像存储与传输系统（PACS）的医院，输入患者资料由工作列表完成。选择扫描方向和患者的体位；如果是增强扫描，要注明 C+，其他特殊扫描方式，必要时也注明。

（三）患者体位的处置

根据检查的要求确定是仰卧还是俯卧、头先进还是足先进；根据检查的需要采用适当的辅助装置固定检查部位；按不同检查部位调整检查床至合适位置，开启定位指示灯，将患者送入扫描孔内。

（四）扫描前定位

定位就是确定扫描的范围，通常先进行定位像扫描，即球管与探测器位置不变，曝光过程中，检查床载患者匀速移动，扫描图像类似高千伏摄影平片。在该定位像上制订扫描计划，确定扫描范围、层厚、层距等。定位较明确的部位（如颅脑），也可利用定位指示灯直接从患者的体表上定出扫描的起始位置，该方法节省时间，缺点是不如通过定位像定位准确。

（五）扫描

选择扫描条件，设计扫描程序，按下曝光按钮。在整个扫描过程中，要密切观察每次扫描的图像，必要时调整扫描的范围或做补充扫描，如肺内发现小病灶，最好加扫小病灶部位的高分辨力 CT。

（六）照相和存储

根据不同的机器情况可自动照相或手工照相。自动拍摄是指在 CT 机上可预先设置，扫描完毕 CT 机会自动根据设置依次将所有扫描的图像拍摄完成。手工拍摄是扫描完成后，由人工手动照相。一般扫描完毕的 CT 图像都暂存于 CT 机的硬盘上，如须永久存储，可选择磁带、光盘等存储介质。

三、CT 检查注意事项

主要注意事项有以下几方面：

1. CT 检查必须注意放射线的防护，要正确、合理地应用 CT 检查，避免不必要的曝光。对育龄妇女及婴幼儿更应严格掌握适应证，非特殊必要，孕妇禁忌 CT 检查。CT 机及机房本身结构须达到防护标准，以减少被检者、工作人员和与 CT 机房相邻地区人员的 X 线辐射剂量。重视个人防护，减少被检者、工作人员的受照剂量。

2. 应认真了解病史、其他检查结果及既往影像检查资料，借以指导本次检查，以免检查范围或扫描参数设置不当。

3. 增强扫描使用的碘对比剂量较大，注射速度快，有引起不良反应，甚至变态反应的可能，碘过敏试验阳性者禁忌增强扫描。过敏体质的患者可选用非离子型对比剂以减少不良反应，使用过程中要严密观察，一旦出现变态反应应及时处理、抢救，否则可能危及生命。为避免迟发型变态反应的发生，检查后应让患者留 CT 室观察 30 分钟后再离开。CT 室应常备必需的急救药品、器械，以备抢救之用。注意药品的有效期，定时添补更新。

4. 危重患者，过多搬动有生命危险者，临床应先控制病情，可待病情较为稳定后再做 CT 检查。对危重患者的搬动及检查应迅速、轻柔，检查以满足诊断需要为标准，不宜苛求标准延误抢救时间。

第四节　CT 检查的技术参数

CT 图像的优劣，与扫描技术参数密切相关。不当的扫描参数，会损失诊断信息，导致误诊、漏诊。常规扫描技术参数有扫描类型、曝光条件、层厚、层距、视野、重建间隔等。

一、扫描类型

CT 扫描有非螺旋扫描和螺旋扫描，螺旋 CT 机亦可进行非螺旋扫描。非螺旋扫描检查时间较长，扫描数据通常不适于重建，但是图像数据无螺旋 CT 重建所需的插值，图像信噪比较高；螺旋扫描速度快，数据适于扫描后重建。须根据诊断需要选择非螺旋扫描或螺旋扫描。通常颅脑、椎间盘扫描选用非螺旋扫描，胸部、腹部扫描及增强扫描选用螺旋扫描。

二、曝光条件

曝光条件的大小是 CT 图像质量的基本保证，扫描时应视不同部位选择不同的条件，包括管电压（kV）、管电流（mA）和扫描时间（s）。管电压通常在 100~140 kV 之间，管电流通常在 70~260 mA，扫描时间根据设备扫描速度和扫描范围大小等确定，总曝光时间通常在 6~20 s 之间。

X 线剂量降低时，光子数量减少，在矩阵内各体素的分布不均，穿透人体到达探测器的光子分布就不均匀，使密度相等的组织在图像上的 CT 值不等，即噪声增大，图像质量降低。因此，必须根据检查部位的组织厚度和密度来选择合适的曝光剂量，并在保证影像质量的前提下尽可能减少被检者所接受的 X 线剂量。

三、视野

视野（FOV）分扫描视野（SFOV）和显示视野（DFOV）两种，扫描视野是 X 线扫描时确定的范围，即在定位像上制订扫描计划时确定的层面视野大小。显示视野是数据重建形成图像的范围。颅脑扫描视野一般为 25 cm，胸腹部扫描视野一般为 50 cm。显示视野可以在扫描视野范围内根据欲观察的组织结构的大小进行调整、选择，如腰椎间盘可取 15 cm，胸部可取 36 cm。若矩阵不变，显示视野减小，则空间分辨力提高，突出病变的细节。扫描结束后，也可以改变显示视野大小重建图像。

四、矩阵

矩阵是数字图像纵横两个方向像素数目的乘积。可有 256×256、512×512、1024×1024 等，目前 CT 中应用最多的是 512×512 矩阵。显然，相同的视野情况下，矩阵越大，像素越小，构成的图像越细致、清晰，空间分辨力越高。扫描结束后，也可以改变矩阵重建图像。

五、准直

准直与采集通道：CT 机的 X 线管套窗口前方设有狭缝状的前准直器，由高密度金属制成，以遮挡无用射线，形成扇形 X 线束。目前多数多层螺旋 CT 机还具有后准直器，位于探测器前方，它严格限制了探测器接受照射的实际宽度。

经过准直器的 X 线由探测器单元转换成电信号由采集通道输出。一个采集通道可以对应一排探测器，也可以调整为对应数排探测器，即数排探测器接收的信号共同用于重建一层图像。同时使用几个采集通道通常代表同时采集几层图像。非螺旋 CT 机和单层螺旋 CT 机只有一排探测器，相当于只有一个采集通道。多层螺旋 CT 机的"层数"往往指该 CT 机的最大通道数，而不一定是探测器的排数。

六、层厚

层厚一般指扫描后一幅图像对应的断面厚度。有时也分为扫描时的采集层厚和显示图像的层厚。它是影响图像空间分辨率的一个重要因素。螺旋 CT 扫描采集的数据可以通过重建改变图像层厚。

非螺旋 CT 机前准直的宽度即扇形 X 线束的厚度等于层厚，它通常也是探测器的宽度；单层螺旋 CT 机前准直的宽度通常也是图像的层厚。多层螺旋 CT 设有多排探测器，同时由多排探测器接收 X 线，由多个采集通道输出信号，扫描层厚是一个采集通道所对应的全部体层的厚度。

层厚小，图像纵向空间分辨力好，但在同样曝光条件下，信噪比降低；层厚大，信噪比提高，但纵向空间分辨力下降。所以要协调二者之间的关系以取得最佳效果，目前最新的 CT 机的扫描厚度可达亚毫米级 0.33 mm。扫描层厚须根据被检结构的大小和病变的大小确定。检查内耳、颞骨乳突、眼眶、椎间盘、肾上腺等须采取薄层扫描；观察软组织且范围较大时，选择较大的层厚。通常扫描层厚从 1~10 mm 不等，颅脑扫描层厚常选用 5 mm，胸、腹部扫描常选用 7.5~10 mm。

七、层距

层距的概念一般用于非螺旋扫描，是指相邻两个层面的中点之间的距离。

八、重建间隔

重建间隔指螺旋 CT 重建的相邻图像的中心在纵轴方向的距离，近似于非螺旋 CT 扫描的层距。重建间隔等于层厚时，层面显示无遗漏、无重叠；重建间隔大于层厚时，部分体层层面未显示；重建间隔小于层厚时则为重叠重建。重叠重建可减少部分容积效应，改善 3D 后处理的图像质量。重叠重建时重建间隔一般选择为层厚的 30%~50%。

九、螺距

螺距是指扫描旋转架旋转一周（360°）检查床运行的距离与 X 线准直宽度的比值。螺距是一个无量纲的比值。当螺距为 1 时，曝光剂量、重建使用的数据量与非螺旋扫描持平。当螺距大于 1 时，重建使用数据量小于非螺旋扫描，X 线剂量减小，图像信噪比降低，但是扫描速度加快；当螺距小于 1 时，X 线剂量增加，图像质量提高，但是扫描时间延长。当在短时间（如一次屏气）需要大范围扫描时，可使用较大的螺距。

十、旋转速度

随着 CT 设备的不断进步，X 线球管旋转速度也越来越快，目前多数 CT 机旋转速度为 0.5~1.0 s/周，最快可达 0.35 s/周。

多层螺旋 CT 的使用，结合旋转速度加快，明显提高了 CT 的扫描速度。扫描速度快，减少了运动伪影和因运动而产生的漏扫，缩短了被检者的检查时间；在腹部的增强扫描检查时，保证了多期扫描的时间更准确；时间分辨力提高，结合心电门控技术，更加适用于心脏、大血管、冠状动脉等动态器官的检查；在对急、重症被检者检查时，更适于多部位与大范围的快速检查。减慢扫描速度，曝光时间长，X 线剂量增加，可以增加信噪比，提高图像质量。

十一、心电门控

心电门控技术分为前瞻性心电门控和回顾性心电门控两种。前瞻性心电门控采用心电触发技术，根据心电监控预设的扫描时机，在被检者心电图 R 波的间期触发序列扫描，触发方式既可以选择 R-R 间期的百分比，也可以选择绝对毫秒值。回顾性心电门控是在记录心电监控信号的同时，采集一段时间、全部心动周期的扫描数据，采用回顾性图像重建的方法，将心电周期相同时期的数据用于图像重建。心电门控技术主要用于心脏成像。

十二、扫描架倾斜角度

当被检组织器官的扫描层面与水平面不相垂直的时候，须将扫描架倾斜一定角度进行扫描。目前多数 CT 机扫描架前后倾角可达±30°，许多设备设置须在扫描机架的控制面板上操作，有的设备设置也可在控制台上操作。

十三、算法

即 CT 图像重建时所采用的数学函数。CT 图像是数字化的图像，图像重建的数学演算方式有多种，根据显示图像的特点可分为标准算法、软组织算法和骨算法等。要根据检查组织的不同和诊断需要，选择合适的算法，通常 CT 设备内已预设。标准算法均衡图像的密度分辨力和空间分辨力，适用于一般 CT 图像的重建，例如颅脑、脊柱等图像重建等；软组织算法适用于需要突出密度分辨力的软组织图像重建，例如肝、脾、肾的图像重建等，图像柔和平滑，密度分辨力高；骨算法提高空间分辨力，强化组织边缘、轮廓，适用于密度差异大且需要清晰显示细节的部位检查，例如骨质结构（尤其显示骨小梁）、内听道和弥漫性肺间质性病变的图像重建等。算法选择不当，会降低图像质量。螺旋扫描的容积数据可变换算法进行多种算法的图像重建。

在实际操作中，各参数的选择要受到 CT 机性能的限制，还会受到被检者的扫描部位、扫描范围、X 线剂量、诊断对图像的要求等因素的制约。因此，各参数的确定要结合实际需要进行综合考虑，合理选择。

第五节　CT 的检查方法

一、CT 普通扫描

CT 普通扫描是指不用对比剂增强或造影的 CT 扫描，又称 CT 平扫。平扫是 CT 扫描最基本的扫描方式。CT 检查一般先做平扫，根据扫描结果必要时再采用其他扫描方式。

（一）非螺旋 CT 扫描

非螺旋 CT 扫描常称轴位扫描或序列扫描。扫描时，检查床载被检者位置不变，球管与探测器系统在曝光的同时围绕人体旋转一圈扫描一个层面，该层面扫描结束后，检查床载被检者移动到下一层面再进行扫描。球管围绕被检者旋转的运行轨迹呈一个个独立的圆形。

非螺旋 CT 扫描管电压通常为 120～140 kV，管电流 70～260 mA，扫描时间 6～20 s，矩阵 512×512，层厚 5～10 mm，层距 5～10 mm，连续扫描。标准算法、软组织算法均可。非螺旋 CT 扫描对 CT 机没有特殊要求，在非螺旋 CT 机和螺旋 CT 机上都可实施。

非螺旋 CT 扫描速度慢，不利于被检者制动，但是其数据没有螺旋 CT 数据的插值，图像信噪比高，质量好，因此经常在某些无须快速扫描的检查部位时使用。颅脑、椎间盘的常规扫描常选用非螺旋扫描。

（二）螺旋 CT 扫描

螺旋 CT（HCT）有单层螺旋 CT 和多层螺旋 CT。螺旋 CT 扫描机采用滑环技术，球管与探测器系统在曝光的同时围绕人体单向连续旋转，同时检查床载被检者单向连续移动，球管围绕被检者旋转的运行轨迹呈螺线形。螺旋 CT 采集的不是一个层面的数据，而是一个器官或一个部位的纵向连续的扫描数据，因而这种扫描方法又被称为容积扫描。螺旋 CT 扫描的速度较非螺旋 CT 大幅度提高，一次屏气大多可完成规定区域的扫描任务，同时减少了呼吸伪影，避免了漏扫。对于连续容积扫描数据，可进行任意的回顾性图像重建、重组，无层间隔大小的约束和重组次数的限制，提高了后处理技术中的多平面和三维成像图像的质量。

SCT 扫描一般管电压为 80～140 kV，管电流为 50～450 mA，扫描时间最长可连续曝光 100 s，层厚通常在 1～10 mm。

多层螺旋 CT（MSCT）一次采集可同时获得多层 CT 图像，包括双层、4 层、8 层、16 层、64 层、320 层等。

多层螺旋 CT 的特点有以下几点：

1. 宽探测器结构。MSCT 探测器排数为多排，球管旋转一周可完成更多层面的容积数据采集并重建出更多层面的图像。

2. 具有先进的旋转方式，有电机皮带驱动、磁悬浮等。

3. 使用大容量 X 线球管。

4. X 线束为锥形束，根据拟采集的层厚选择锥形束宽度，激发不同数目的探测器，实现一次采集获得多层图像。

5. 采集层厚薄。MSCT 采集层厚可达亚毫米级，提高了后处理图像的质量。

6. 使用大容量高速计算机处理数据。随着 MSCT 采集到的原始数据量大为增加。采用大容量计算机使处理速度相应加快，重建时间更短，图像后处理更快捷。

MSCT 的临床应用范围相比单层螺旋 CT 有了进一步扩展，它除具有单层螺旋 CT 的优点外，还有以下优势：

（1）同层厚时的扫描速度提高。有利于进行血管检查、胸腹部的检查和对急、重症被检者的检查。

（2）检测效率提高。MSCT 将单层螺旋 CT 中纵向扫描层面两侧被浪费的 X 线用来采集数据，提高了 X 线的利用率。整个器官或一个部位一次屏息下的容积扫描，不会产生病灶的遗漏。

（3）CT 图像质量提高。MSCT 扫描时获取的容积数据，具有较高的纵向分辨力，减少了容积效应和运动伪影。

（4）图像后处理质量提高。MSCT 在相同扫描时间内可获得范围更长或范围相同但层面更薄的容积数据，并且可任意地、回顾性重建，获得更加清晰、直观、逼真的后处理图像。

（5）同层厚时 X 线剂量减少。MSCT 对射线的利用率较高，减少了 X 线管的负荷，降低了 X 线管的损耗。

经过 20 年的发展，MSCT 无论从硬件技术，还是软件功能等方面均有了很大的提高，并在许多临床应用方面显示出优势，如心脏和冠状动脉成像、脑血管成像、CT 灌注成像、智能血管分析以及骨关节容积重组等。

（三）双源 CT 扫描

双源 CT（DSCT）是 2005 年推出的新型 CT 扫描仪，它的基本结构秉承了多层螺旋 CT 的设计，但在 X 线球管和探测器系统做了大胆的创新，由沿袭使用的一个球管、一组探测器系统，改变成了双球管和双探测器系统，两套采集系统同置于扫描机架内，呈 90° 角排列，两个球管既可同时工作，也可分别使用。当心脏成像、双能减影和全身大范围扫描时，可采用两个球管同时工作，一般的扫描可只用一组球管探测器系统工作。

双源 CT 进一步提高了扫描速度和时间分辨力，对心脏的 CT 检查有明显的优势，减小了对心率的依赖。双源 CT 的两个球管设置不同的千伏值时，发射不同的能量，还可以进行双能量成像。

（四）薄层扫描

薄层扫描是指层厚小于 5 mm 的扫描方法。目前应用非常广泛，一般采用 1~5 mm。在普通 CT 机和螺旋 CT 机上都可实施，平扫和增强扫描均可，主要优点是减少部分容积效应。薄层扫描的主要用途有以下几方面：

1. 较小组织器官如鞍区、颞骨乳突、眼眶、椎间盘等，常规用薄层平扫。

2. 检出较小病灶，如肝脏、肾脏等的小病灶，胆系和泌尿系的梗阻部位等，在普通扫描的基础上加做薄层扫描。

3. 一些较大的病变，为了观察病变的内部细节，局部可加做薄层扫描。

4. 拟进行图像后处理，最好用薄层螺旋扫描，扫描层面越薄，重组图像的质量越高。薄层扫描因层面接受 X 线光子减少，信噪比降低，图像质量有所下降。为保证符合诊断需要的图像质量，通常须增大扫描条件。目前最薄的扫描可达亚毫米扫描，即小于 1 mm 层厚的扫描。从诊断意义上讲，1 mm 以下的薄层层面信息主要用于图像后处理重组。

（五）连续扫描、重叠扫描、间隔扫描

根据层距和层厚的关系，分为连续扫描、重叠扫描、间隔扫描。若层距与层厚相等，则为连续扫描（也称序列扫描），各层之间既无间隙，也无重叠；若层距大于层厚，则为间隔扫描，部分层面组织未被扫描；若层距小于层厚，则为重叠扫描，层面相邻部分重复扫描。CT 检查常规使用连续扫描，肺高分辨扫描通常使用间隔扫描，重叠扫描通常指非螺旋 CT 而言，现已少用。

（六）靶扫描

靶扫描是指对较小的感兴趣区进行扫描的方法，又称放大扫描、目标扫描。通常对检查部位先行普通扫描，利用此扫描图像确定感兴趣区，缩小扫描视野后进行扫描。靶扫描图像增加了感兴趣区的像素数目，提高了空间分辨力。多层螺旋 CT 通常采用扫描后小视野、大矩阵重建的方式减小像素尺寸，提高空间分辨力。

靶扫描主要用于小器官和小病灶的显示，如垂体、内耳、肾上腺、肺内孤立结节的扫描。对 CT 机没有特殊要求，扫描条件与普通扫描相同。

（七）高分辨力 CT 扫描

高分辨力 CT（HRCT）是使用较高的 X 线剂量进行薄层扫描，大矩阵、骨算法重建图像，获得具有良好的空间分辨力 CT 图像的扫描方法。有时还采用小视野重建图像。管电压 120~140 kV，管电流 120~220 mA，层厚 1~2 mm，层距可视扫描范围大小决定，可无间隔或有间隔扫描，矩阵通常 512×512，选用骨算法重建。此方法突出优点是具有良好的空间分辨力，主要用于小病灶、小器官和病变细微结构的检查。如肺部 HRCT，能清晰显示以次级肺小叶为基本单位的肺内细微结构，有助于诊断和鉴别诊断支气管扩张，肺内小

结节、弥漫性间质性病变等。也可用于检查内耳、颞骨乳突、肾上腺等小器官。HRCT 扫描因层厚小，须使用高的曝光条件。

（八）定量扫描

定量 CT（QCT）是指利用 CT 检查来测定某一感兴趣区内特殊组织的某一种化学成分含量的扫描方法。依 X 线的能级分单能定量 CT 和多能定量 CT。用于测定骨矿物质含量，监测骨质疏松或其他代谢性骨病被检者的骨矿物质密度。扫描时在被检者胸腰椎下面放置标准密度校正体模，体模内含数个已知不同密度的溶液或固体参照物。扫描后测量各感兴趣区的 CT 值，通过专用软件，与参照密度校正并计算出骨密度值。

（九）低剂量 CT

（LDCT）扫描：低剂量扫描指在保证诊断要求的前提下，降低扫描 X 线剂量进行 CT 扫描的方法，可以降低被检者 X 线吸收剂量，并且减少球管损耗。随着 MSCT 技术的不断发展，LDCT 在成人胸部健康体检、肺癌普查、肺小结节病变随访、眼眶、鼻窦及儿童颅脑中的应用越来越受到重视并发挥很大的作用。

（十）双能量成像

利用双源 CT 两种不同的能量采集的数据进行处理，实现组织结构的减影、识别等的 CT 技术称为 CT 双能量成像。双能量成像开辟了 CT 临床应用的新领域。双源 CT 可利用两个 X 线球管发射不同的能量（设置不同的千伏值，如 140 kV 和 80 kV），两种不同的能量对不同的组织的衰减值不相同，如某被检者在 80 kV 时，骨骼的 CT 值为 670 HU，对比剂为 296 HU；当能量提高为 140 kV 时，骨骼的 CT 值降低为 450 HU，而对比剂降低为 144 HU。利用两种不同的能量，DSCT 可对血管增强与骨骼进行直接减影；可对某些组织如肿瘤组织进行特征性识别；可对人体的体液成分进行识别；可对人体不同成分的结石进行鉴别；此外，还在四肢韧带、肌腱和软骨的显示与疾病诊断方面展现出令人满意的效果。

（十一）CT 透视及 CT 导向穿刺活检

CT 快速连续扫描的同时，进行高速图像重建和连续图像显示，可以达到近似 X 线透视的实时观察图像的效果，称为 CT 透视。CT 透视主要用于 CT 导向穿刺活检。CT 导向穿刺活检是在 CT 引导下，将穿刺针刺入病灶内，进行组织活检、抽吸、注入药物等诊断、治疗的手段。在常规 CT 扫描的基础上，确定出病灶位置，在病灶区对应的体表表面，贴上进针的体表标志，在此区域扫描数层，确定病灶中心层面所对应的体表标志的进针点、进针深度和角度。在 CT 透视扫描下，进针并监视调整进针的方向位置，位置满意后进行组织活检、抽吸、注入药物等临床操作。CT 透视能在 CT 扫描的同时观察针尖的位置与病灶的关系，操作者可以实时、快速、准确地调整穿刺针的方向和深度。与一般的 CT 引导的穿刺相比，明显提高了病灶穿刺活检的准确性，同时能及时发现和处理穿刺过程中的并发症。不足之处在于术者接受 X 线辐射和被检者局部 X 线照射量较大、穿刺针的金属伪影、重建伪影和图像显示延迟等问题有待进一步解决。

二、CT 增强扫描

静脉注射对比剂后的扫描称增强扫描（CE）。其作用是增加组织器官的对比度，临床应用普遍。注射对比剂后血液内碘浓度增高，血管和血供丰富的组织结构含碘量升高，而血供少的组织结构含碘量较低，使组织结构的密度差别增大，正常组织与病变组织之间密度差别增大，有利于病变的显示和区别。

（一）对比剂

1. 对比剂

用于增强扫描的水溶性碘对比剂与 X 线血管造影用对比剂基本相同，多为三碘苯环的衍生物，根据分子结构在溶液中以离子或分子形式存在分为两型，以离子形式存在的称为离子型对比剂，以分子形式存在的称为非离子型对比剂。两种类型均有单体和二聚体之分。离子型单体对比剂渗透压高 1500~1600 mOsm/kg，非离子型单体对比剂渗透压大 500~700 mOsm/kg。二聚体对比剂渗透压均比相应单体减半。对比剂的浓度多为 300~400 mg Ⅰ/mL。

一般使用非离子型对比剂进行 CT 增强扫描。常用的药物有：碘海醇（又名碘苯六醇、欧乃派克）、碘普胺（优维显）、碘佛醇（安射力）、碘帕醇（碘必乐）、碘比醇等。

2. 对比剂毒性不良反应和变态反应

对比剂进入体内，有化学毒性、渗透压毒性、免疫反应、离子失衡、肝肾功能损害等毒性反应，部分被检者还可以发生变态反应，变态反应的临床表现及处理详见造影检查部分。

3. 对比剂的注射方法及用量

对比剂用量一般按体重计算，15~20 mL/kg，儿童用量酌减。根据不同的检查部位、扫描方法、被检者的年龄、体质等，其用量、流速略有不同。

对比剂通常使用静脉团注法通过手背静脉或肘静脉注射。以 25~35 mL/s 的流速快速注入对比剂 80~100 mL，然后进行扫描。其血管增强效果明显，应用广泛。另一种注射方法是快速静脉滴注法，即以 1.5~20 mL/s 的流速将 100~120 mL 的对比剂快速滴注，当注入约一半左右时开始扫描。此方法血管内对比剂浓度维持时间较长，但强化效果不如团注法，不利于时相的选择和微小病变的显示，多用于扫描速度慢的 CT 机，现已少用。

CT 增强扫描通常使用高压注射器准确、匀速地注入对比剂。高压注射器由注射头、控制台、机架和多向移动臂组成，有单筒高压注射器和双筒高压注射器。使用双筒高压注射器时，对比剂和生理盐水分别抽入注射头上的两个针筒内。注射参数可在控制台上进行选择，通常包括注射顺序、注射速度（mL/s）、注射总量（mL）等。血管造影时，在对比剂注射后常须紧接着注射生理盐水 30~50 mL，可以减少高浓度对比剂对上肢血管的刺激，将残留在输液管内的对比剂冲入血管，以及迅速推移静脉内的高浓度的对比剂以免造成放射状伪影。

（二）增强扫描的方法

1. 常规增强扫描

常规增强扫描是指静脉注射对比剂后按普通扫描的方法进行扫描。

2. 动态增强扫描

动态增强扫描是指静脉注射对比剂后，在极短的时间内对感兴趣区进行快速连续扫描。对比剂通常采用团注法静脉注入。扫描方式有以下几种：

（1）进床式动态扫描，通常使用螺旋 CT，对一组层面或整个脏器连续进行数次增强扫描。

（2）同层动态扫描，可选病灶的最大层面或感兴趣层面，对该层面连续进行多次扫描。

动态增强扫描可以获得动脉早期、动脉期、静脉期、静脉晚期等不同时相的强化图像。还可以针对多次扫描的同一病灶测定 CT 值，将其制成时间密度曲线，以研究该层面病变血供的动态变化特点，借以诊断及鉴别诊断。

3. 延迟增强扫描

延迟增强扫描是在常规增强扫描后延迟数分钟至数小时再行感兴趣区扫描的方法。此方法作为增强扫描的一种补充，观察组织与病变在不同时间的密度差异，可用于肝脏小病灶的检出及肝癌和肝海绵状血管瘤之间的鉴别及肾盂、膀胱病变的显示等。

4. 双期和多期增强扫描

双期和多期增强扫描是指一次静脉注射对比剂后，分别于血供的不同时期，对欲检查器官进行两次或多次扫描。扫描步骤如以下所述：

（1）根据平扫选择增强扫描范围，设定不同时期的开始时间，扫描条件与平扫相同。

（2）抽取对比剂 80~100 mL、生理盐水 30~50 mL，建立手背静脉通道。设定高压注射器注射参数。

（3）检查各项参数无误，同时按下注射开始键和扫描键，CT 机即按设置好的起始扫描时间对欲检查器官分别进行两次或多次扫描。

此方法可用于身体各个部位，利用螺旋 CT 机扫描速度快的优势，准确显示不同时期组织器官及病灶的血供特点，提高病灶的检出率和定性能力。各期扫描的扫描时机与脏器血液循环时间有关，另外也受年龄、体质、心肾功能、有无门静脉高压等因素影响，操作中要根据部位的不同，综合考虑各种因素，灵活选定扫描时机，才能获得最佳的增强图像。

（三）增强扫描的应用

增强扫描增加了组织与病变间密度的差别，更清楚地显示病变与周围组织间的关系及病变的大小、形态、范围，有助于发现平扫未显示或显示不清楚的病变；不同的病变显示不同的增强特性，增强扫描可以动态观察某些脏器或病变中对比剂的分布与排泄情况，根据其特点，判断病变性质。如肝脏海绵状血管瘤和肝癌的增强扫描表现特点不同，原发性肝癌和肝脏转移性肿瘤的增强特点不同。增强扫描还可以帮助区分病变组织和水肿等继发改变；可以借以鉴别血管结构和淋巴结等其他结构；可观察血管结构及血管性病变。增强扫描得到了广泛应用，目前已成为大部分占位性病变的常规检查手段。

螺旋 CT 尤其是多层螺旋 CT 的广泛应用，提供了更快的扫描速度、更薄的扫描层面，保证了多期扫描的扫描时间更准确；提高了对比剂的利用率，对比剂用量相对减少；在心脏检查时，明显改善了冠状动脉及心脏形态学的显示；在脑、肺、肝及肾脏病变的 CT 灌注成像及功能分析方面也显示出很大的潜能。

三、CT 血管造影

CT 血管造影（CTA）实质是血管的增强扫描，经周围静脉快速注入对比剂后，在靶血管对比剂充盈的高峰期，使用多层螺旋 CT 进行快速连续的薄层扫描，并经重组得到血管的直观图像。

CT 血管造影需要多层螺旋 CT，螺距 0.3~2，层厚 0.5~1.5 mm，重建间隔 0.5~1

mm，矩阵 512×512，对比剂为碘对比剂，浓度大于 300 mg I /mL，经手背静脉或肘静脉团注法注入，注射速度 3.5~4.5 mL/s，注射总量 80~100 mL，对比剂注射后紧接着注射 30~50 mL 生理盐水。开始注射对比剂后，经过一定的延迟时间进行快速薄层扫描。目前较多通过团注追踪智能触发技术自动触发扫描。还可以根据经验值确定延迟时间进行扫描。也可以采用小剂量对比剂预扫描试验确定延迟时间，通常使用碘对比剂 20 mL、生理盐水 20 mL，进行小剂量对比剂同层动态测试，测定靶血管的 CT 值变化，绘制时间密度曲线，根据 CT 值峰值制定出延迟时间。CTA 准确确定扫描时机非常重要，过早扫描会使靶血管的起始段不明显，过晚启动会使靶血管显影浅淡。多层螺旋 CT 和双源 CT 的薄层、快速扫描给 CTA 提供了设备保证。扫描获得的高空间、高时间分辨率容积数据经重建、重组后可以充分显示血管形态、走形、分布、管腔狭窄与扩张等，并可通过分析软件进行多种分析。CTA 属于无创或微创检查，高质量的 CTA 图像接近血管造影，可以显示 1~4 级，甚至 5 级动脉结构。三维显示立体结构清楚，可以任意角度旋转观察，目前广泛用于全身各大血管，如主动脉、肾动脉、颈动脉、冠状动脉、脑血管等的检查，尤其是在冠状动脉病变筛选、斑块评价、支架与搭桥术后随访以及主动脉病变与肺动脉栓塞等病变的检查与诊断方面越来越成为首选检查方法。CTA 的最大局限性在于部分容积效应，使相邻结构间发生密度值的传递及边缘模糊，其诊断准确率、空间和时间分辨率仍不如常规血管造影。随着 CT 扫描技术的不断提高和三维技术软件的不断更新，CTA 技术的应用将更加广泛和普及，在某些大血管病变的诊断而不需要介入治疗的情况下，CTA 有取代 DSA 的趋势。

四、CT 灌注成像

CT 灌注成像（CTP）是指用 CT 同层动态增强扫描来分析局部器官或病变的动态血流变化，并以图形和图像的形式将其显示出来的一种功能性成像技术。CT 灌注成像属于 CT 功能成像技术，原理是经静脉团注对比剂后，在对比剂首次通过受检组织的过程中对选定层面进行快速、连续扫描，而后利用灌注软件测量所获得图像像素值的密度变化，并采用灰度或色彩在图像上表示，最终得到人体器官的灌注图像。须在 MSCT 机上进行扫描，团注水溶性非离子型碘对比剂，并使用专用灌注软件进行处理和分析。CTP 可以获得扫描层面内每一像素的时间—密度曲线（TDC），根据该曲线利用不同的数学模型计算出血流量（BF）、血容量（BV）、相对组织血容量（rBV）、对比剂峰值时间（TTP）和平均通过时间（MTT）等。

BF 是指单位体积组织在单位时间内的血液供应量，与组织器官或病变的血容量、组织耗氧量、静脉引流和淋巴回流状况等因素有关；BV 指某一体积组织内血液的含量；相对组织血容量是指单位体积的相对血液含量；MTT 是指对比剂由供血动脉进入组织并到达引流静脉所需时间的平均值。

CTP 是一种定量的检查方法，目前应用较多的是脑血流灌注，对缺血性脑梗死的早期诊断具有明显优越性；在肿瘤病变的鉴别诊断和分级诊断以及其他方面的应用也具有较好的应用前景。

五、实时增强监视

实时增强监视是指增强扫描时对一定解剖区域的 CT 值进行监视，并根据 CT 值的变动来自动触发预定的扫描程序。实时增强监视并不是一种独立的检查方法，而是增强扫描，尤其是 CT 心脏、血管造影检查的一种辅助手段，它是通过软件来协助实施的，也称团注追踪技术。首先对检查器官进行平扫，然后设定好增强扫描的扫描程序，在靶血管内选定一个监测的感兴趣区并设定 CT 值阈值，开始注射对比剂并延迟一定时间后即对该区进行连续的快速扫描，并监视其 CT 值的变化，当对比剂到达该区时 CT 值会突然升高，达到预定阈值时则会自动触发预定的扫描程序。靶血管常选用主动脉根部或者颈内动脉，注射对比剂开始后延迟的时间常为 5 s 左右，CT 值阈值根据对比剂浓度、用量、注射速度、解剖部位不同而不同，通常在 80~100 HU。当感兴趣区放置不当等原因导致自动触发失败时，须根据情况立即手动启动扫描。

实时增强监视为增强扫描准确掌握扫描时机提供了可能。增强扫描时，从静脉开始注射对比剂到对比剂到达不同器官的动脉期和静脉期的时间不同，且被检者的年龄、性别、体质、心输出量和心率、是否伴有门静脉高压等均会影响对比剂到达各个器官的时间，而根据经验确定开始扫描时间难免产生人为的误差，扫描时机不准确，导致图像诊断信息损失。而实时增强监视则有效地解决了这一难题，可准确地确定开始扫描的最佳时间，使扫描时间与器官组织的增强同步，从而获得高质量的增强图像。

六、PET-CT

（一）工作原理

PET-CT 扫描仪是正电子发射体层摄影（PET）和 CT 有机组合的产物。它基于肿瘤组织的代谢与正常组织的代谢不同，通过正电子药物示踪剂在 PET-CT 显像上反映，是目前诊断肿瘤的强有力的检测手段。这种检测方法无痛、无创伤，能对肿瘤进行早期诊断，在临床中应用越来越普遍。目前应用得最多的 PET 显像剂是放射性核素 18F-脱氧葡萄糖（18F-FDG）。它是一种正电子糖代谢显像剂，由回旋加速器产生，然后经过化学合成，其显像机制是恶性肿瘤细胞增殖活跃，对能量需求量大，显像剂在恶性肿瘤内浓聚。

检查前，一般须禁食 6 h，测量血糖小于 7.0 mmol/L，静脉注射显像剂，安静休息 60min，排尿后进行检查。先行 CT 扫描，然后进行 PET 2D 或 3D 扫描。扫描范围可为部分肢体、头颈躯干部或者全身，必要时可于 1~2.5 h 后行盆腔延迟显像。PET 图像可以反映病灶生化代谢功能的变化，但是图像空间分辨力低；CT 图像空间分辨力高，解剖结构显示精细；PET-CT 除了分别获得 PET 图像和 CT 图像外，还可以将二者图像融合，优势互补，大大提高了诊断价值。肿瘤的放射性摄取程度可通过图像观察，也可通过测量标准摄取值（SUV）判断。

PET-CT 中的 CT 扫描主要具有以下两项基本功能：

1. 采用低辐射剂量技术进行局部和全身 CT 扫描，对检查部位的病灶进行准确定位。

2. 采用 X 线对 PET 图像进行衰减校正以提高 PET 图像的分辨率，缩短检查时间。

（二）临床应用

PET-CT 目前在临床上主要应用于肿瘤、心血管系统疾病和神经系统疾病三个方面。

1. 在肿瘤疾病中的应用：肿瘤的诊断与鉴别诊断，尤其在恶性肿瘤早期发现、隐匿性转移和复发灶上有较高的临床价值；提供恶性肿瘤准确的分期和分级，为制订治疗方案提供可靠的依据；鉴别诊断治疗后肿瘤的变化，如瘢痕、放射性坏死与肿瘤复发残余，并对肿瘤治疗的疗效进行评估；为不明原因的转移性肿瘤寻找原发病灶；为恶性肿瘤放疗提供准确的定位。

2. 在心血管系统中的应用：冠心病的诊断和监测，心肌存活率测定，引导导管介入手术，心肌病的辅助诊断等。在冠心病的诊断中，PET-CT 的 CT 技术重点，在心脏冠状动脉成像、冠状动脉钙化定量分析以及心功能的计算，而 PET 成像的重点是心肌血流灌注、心肌代谢以及心室功能研究，这些信息的结合可以全面了解血管状况与心肌血流灌注之间的关系、心肌血流代谢灌注的心肌存活情况以及心室功能状况等信息。

3. 在神经系统疾病中的应用：多用来研究脑缺血和梗死时的一些参数，包括局部脑血流、局部脑氧代谢率、局部脑氧摄取分数、局部脑血流容积等。

第六节　CT 图像的特点及影响图像质量的因素

一、CT 图像的特点

CT 图像是重建图像，是由一定数目的从黑到白不同灰度的像素按矩阵排列所构成。这些像素反映的是相应体素的 X 线吸收系数。像素的大小与数目因 CT 装置不同而异，其大小可以是 1.0mm×1.0 mm、0.5 mm×0.5 mm 不等，数目可以是 256×256、512×512 不等。显然，像素越小，数目越多，构成的图像就越细致，即空间分辨力越高。CT 图像的空间分辨力不如 X 线图像高，因此，目前 CT 检查尚不能完全代替 X 线检查。但是，CT 图像的密度分辨力比 X 线图像高，因此，人体软组织的密度差别虽然很小，吸收系数多接近于水，也能形成对比而成像。所以，CT 可以更好地显示由软组织构成的器官，如脑、脊髓、纵隔、肺、肝、胆、胰以及盆腔器官等，这是 CT 的最大优点。CT 图像可以用不同的灰度来表示，以反映器官和组织对 X 线的吸收程度。因此，CT 图像与 X 线图像所示的黑白影像一样，黑影表示低吸收区，即低密度区，如脑室、肺部；白影表示高吸收区，即高密度区，如骨骼。

X 线图像可反映正常与病变组织的密度，如高密度和低密度，但没有量的概念，不能量化。CT 图像不仅可以用不同灰度显示其密度的高低，还可以用组织对 X 线的吸收系数来说明其密度高低的程度，是可以量化的。X 线吸收系数即指 X 线穿过物体时，X 线被物体吸收的数值。实际工作中，不用 X 线吸收系数，而是将其换算成 CT 值，用 CT 值来说明密度，单位为 HU。

目前 CT 值是以水为基准的，水的吸收系数为 1.0，CT 值定为 0 HU；人体中密度最高的骨皮质吸收系数最高，CT 值定为 +1000 HU；空气密度最低，CT 值定为 -1000 HU。人体中密度不同的各种组织的 CT 值均介于 -1000 HU ~ +1000 HU 的 2000 个分度之间。人体软组织的 CT 值虽然多与水相近，但由于 CT 的密度分辨力高，所以即使密度差别较小，也可形成对比而显影。因此，在描述具体某一组织影像的密度高低时，我们不仅可以用高密度或低密度来形容，而且还可以用它们的 CT 值来说明密度的高低程度。

CT 图像是断面图像，常用的是横断面。为了显示整个器官，需要多幅连续的断面图像，通过 CT 设备上图像重建程序的使用，还可获得重组冠状面、矢状面以及任意斜面的层面图像。

二、CT 图像质量的影响因素

影响 CT 图像质量的因素很多，除 CT 机的性能等固有因素外，还有许多变量因素如检查前的准备工作、算法的选择、分辨力、噪声、部分容积效应、伪影、窗宽和窗位的选择等均可直接影响 CT 图像的质量。因此，在 CT 检查中，应熟悉这些变量因素并合理加以控制，才能获得高质量的 CT 图像。

（一）CT 检查前的准备

CT 检查前要详细询问病史，向患者说明 CT 检查的注意事项；嘱患者去除扫描范围内身体表面的高密度物品，如发夹、耳环、项链、金属拉链、皮带等；了解患者近期有无做胃肠道钡剂检查或吞服含金属成分的高密度药片史，以消除这些物质对检查部位的影响；了解患者有无变态反应史，以便在增强检查前做好预防措施。

患者的摆位一定要准确，被检查部位应位于扫描野的中央，同时根据患者的检查部位正确选用扫描野。患者摆位不正和扫描野选择不当均会影响 CT 的诊断质量。

（二）算法的选择

CT 图像是数字化图像，图像重建的数学演算方式是机内设定的，常用的有标准算法、软组织算法和骨算法等。一般应根据检查部位的组织成分和密度差异，选择合适的数学演算方式。标准算法适用于一般 CT 图像的重建，如颅脑图像重建等；软组织算法适用于需要突出密度分辨力的软组织图像重建，如腹部器官的图像重建等；骨算法适用于需要突出空间分辨力的图像重建，如骨质结构和内听道的图像重建等。算法选择不当，会降低图像的分辨力。螺旋扫描的容积数据可变换算法，进行多种算法的图像重建。

（三）分辨力

CT 的分辨力分为空间分辨力和密度分辨力，它们是判断 CT 机性能和图像质量的两个重要指标。CT 图像的空间分辨力不如 X 线图像高，但密度分辨力则比 X 线图像高得多，它可分辨 X 线图像所无法分辨的组织。即使两个相邻的软组织密度差别不大，仍可形成对比而显影。虽然我们希望同时提高空间分辨力和密度分辨力，以提高图像质量，但两者相互制约。若像素小、数目多，图像就细致、清楚，即空间分辨力提高，但在 X 线总量不变的条件下，每个单位容积所获得的光子数却按比例减少，致使密度分辨力下降，那些密度差微小的组织就不易显示。如果要保持原来的密度分辨力，就需要增加 X 线量。这样，就必须提高 X 线发生装置的性能，并且要考虑患者所接受的 X 线剂量的大小。

（四）部分容积效应与周围间隙现象

1. 部分容积效应

在同一扫描层面内含有两种以上不同密度横行走行而又相互重叠的组织时，所测得的 CT 值则不能如实反映其中任何一种组织的真实 CT 值，而是这些组织的平均 CT 值，这种现象称为部分容积效应或部分容积现象。显然，部分容积效应与 CT 扫描层厚和被检组织周围的密度有明显关系。对于小于层厚的小病变 CT 虽可显影，但所测得的 CT 值并不能真实反映该病变组织的 CT 值，因此，在评价小病变的 CT 值时必须注意部分容积效应的影响。如病变组织比周围组织密度高而其厚度小于层厚时，所测得的 CT 值比实际的 CT 值小；反之，病变组织密度比周围组织密度低而其厚度小于层厚时，则所测得的 CT 值要比实际的 CT 值高。另外，由于部分容积效应的影响，层面内不同构造组织的边缘如被斜行横断，则其轮廓由于 CT 值的不准确而显示不清。如侧脑室侧壁和没有扩大的侧脑室下角轮廓的显示不清就是这种原因。眼眶横断面图像中，视神经的 CT 值不真实也是这一原因。

2. 周围间隙现象

在同一扫描层面内，与层面垂直的两个相邻但密度不同的组织，其边缘部的 CT 值不能准确测得，结果在 CT 图像上，其交界处的影像不能清楚分辨，这种现象即为周围间隙现象。这是因为扫描 X 线束宽、透过 X 线测量的间隙间隔和像素大小之间不一致。这种扫描线束在两种组织的邻接处其测量值相互重叠造成的物理现象，实质上也是一种容积效应。周围间隙现象的存在，使密度不同的组织交界处，在密度高的组织边缘，其 CT 值小，而在密度低的组织边缘，其 CT 值大。对于密度差别小的组织相邻时，交界处影像不清，图像上辨别不出密度上的差别。

基于上述原因，CT 图像上显示的结构或病变的形状、大小和 CT 值并不一定同它本身的真实情况相一致。各个像素所示的 CT 值也不一定能准确代表相应组织容积的 CT 值。

（五）伪影

CT 图像中出现与被扫描组织结构无关的异常影像，称为伪影。CT 图像上可出现各种伪影，应正确认识，以免造成误诊或解释上的困难。伪影发生的原因较多，大致包括以下几方面：

1. 设备原因所致的伪影

探测器、数据转换器损坏或传输电缆工作状态不稳定、接口松脱、CT 机使用前未做校准、球管不在中心位置、球管极度老化、探测器的敏感性漂移等均可产生伪影，常见的伪影形态有环状、条状、点状和同心圆状等。

2. 患者原因所致的伪影

患者原因所致的伪影可以分为以下几种：

（1）运动伪影：因扫描部位不固定产生，如患者移动或扫描器官自身的运动。常见的伪影形态为与扫描方向一致的条状低密度影。

（2）线束硬化伪影：因扫描范围内组织间密度差异较大产生，如扫描范围内的金属异物、钡剂、碘油等均可产生条状或星状伪影，颅底、扫描野外的肢体、骨嵴、钙化以及胃肠道内的气体等亦可产生伪影。

3. 扫描条件不当所致的伪影

CT检查时，选用的扫描参数不当，例如选的扫描野和显示野与扫描部位大小不匹配或扫描参数设定过低时亦可产生伪影。

伪影的出现势必降低图像质量，甚至影响对病变的分析诊断。因此，应当正确认识伪影，分析产生伪影的原因，做好扫描前的准备工作，及时去除造成伪影的因素，尽量避免或减少伪影的出现。对于在扫描中患者的自主或不自主运动如呼吸、肠蠕动、心脏搏动等所引起的伪影，可以通过训练患者和缩短扫描时间加以克服；正常结构如骨嵴、钙化与异物造成的伪影，可通过调整扫描基线角度再行扫描加以克服；调整窗位与窗宽也有可能减少伪影的干扰。为了保证诊断的正确性，对伪影较多的图像，应在去除产生伪影的原因后重新扫描，切忌在伪影较多的图像上进行诊断。

（六）噪声

噪声有扫描噪声和组织噪声之分，两者均可影响图像的质量。扫描噪声是因为X线穿透人体到达探测器的光子数量有限，致使光子在矩阵内各像素的分布不均，导致密度相等的组织或水在图像上的各点的CT值不相等。扫描噪声主要与球管电流和扫描时间有关，即与X线剂量有关，必须根据检查部位的组织厚度和密度选择毫安量。增加毫安量则增加了图像的信息量；同时也降低了图像的噪声，从而提高了图像的密度分辨率；若毫安量偏低，可能会导致曝光量不足，使到达探测器的光子量不足，从而降低了图像的密度分辨力。因此，当检查部位较厚或组织结构重叠较多时，应选择较高的毫安量并适当延长扫描时间；对于检查部位较薄或较小的病变，在采用薄层扫描的同时，亦应提高mAs。一般来说，噪声与X线剂量的关系是，增加四倍的X线量，可使图像的扫描噪声减半。另外，扫描时间延长一倍，可使信息量增加一倍，这种方法较适用于密度差别较小的组织或两密度差别较大的组织的交界部，使其图像的对比加强，有利于细小病变的显示。但是，无论是增加 X 线量还是延长扫描时间，均会加大患者的 X 线辐射量，同时，扫描时间的延长又会增加产生运动伪影的机会，因而必须合理地加以选择。原则上，在使探测器获得适量的 X 线量以保证图像质量的前提下，CT 机所能达到的最快扫描速度即为合理的扫描时间。

组织噪声是由各种组织平均 CT 值差异所造成，即同一组织的 CT 值常在一定范围内变化，而不同组织亦可具有同一 CT 值。另外，电压的变化亦可影响 CT 值的测定。

（七）窗宽和窗位

窗技术是 CT 检查中用以观察不同密度的正常组织结构或病变组织的一种显示技术，包括窗宽和窗位。由于各种组织结构或病变的 CT 值各不相同，因此，欲显示某一组织结构细节时，应当选择合适的窗宽和窗位来显示该组织结构或病变，以获得最佳的图像。人体内不同密度的组织 CT 值均介于 2000 个分度之间，如果 CT 图像用 2000 个灰阶来表示，其图像层次将非常丰富。但人眼一般仅能分辨出 16 个灰阶，若将 2000 个分度划分为 16 个灰阶，则每个灰阶的 CT 值为 125（2000/16）HU，即相邻两个组织间 CT 值相差 125 HU 时，人眼才能分辨。为了能观察到 CT 机所具有的较高的密度分辨力，引进了窗宽和窗位。

窗宽是指 CT 图像上所能显示的 CT 值范围。在此 CT 值范围内的组织或病变均以不同的灰度显示。CT 值高于此范围的组织和病变，无论高出程度有多少，均以白影显示，不再有灰度差异；反之，低于此范围的组织结构，不论低多少，均以黑影显示，也无灰度差别。加大窗宽，则图像所示 CT 值范围加大，显示具有不同密度的组织结构增多，但各结构之间的灰度差别也就相应减少；反之，缩小窗宽，则显示的组织结构减少，各结构之间的灰度差别就增加。如观察脑实质的窗宽常为 −10 ~ +90 HU，即密度在 −10 ~ +90 HU 范围内的各种结构如脑实质和脑室系统等均以不同的灰度显示；而高于 +90 HU 的组织结构如骨组织及颅内钙化等均以白影显示，无灰度差别；而低于 −10 HU 的组织结构如皮下脂肪、乳突气房及颅内积气等均以黑影显示，其间也无灰度差别。

窗位通常是以欲观察组织的 CT 值为中心，又称窗中心。同样的窗宽，由于窗位不同，其所包括的 CT 范围也不同。例如窗宽保持 100 HU 不变时，若窗位为 0 HU 时，其 CT 值范围为 −50 ~ +50 HU；若窗位改为 50 HU，则其 CT 值范围为 0 ~ +100 HU。

窗宽和窗位的选择，关系到组织结构细节的显示，一般根据欲显示结构的 CT 值的变化范围来确定合适的窗宽和窗位，尤其当正常组织与病变组织间密度差别较小时，必须使用窄窗宽才能显示病变。加大窗宽，图像层次增多，组织对比减少，细节显示差；缩小窗宽，图像层次减少，组织对比增加。因此，必须选择合适的窗宽和窗位，相互协调，才能获得既有一定层次，又有良好对比的图像。另外，在同一 CT 扫描层面，可根据欲观察组织结构的不同，选择不同的窗宽和窗位，如胸部 CT 检查时的肺窗和纵隔窗，颅脑 CT 检查时的脑窗（软组织窗）和骨窗等。

必须指出，不同的 CT 机型，因性能差异，窗值并不完全一致，即使同一台机器。随着时间的变化，窗值也会有所变化。另外，电流、电压、温度、湿度的变化也会使数据采集系统发生误差，使 CT 值在一定范围内波动，从而影响窗宽和窗位的选择。

第七节　CT 图像的后处理

CT 图像后处理技术主要是指利用容积数据进行 2D 或 3D 的图像重组处理；此外，还包括图像数据的分割与融合等。目前，较为成熟和常用的后处理重组技术有：多平面重组（MPR）、曲面重组（CPR）、多层面容积再现（MPVR）、表面遮盖显示（SSD）、容积再现（VR）、CT 仿真内镜（CTVE）和血管探针技术（VI5）。其中 MPR 和 CPR 属 2D 重组技术，其余均属 3D 重组技术。

一、2D 图像后处理技术

（一）多平面重组

MPR 是在横断层面图像上按需要任意确定一个剖面位置，计算机将一系列横断层面重组，获得该剖面断层层面的 2D 重组图像，包括冠状层面、矢状层面和任意角度斜位层面的 2D 图像。MPR 图像的 CT 值属性不变，因此，在 MPR 上还可以进行 CT 值测量。螺旋扫描时的层厚和螺距对 MPR 图像质量有明显的影响，层厚越薄，重组图像越清晰；层厚太厚，可造成阶梯状伪影；螺距过大，则影像不清晰。MPR 可较好地显示组织器官内复杂解剖关系，有利于病变的准确定位。

（二）曲面重组

CPR 是指在容积数据的基础上，在横断层面图像上沿感兴趣器官或结构的走向画一条曲线，并沿该曲线做曲面图像重组，把走向弯曲的器官或结构拉直、展开，显示在一个平面上，从而能够观察某个器官或结构的全貌，实质是 MPR 的延伸和发展。多应用在走形扭曲的血管、颌面骨等图像的后处理。

二、3D 图像后处理技术

(一) 多层面容积再现

MPVR 是将一组层面或称为一个厚片的容积资料,采用最大密度投影(MIP)、最小密度投影(MinIP)或平均密度投影(AIP)进行运算,得到重组 2D 图像,这些 2D 图像可从不同角度(3D)观察和显示。

1. 最大密度投影:MIP 是通过计算机处理,从不同方向对被观察的容积数据进行数学线束透视投影,仅将每一线束所遇密度值高于所选阈值的体素或密度最高的体素投影在与线束垂直的平面上,并可从任意投影方向进行观察。MIP 在临床上常用于显示具有相对较高密度的组织结构,例如注射对比剂后显影的血管、明显强化的软组织肿块、骨骼等。当组织结构的密度差异较小时,MIP 的效果不佳。

2. 最小密度投影:MinIP 是仅将每一投影线束所遇密度值低于所选阈值的像素或密度最低的体素投影到与线束垂直的平面上。主要用于显示密度明显低的含气器官,如胃肠道、支气管等。

3. 平均密度投影:AIP 是将每一投影线束所遇全部体素密度值平均后投影到与线束垂直的平面上。此法因组织密度分辨力较低,临床上很少应用。

(二) 容积再现技术

VR 是利用螺旋 CT 容积扫描的所有体素数据,根据每个体素的 CT 值及其表面特征,使成像容积内所有体素均被赋予不同颜色和不同的透明度,通过图像重组和模拟光源照射,从而显示出具有立体视觉效果的器官或组织结构的全貌。VR 图像不仅可以显示被观察物的表面形态,而且可根据观察者的需要,显示被观察者内部任意层次的形态,帮助确定病灶与周围重要结构间的位置关系。VR 图像的主要特点是分辨力高,可以分别显示软组织及血管和骨骼,3D 空间解剖关系清晰、色彩逼真,可任意角度旋转,操作简便和适用范围广,是目前 MSCT 3D 图像后处理最常用的技术之一。VR 图像适于显示骨骼系统、血管系统、泌尿系统、胆管系统和肿瘤等,缺点是数据计算量大,不能显示内部细微结构和微小的病变。目前,MSCT 的 VR 应用比较广泛,多用于观察头颅和脊柱、四肢骨关节外伤、畸形性疾病,脑血管、冠状动脉、颈部血管、内脏大血管、四肢血管等血管性病变,胆管病变,尿路病变,以及肿瘤性病变。采集容积数据时,薄层扫描、良好的血管增强效果是获得优质的 VR 图像的基础;在后处理操作中,准确选择预设的 CT 值上下限十分重要,过高或过低的阈值都可能影响图像的清晰度和真实性。

（三）表面遮盖显示

SSD 是通过计算被观察物体的表面所有相关体素的最高和最低 CT 值，保留所选 CT 阈值范围内体素的影像，但超出限定 CT 阈值的体素被透明处理。由于同样应用于模拟光源照射，使重组出的图像具有立体视觉效果（3D）。此技术适用于骨骼系统（颅面骨、骨盆、脊柱等）、空腔结构（支气管、血管、胆囊等）、腹腔脏器（肝脏、肾脏等）和肿瘤的表面形态的显示，其空间立体感强，表面解剖关系清晰，有利于病灶的定位和判断侵犯范围。由于受 CT 值阈值选择的影响较大，容积资料丢失较多，常失去利于定性诊断的 CT 密度，使细节显示不佳。阈值高时易造成管腔狭窄的假象，分支结构显示少或不能显示；阈值低则边缘模糊。重组的操作中，如果阈值选择不当，可能造成一定的假象。此外，SSD 也不能显示被观察物内部结构的形态。

（四）CT 仿真内镜

CTVE 是利用计算机软件功能，将螺旋 CT 容积扫描获得的图像数据进行后处理，并应用模拟光源照射，重组出空腔器官内表面的直观立体视觉效果的图像，类似纤维内镜所见。可调整 CT 值阈值及透明度，使不需要观察的组织 100% 变为透明，从而消除其影像；而需要观察的组织透明度变为 0，从而保留其影像（例如充气管腔 CT 阈值选择在 $-700 \sim -200$ HU，其透明度为 0）。再调节人工伪彩，即可获得类似纤维内镜观察效果。利用计算机远景投影软件功能调整视屏距、视角、透视方向及灯光，以管道内腔为中心，不断缩短物屏距（调整 Z 轴），产生目标物体不断靠近观察者和逐渐放大的多幅图像。随后以每秒 15 帧连续重显这些图像，达到电影回放速度，即可产生类似纤维内镜进出和转向的动态观察效果。CTVE 目前多用于观察气管、支气管、大肠、胃、鼻腔、鼻窦、鼻咽、喉、膀胱和主动脉等管道窦腔。CTVE 为非侵入性检查，安全且无痛苦，尤其适用于不能承受纤维内镜检查的患者。CTVE 与纤维内镜比较，具有以下优点：

1. 能从狭窄或阻塞的远端观察病灶，这对于喉部检查尤为重要，此时纤维内镜不能观察声门以下结构。

2. 可观察纤维内镜无法到达的管腔，如血管、鼻窦内腔等。

3. 帮助引导纤维内镜活检及治疗。

4. 可改变透明度，透过管腔观察腔外靶器官外观形态的变化及其与周围组织器官的 3D 空间关系。但 CTVE 亦有其局限性：首先，CTVE 观察到的只是病变的影像，缺乏组织特异性，且不能活检；其次，对扁平病灶的检测敏感性较低。另外 CTVE 不能对管腔内膜的真实颜色变化及细节进行观察，对结肠内残留的粪块无法与息肉和肿块区分，肠腔充气不足也造成观察困难。

（五）血管探针技术

VP 是在 VR 成像图上，由计算机自动沿着血管走向重组出靶血管的连续横断面图像，并从两个垂直的方向重组出 CPR 图像，显示血管管壁及血管内腔情况。适用于显示走行迂曲的小血管，如冠状动脉等，能清楚显示血管壁的软、硬粥样硬化斑和血管的狭窄程度。

三、重组技术的容积扫描参数

螺旋 CT 连续扫描获得的容积数据是 3D 重组技术的基础，为了获得理想的容积数据，扫描时要求层厚尽可能薄、小螺距、小扫描野、高 X 线管电压和 X 线管电流，同时在一次屏气内完成靶器官的扫描。

（一）单层螺旋 CT

一般采用的扫描参数为 X 线管电压 120~135 kV，X 线管电流 200~240 mA，扫描野 180~300 mm，检查床移动速度 2~6 mm/s，层厚 1~3 mm，扫描范围 50~240 mm，根据扫描范围选择螺距 1~2；扫描时间 25~40 s。胸腹扫描时患者须屏气，如果扫描时间较长，超过 25 s，则须分设两处相连或相互重叠 5 mm 的螺旋扫描程序，在两处扫描程序间隔 10 s 让患者呼吸。分段扫描获得的容积数据彼此容易出现错位。

（二）MSCT

常用的扫描参数为 X 线管电压 120~140 kV，X 线管电流 250~600 mA，扫描野 250~500 mm，检查床移动速度 120~200 mm/s，层厚 0.5~2 mm，螺距一般不大于层厚。根据检查目的一次完成靶器官或全身各部位扫描。64 层或以上螺旋 CT 完成全身 1750 mm 范围扫描仅需 10 s 或更短，且不会出现容积数据错位。

因 CT 各种机型探测器排数不同，扫描选择的参数也有所不同，可根据实际情况选择扫描参数。

扫描结束后可将容积扫描获得的原始数据重建出有部分重叠的多幅横断层面图像。重建后显示的图像在 Z 轴方向的每层厚度称为重建层厚。重建层厚可等于或大于采集层厚，最大可大于采集层厚多倍，最小等于最小探测器宽度。例如某一型号的 64 层螺旋 CT 采集层厚为 0.625 mm×64，重建层厚则介于 0.625~5 mm 之间。MSCT 扫描横断层面图像一般选择薄的采集层厚和厚层重建以提高图像的 SNR，减少显示图像数量。但以往受设备条件所限，体素 Z 轴方向的边长（图像的层厚）总是大于 X、Y 方向的边长（横断图像像素边长），使 MPR 和其他后处理获得的图像空间分辨力总是低于横断层面图像。随着设备的改进和探测器体积的缩小，重建层厚减薄，使体素的 Z 轴方向的边长与 X、Y 轴边长接近一致，基本实现了各向同性，Z 轴空间分辨力与横断层面图像空间分辨力相近，后处理图像质量与横断层面图像基本一致。颅脑和五官检查，可用 MPR 图像替代直接冠状扫描图像，免除特殊体位的不适；在体部，可用不同方位的 MPR 图像弥补横断层面图像的不足，提高对正常解剖和病理改变的显示能力。MSCT 的优势不仅是检查速度的提高，更主要的是后处理功能和图像质量的提高。

第四章　磁共振检查技术

第一节　颅脑磁共振检查技术

一、脑 MR 成像技术

（一）检查前准备

1. 接诊时，核对患者一般资料，明确检查目的和要求。对目的和要求不清的申请单，应请临床医师务必写清，以免检查部位出错。

2. 患者是否属禁忌证的范围。并嘱患者认真阅读检查注意事项，按要求准备，提供耳塞。

3. 进入检查室之前，应除去患者身上一切能除去的金属物品、磁性物质及电子器件，以免引起伪影及对物品的损坏。

4. 去除义齿、假发、接发；涂有摩丝、发胶、啫喱水的患者须清洗头发。

5. 告诉患者所须检查的时间，扫描过程中不得随意运动，平静呼吸，若有不适，可通过话筒和工作人员联系。

6. 婴幼儿、焦躁不安及幽闭恐惧症患者，应给适量的镇静剂或麻醉药物。一旦发生幽闭恐惧症立即停止检查，让患者脱离现场。

7. 急、危重患者，必须做 MR 检查时，应有临床医师陪同观察。

（二）常见适应证与禁忌证

适应证：

1. 颅脑外伤。

2. 脑血管疾病，脑梗，脑出血。

3. 颅内占位性病，良恶性肿瘤。

4. 颅脑先天性发育异常。

5. 颅内压增高、脑积水、脑萎缩等。

6. 颅内感染。

7. 脑白质病。

8. 颅骨骨源性疾病。

禁忌证：

1. 装有心脏起搏器或带金属植入物者。

2. 使用带金属的非磁共振兼容的各种抢救用具而不能去除者。

3. 术后体内留有金属夹子者；检查部位邻近体内有不能去除的金属植入物。

4. MRI 对比剂有关的禁忌证。严重心、肝、肾功能衰竭禁用对比剂。

5. 早期妊娠者（3 个月内）的妇女应避免 MRI 扫描。

6. 幽闭恐惧症患者。

（三）线圈选择及患者体位设计

1. 线圈选择

头颅正交线圈、多通道线圈或头颈联合线圈。

2. 体位设计

患者仰卧位，头先进，双手置于身体两侧，人体长轴与床面长轴一致，头部两侧用海绵垫固定。颈短及肥胖患者两肩尽量向下且臀部垫以棉垫抬高臀部；婴幼儿头颅较小患者在颈、背部垫软垫，使头部尽量伸向线圈中心。双眉中心对准线圈十字定位线。移动床面位置，开定位灯，使十字定位灯的纵横交点对准头线圈纵、横轴中点，即以线圈中心为采集中心，锁定位置，并送至磁场中心。

（四）扫描方位

首先行冠、矢、轴三平面定位像扫描，在定位像上确定扫描基线、扫描方法和扫描范围。颅脑常规扫描方位有横轴位、矢状位、冠状位。

1. 横轴位

以矢状及冠状位做定位参考像，在矢状位定位像上横轴位定位线应平行于前后联合连线；在冠状位定位像上使横轴位定位线平行于两侧颞叶底部连线，以保证图像左右对称；在横断面像上设置 FOV 大小及调整 FOV 端正。横轴位扫描范围从后颅窝底到颅顶对称像与 T2WI 像层面要保持一致。

2. 矢状位

以横轴位及冠状位做定位参考像，在冠状位定位像上定位线与大脑纵裂及脑干平行；在横轴位定位像上矢状位定位线与大脑纵裂平行；在矢状面定位像上设置 FOV 大小及调整 FOV 端正。扫描范围根据大脑的左右径及病变大小而定。

3. 冠状位

以横轴位及矢状位做定位参考像。在横轴位定位像上使定位线与大脑纵裂垂直；在矢状位定位像上使定位线与脑干平行；在冠状面定位像上设置 FOV 大小及调整 FOV 端正。扫描范围根据头颅前后径及病变大小而定。

（五）颅脑常见病变的特殊检查要求

1. 多发性硬化

多发性硬化是中枢神经系统最常见的原发性脱髓鞘病变。多侵犯脑室周围白质、视神经、脑干、小脑及脊髓。

除扫横轴位 T1WI、T2WI 外，还应加扫矢状位及冠状位 T2WI 像，而矢状位及冠状位 T2WI 显示斑块分布及 "垂直征" 较为显著。T2FLAIR 对病灶的显示具有更高的敏感性。增强扫描可鉴别病变是否处于活动期。活动期病灶 DWI 显示为高信号。有视力下降症状时要加扫双侧视神经，行增强横轴位、斜矢状位及冠状位扫描并加脂肪抑制，层厚 3～4mm，层间距 0.3mm。

2. 颅脑中线病变

颅脑中线解剖结构包括脑干、松果体区、垂体区、鼻咽部及第三脑室、第四脑室、中脑导水管、丘脑等部位。

扫描时除扫常规横轴位 T1WI、T2WI 外，还应扫 SE 序列 T1，矢状位薄层，层厚 3mm，层间距 0.3mm，必要时加做冠状位 TSE T2 WI。脑积水疑中脑导水管处梗阻，扫 T1 矢状位薄层显示解剖结构更佳。

3. 急性脑梗死

疑有急性脑梗死在常规扫描的基础上，加做弥散加权成像（DWI）。超急性脑梗死属于细胞毒性水肿阶段，MRI 常规扫描诊断较困难，在 DWI 上表现为明显的高信号。DWI 结合 ADC 图可更加准确地诊断急性脑梗死。是否存在半暗影带对脑梗死治疗方案的制订有重要意义，有条件应同时做灌注成像（PWI）。

4. 脑肿瘤病变的扩散张量成像（DTI）

扩散张量成像（DTI）是一种用于描述水分子扩散运动方向特征的 MR 成像技术，应用 DTI 数据选择专用的软件可以建立扩散示踪图，来描述白质纤维素的走行形态。而脑肿瘤患者特别是白质侵犯和（或）大肿瘤病变，在常规 MR 扫描后可以加扫 DTI 序列。肿瘤组织本身排列紊乱和其产生的占位效应致瘤体周围组织水肿及受压移位，DTI 重建像可以清晰显示受侵传导束的缺失、中断，并且能精确反映肿瘤与白质纤维素之间的位置关系，在指导术前方案制订、术中入路、避免手术移位纤维的损伤以及观察术后纤维素的变化评价等方面提供有力依据。

5. 脑内微出血

磁敏感加权成像（SWI）由于对血红蛋白的代谢产物如脱氧血红蛋白、正铁血红蛋白、含铁血黄素等十分敏感，因脑外伤、脑梗死、脑肿瘤等引起微出血以及脑内小血管畸形等可疑患者可加做 SWI 成像。较常规 T1WI、T2WI 及 T2FLAIR 像，SWI 在显示脑内微出血有明显的优势。另外，传统的 MRA 成像仅能显术较大的血管，对于小静脉却无能为力，而 SWI 由于对去氧血红蛋白敏感，因此可清楚显示静脉结构。因此，SWI 在脑内微出血以及小血管畸形等血管评价上具有独到的优势。

（六）图像优化

1. 流动补偿技术（FC），可减少后颅凹伪影，使血管的信号增加并缩短了 TE 时间，因此仅用于长 T2 及 $T2^*$ 序列。

2. 高分辨成像时由于层厚较薄、体素较小，因此信噪比较低，应增加 NEX 以提高倍噪比。

3. 使用 TSE 序列中长回波链时由于回波的不同可产生模糊伪影，选用 trf（经过修正的射频脉冲）选项，以去除模糊伪影。

（七）对比剂应用

在标准颅脑扫描中，对比剂有好几个用途。通常用于肿瘤评价，如：脑膜瘤和神经瘤；高对比剂团注后，活性的 MS 斑也将得到强化；感染性病变，如脓肿，对造影剂也很敏感；肺癌、乳癌等恶性肿瘤怀疑颅脑转移患者；此外，脑膜也会增强，因此感染性肺结核、脑脊膜瘤转移以及外伤后脑膜刺激都可以看到强化改变。增强也用于确定有无梗死，新梗死灶可能部分增强，但多数梗死灶不增强，除非血脑屏障破坏后才会强化；旧梗死灶及慢性梗死不增强。注入对比剂后通常采用 SE/TSE T1 序列。

注射完对比剂后即开始增强后扫描，成像程序一般增强前 T1WI 程序相同，常规做横断面、矢状面及冠状面 T1WI 的靶向扫描。

二、颞叶 MR 成像技术

（一）检查前准备

1. 接诊时，核对患者一般资料，明确检查目的和要求。对目的和要求不清的申请单，应请临床医师务必写清，以免检查部位出错。

2. 患者是否属禁忌证的范围。并嘱患者认真阅读检查注意事项，按要求准备，提供耳塞。

3. 进入检查室之前，应除去患者身上一切能除去的金属物品、磁性物质及电子器件，以免引起伪影及对物品的损坏。

4. 去除义齿、假发、接发；涂有摩丝、发胶、啫喱水的患者须清洗头发。

5. 告诉患者所须检查的时间，扫描过程中不得随意运动，平静呼吸，若有不适，可通过话筒和工作人员联系。

6. 婴幼儿、焦躁不安及幽闭恐惧症患者，应给适量的镇静剂或麻醉药物。一旦发生幽闭恐惧症立即停止检查，让患者脱离现场。

7. 急、危重患者，必须做 MR 检查时，应有临床医师陪同观察。

（二）常见适应证与禁忌证

适应证：

1. 颞叶病灶的诊断（颞叶癫痫、肿瘤、血管畸形、脑白质营养不良等）。

2. 评价海马的信号变化及体积测量。

禁忌证：

1. 装有心脏起搏器或带金属植入物者。

2. 使用带金属的各种抢救用具而不能去除者。

3. 术后体内留有金属夹子者。检查部位邻近体内有不能去除的金属植入物。

4. MRI 对比剂有关的禁忌证。严重心、肝、肾功能衰竭禁用对比剂。

5. 早期妊娠者（3 个月内）的妇女应避免 MRI 扫描。

6. 幽闭恐惧症患者。

（三）线圈选择及患者体位设计

1. 线圈选择

头颅正交线圈、多通道线圈或头颈联合线。

2. 体位设计

患者仰卧位，头先进，双手置于身体两侧，人体长轴与床面长轴一致，头部两侧用海绵垫固定。颈短及肥胖患者两肩尽量向下且臀部垫以棉垫抬高臀部；婴幼儿头颅较小患者在颈、背部垫软垫，使头部尽量伸向线圈中心。双眉中心对准线圈十字定位线。移动床面位置，开定位灯，使十字定位灯的纵横交点对准头线圈纵、横轴中点，即以线圈中心为采集中心，锁定位置，并送至磁场中心。

（四）扫描方位

首先扫定位片，采用快速成像序列同时冠、矢、轴三方向定位图，矢状位定位图基本包括全脑。在定位片上确定扫描基线、扫描方法和扫描范围。

1. 横断位

在矢状位图像上定位，颞叶或侧脑室颞角长轴的平行线作为扫描基线；在冠状位定位，双侧颞叶底部连线作为扫描基线，扫描范围从颞叶下部到胼胝体膝上部。在横断面像上设置 FOV 大小及调整 FOV 端正。

2. 斜冠状

在矢状位图像上定位，垂直于颞叶或侧脑室颞角长轴线，在冠状位像上设置 FOV 大小及调整 FOV 端正。范围从颞极到枕骨。

3. 冠状位扰梯度回波容积扫描

层数的选择可以只包括颞叶（较少的层数），也可以包括全脑（加大层数）。海马体积可以通过系统软件来测量，计算每层的海马面积乘以层厚再相加可得。

（五）颞叶常见病变的特殊检查要求

1. 颞叶癫痫海马硬化

是颞叶癫痫的常见病因，海马萎缩是诊断海马硬化最常见可靠的指征。所以，能清晰显示海马解剖结构至关重要。除常规横断位 T2WI、T1WI 外，还应加扫斜冠状位像，定位时定位线垂直于海马长轴，范围包括整个海马。

2. 阿尔茨海默病（Alzheimer disease，AD）

AD 是一种常见的慢性器质性脑病综合征，临床主要表现为认知功能障碍，其病理改变最早出现在内嗅皮层及海马的老年斑、神经纤维缠结硬化，影像学表现为该区域面积（体积）的缩小。除常规横断位外及斜冠状位像外，还可以采用容积扫描用于海马体积的测量。

3. 双海马 MRS

代谢产物的波谱分析。

（六）图像优化（序列参数应用技巧）

伪影主要来自颈动脉和椎动脉的搏动。加饱和脉冲可以减轻伪影。FOV 较大时不必要加饱和脉冲，因为从任何方向都不会有血流流入 FOV。

（七）对比剂应用

对比剂有时对于显示颞叶小病灶有用。

三、后颅窝和内听道 MR 成像技术

（一）检查前准备

1. 接诊时，核对患者一般资料，明确检查目的和要求。对目的和要求不清的申请单，应请临床医师务必写清，以免检查部位出错。

2. 患者是否属禁忌证的范围。并嘱患者认真阅读检查注意事项，按要求准备，提供耳塞。

3. 进入检查室之前，应除去患者身上一切能除去的金属物品、磁性物质及电子器件，以免引起伪影及对物品的损坏。

4. 去除义齿、假发、接发；涂有摩丝、发胶、啫喱水的患者须清洗头发。

5. 告诉患者所须检查的时间，扫描过程中不得随意运动，平静呼吸，若有不适，可通过话筒和工作人员联系。

6. 婴幼儿、焦躁不安及幽闭恐惧症患者，应给适量的镇静剂或麻醉药物。一旦发生幽闭恐惧症立即停止检查，让患者脱离现场。

7. 急、危重患者，必须做 MR 检查时，应有临床医师陪同观察。

（二）常见适应证与禁忌证

适应证：

1. 后颅窝病灶、桥小脑角病变。

2. 颈静脉球体瘤。

3. 听神经瘤，尤其是局限于内听道的小肿瘤。

4. 乳突胆脂瘤。

5. 耳部和颞部的其他良恶性肿瘤。

6. 颞骨部同时累及颅底和颅内的病变、颞骨骨折及中耳炎等。

禁忌证：

1. 装有心脏起搏器或带金属植入物者。

2. 使用带金属的各种抢救用具而不能去除者。

3. 术后体内留有金属夹子者。检查部位邻近体内有不能去除的金属植入物。

4. MRI 对比剂有关的禁忌证。严重心、肝、肾功能衰竭禁用对比剂。

5. 早期妊娠者（3 个月内）的妇女应避免 MRI 扫描。

6. 幽闭恐惧症患者。

（三）线圈选择及患者体位设计

1. 线圈选择

头颅正交线圈、多通道线圈或头颈联合线圈。

2. 体位设计

患者仰卧位，头先进，双手置于身体两侧，人体长轴与床面长轴一致，头部两侧用海绵垫固定。颈短及肥胖患者两肩尽量向下且臀部垫以棉垫抬高臀部；婴幼儿头颅较小患者在颈、背部垫软垫，使头部尽量伸向线圈中心。双耳连线与线圈十字定位线一致。移动床面位置，开定位灯，使十字定位灯的纵横交点对准头线圈纵、横轴中点，即以线圈中心为采集中心，锁定位置，并送至磁场中心。

（四）扫描方位

1. 横断位

以矢状位及冠状位做定位参考像，在矢状位定位像上横轴位定位线应平行于前后联合连线；在冠状位定位像上使横轴位定位线平行于两侧颞叶底部连线，以保证图像左右对称；在横断面像上设置 FOV 大小及调整 FOV 端正。

层数的选择应当包括后颅窝从枕骨大孔到颞骨岩部上缘的部分。如果后颅窝有较大肿瘤，则扫描范围应当加大以覆盖整个肿瘤区域。

2. 冠状位

以横轴位及矢状位做定位参考像。在横轴位定位像上使定位线与大脑纵裂垂直。在矢状位定位像上使定位线与脑干平行。在冠状面定位像上设置 FOV 大小及调整 FOV 端正。

（五）图像优化（序列参数应用技巧）

内听道通常是较小的结构，本检查也主要是为了排除小的听神经瘤。因此图像具有高的空间分辨力和好的 SNR 是非常重要的。在内听道区域，由于具有颞骨岩部和乳突骨性结构，具有较低的质子密度，因而在一定程度上降低了该处的 SNR。可以采用薄层/层间距，来优化空间分辨力和提高 IAM 可见性。采用大矩阵，稍小的 FOV，另外需要增加 NEX 以保证一定的 SNR。

后颅窝静脉窦流动产生伪影。可以在 FOV 上、下加饱和带。外周门控也可以减小伪影，但扫描时间会增加。

（六）对比剂应用

检出微小听神经鞘瘤病灶通常会采用静脉内注射顺磁性对比剂，虽然 T2WI 高分辨率成像对大部分听神经瘤非常敏感，似若不行增强扫描，个别微小（1 mm 大小）病变仍难以检出。注射对比剂后行 T1WI 横断位、冠状位及矢状位并加脂肪抑制扫描。

四、垂体 MR 成像技术

（一）检查前准备

1. 接诊时，核对患者一般资料，明确检查目的和要求。对目的和要求不清的申请单，应请临床医师务必写清，以免检查部位出错。

2. 患者是否属禁忌证的范围。并嘱患者认真阅读检查注意事项，按要求准备，提供耳塞。

3. 进入检查室之前，应除去患者身上一切能除去的金属物品、磁性物质及电子器件，以免引起伪影及对物品的损坏。

4. 去除义齿、假发、接发；涂有摩丝、发胶、啫喱水的患者须清洗头发。

5. 告诉患者所须检查的时间，扫描过程中不得随意运动，平静呼吸，若有不适，可通过话筒和工作人员联系。

6. 婴幼儿、焦躁不安及幽闭恐惧症患者，应给适量的镇静剂或麻醉药物。一旦发生幽闭恐惧症立即停止检查，让患者脱离现场。

7. 急、危重患者，必须做 MR 检查时，应有临床医师陪同观察。

（二）常见适应证与禁忌证

适应证：

1. 垂体功能性疾病诊断（高泌乳素血症、Cushing 综合征、肢端肥大症、垂体功能减退、糖尿病、闭经等）。

2. 下丘脑功能障碍。

3. 视觉障碍。

4. 垂体瘤术后评价。

5. 鞍区血管性疾病。

6. 鞍区先天性发育异常。

7. 鞍区骨源性疾病。

禁忌证：

1. 装有心脏起搏器或带金属植入物者。

2. 使用带金属的各种抢救用具而不能去除者。

3. 术后体内留有金属夹子者。检查部位邻近体内有不能去除的金属植入物。

4. MRI 对比剂有关的禁忌证。严重心、肝、肾功能衰竭禁用对比剂。

5. 早期妊娠者（3 个月内）的妇女应避免 MRI 扫描。

6. 幽闭恐惧症患者。

（三）线圈选择及患者体位设计

1. 线圈选择

头颅正交线圈、多通道线圈或头颈联合线圈。

2. 体位设计

患者仰卧位，头先进，双手置于身体两侧，人体长轴与床面长轴一致，头部两侧用海绵垫固定。颈短及肥胖患者两肩尽量向下且臀部垫以棉垫抬高臀部；婴幼儿头颅较小患者在颈、背部垫软垫，使头部尽量伸向线圈中心。鼻根对准线圈十字定位线。移动床面位置，开定位灯，使十字定位灯的纵横交点对准头线圈纵、横轴中点，即以线圈中心为采集中心，锁定位置，并送至磁场中心。对特殊患者也可采用俯卧位，以便患者能配合完成MRI检查。

（四）扫描方位

先扫定位片，采用快速成像序列同时冠、矢、轴三方向定位图，在定位片上确定扫描基线、扫描方法和扫描范围。

鞍区常规扫描方位是冠状位、矢状位。

1. 冠状位

以横轴位及矢状位做定位参考像。在横轴位定位像上使定位线与大脑纵裂垂直，在矢状位定位像上使定位线与鞍底垂直，扫描范围沿鞍区从前床突至后床突。在冠状面定位像上设置 FOV 大小及调整 FOV 端正。

2. 矢状位

以横轴位及冠状位做定位参考像，在横轴位定位像上矢状位定位线与大脑纵裂平行，在冠状位定位像上定位线与大脑纵裂及脑干平行，扫描范围从一侧海绵窦到另一侧海绵窦。在矢状面定位像上设置 FOV 大小及调整 FOV 端正。

（五）垂体微腺瘤的特殊检查要求

怀疑有垂体微腺瘤，即临床有泌乳、停经史，实验室检查有泌乳素增高、生长激素增高等，即使 MR 常规扫描未见病变者，须行垂体动态增强扫描。

选用冠状位 T1WI 增强序列。由于受病灶范围、层数、层厚等因素牵制，以及动态时间分辨率的要求，必须设计扫描参数使其单期扫描时间控制在 12~20s 之间。增强前先行预扫描一次，判断一下定位效果并及时做出相应调整。注射对比剂与扫描同时进行，前几期连续扫描，然后加大间隔时间，最后一次可延迟至 5min。这种扫描的优势是不受固定扫描期限限制，自由观察微腺瘤对比剂填充情况。垂体微腺瘤早期增强幅度低，正常垂体组织增强明显。而时间——信号强度曲线更利于观察正常垂体与微腺瘤的增强性状。

（六）图像优化（序列参数应用技巧）（技术要点、伪影问题）

由于垂体窝位于 willis 环的前面和下部，血管搏动伪影比较剧烈。小 FOV 会增加混淆现象，相位方向上有解剖结构在 FOV 之外时，有必要采用 NPW。在 FOV 的上下左心加饱和带来减小伪影和混淆现象。

垂体窝结构较小，微腺瘤通常也很难看到。那么空间分辨力就很重要。薄层，小 FOV

可以保证较好的空间分辨力。

（七）对比剂应用

垂体和鞍区病变一般应常规增强扫描。而微腺瘤的动态增强扫描更应精确控制对比剂注入后的扫描时间，因为最终垂体腺体和微腺瘤都会被强化，这点很重要。

五、眼眶 MR 成像技术

（一）检查前准备

1. 接诊时，核对患者一般资料，明确检查目的和要求。对目的和要求不清的申请单，应请临床医师务必写清，以免检查部位出错。

2. 患者是否属禁忌证的范围。并嘱患者认真阅读检查注意事项，按要求准备，提供耳塞。

3. 进入检查室之前，应除去患者身上一切能除去的金属物品、磁性物质及电子器件，以免引起伪影及对物品的损坏。

4. 去除义齿、假发、接发；涂有摩丝、发胶、啫喱水的患者清洗头发；检查前向患者解释尽量不涂睫毛膏、不戴美瞳等化妆品。

5. 告诉患者所须检查的时间，扫描过程中不得随意运动；教会患者通过 MR 设备的声音辨别机器是否在扫描，在扫描时凝视前方保持眼睑和眼球不动。平静呼吸，若有不适，可通过话筒和工作人员联系。

6. 婴幼儿、焦躁不安及幽闭恐惧症患者，应给适量的镇静剂或麻醉药物。一旦发生幽闭恐惧症立即停止检查，让患者脱离现场。

7. 急、危重患者，必须做 MR 检查时，应有临床医师陪同观察。

8. 去除义眼。

（二）常见适应证与禁忌证

适应证：

1. 眶部肿瘤，包括眼球、视神经与眶的各种肿瘤。

2. 眼肌疾病，如格氏眼病等。

3. 血管性病变，包括眶内静脉曲张、血管畸形、颈内动脉海绵窦瘘等。

4. 眼部外伤。

5. 非金属性眼内和眶内异物。

6. 眶内炎症包括炎性假瘤与眶内感染。

禁忌证：

1. 装有心脏起搏器或带金属植入物者。

2. 使用带金属的各种抢救用具而不能去除者。

3. 术后体内留有金属夹子者。检查部位邻近体内有不能去除的金属植入物（如固定金属义齿）。

4. MRI 对比剂有关的禁忌证。严重心、肝、肾功能衰竭禁用对比剂。

5. 早期妊娠者（3 个月内）的妇女应避免 MRI 扫描。

6. 幽闭恐惧症患者。

（三）线圈选择及患者体位设计

1. 线圈选择

头颅正交线圈、多通道线圈或头颈联合线圈。

2. 体位设计

患者仰卧位，头先进，双手置于身体两侧，人体长轴与床面长轴一致，头部两侧用海绵垫固定。颈短及肥胖患者两肩尽量向下且臀部垫以棉垫抬高臀部；婴幼儿头颅较小患者在颈、背部垫软垫，使头部尽量伸向线圈中心。双眼连线中点对准线圈十字定位线。

移动床面位置，开定位灯，使十字定位灯的纵横交点对准头线圈纵、横轴中点，即以线圈中心为采集中心，锁定位置，并送至磁场中心。眼睑、眶周病灶（如血管瘤）形状随体位改变的患者可根据有利显示病变要求而采用俯卧、侧卧位。

（四）扫描方位

先扫定位片，采用快速成像序列同时冠、矢、轴三方向定位图，在定位片上确定扫描基线、扫描方法和扫描范围。

眼眶常规扫描方位是横断位、冠状位和斜矢状位。

1. 横断位

以矢状位和冠状位做定位参考像。在矢状位定位像上，视神经眶内段的平行线作为扫描基线；在冠状位定位像上，经两侧眼球中心的连续作为扫描基线。扫描范围上下包括眶上、下壁。在横断面定位像上设置 FOV 大小及调整 FOV 端正。

2. 冠状位

以横轴位及矢状位做定位参考像。在横轴位定位像上使定位线与大脑中线结构连续垂直。在矢状位定位像上视神经眶内段的垂直线作为扫描基线。扫描范围从眼睑到眶尖。在冠状面定位像上设置 FOV 大小及调整 FOV 端正。

3. 斜矢状位

以横轴位及冠状位做定位参考像，在横轴位定位像，以视神经眶内段的平行线作为扫描基线；在冠状位定位像上大脑中线结构的平行线作为扫描基线。扫描范围从眼外侧缘到眼眶内侧缘。在矢状面定位像上设置 FOV 大小及调整

（五）眼眶常见病变的特殊检查要求

1. 眶内病变

眼眶内脂肪丰富，T2WI 像上多为高信号，病变容易被脂肪所掩盖，所以，T2WI 要加压脂技术，用以压制高信号的脂肪。T1WI 一般不加脂肪压制技术。但疑为脉络膜黑色素瘤则 T1WI 加压脂，而 T2WI 不加脂肪压制。因为黑色素瘤在 T1WI 上为高信号，T2WI 为低信号。这是由于黑色素瘤细胞内有较多顺磁性物质，使肿瘤的 T1 和 T2 值缩短，形成与一般肿瘤 MR 信号相反的信号特征。

2. 眼肌病变

眼肌病变通常需要高信号脂肪的衬托，所以不加脂肪压制技术，有利于病变的显示。

3. 血管性病变

如眼眶静脉曲张、颈动脉海绵窦瘘等，除常规扫描外，必要时行俯卧或侧卧检查，这样的加压检查对明确病变性质及部位更有帮助。

（六）图像优化（序列参数应用技巧）

采用表面线圈可以获得较好的 SNR。它可以使比较小的解剖结构如视神经具有较好的分辨力。线圈的选择主要取决于感兴趣区的范围。如果眼眶和眼眶内的视神经是感兴趣区，那么采用表面线圈；如果视交叉和颅内视觉通路是感兴趣区，则选择头线圈。

有些患者可能是失明的，或者具有部分视力，检查时必须考虑这一点。检查前一定要告知患者检查时眼球不要乱动，并训练几次。并确保除去所有的眼球周围的饰物。采用的序列尽可能快，扫描时间尽可能短。

（七）对比剂应用

增强扫描是必要的，增强时要采用脂肪抑制。

第二节　腹部磁共振检查技术

一、肝脏 MR 成像技术

（一）检查前准备

1. 受检者的准备

除须与颅脑、脊柱等部位检查相同的准备外，肝脏 MRI 检查要求受检者空腹。一般情况下肝脏 MRI 检查无须服用消化道对比剂。

2. 受检者的呼吸训练与监控

与颅脑、脊柱等部位的检查相比脏的检查需要受检者更多地配合。在检查前及摆放受检者体位的过程中，应注意与受检者交流，让受检者了解检查的全过程，这样不但可以缓解被检查者的紧张心理，还可使其更好地配合检查。

呼吸运动是影响肝脏 MRI 图像质量的重要因素之一，呼吸运动的有效控制和监控可以有效地提高肝脏 MRI 图像的质量，而后者主要依赖呼吸的训练和监控。受检者的训练主要是呼吸和屏气训练。无论是呼吸触发技术或者呼吸补偿技术，都要求受检者进行均匀且较缓慢的呼吸。一般来讲肝脏 MRI 检查采用的是呼气门控，采集信号的触发位点在呼气相的中后期，停止位点为下一次吸气相的起始点，即利用两次呼吸相之间的相对静止期进行信号的采集。

（二）常见适应证与禁忌证

磁共振的多参数成像的特点在肝脏病变的鉴别诊断中具有重要价值。有时无须对比剂即可鉴别肝脏病变。MRCP 对胰、胆管病变的显示具有独特的优势。

除 MRI 通常禁忌证外，无特殊禁忌证。

（三）线圈选择及患者体位设计

1. 线圈选择

线圈通常选择表面线圈，如专用的腹部线圈或者心脏扫描线圈。原则上被检查部位或组织要尽量贴近线圈，可根据具体情况灵活选择线圈，如小儿腹部扫描可选择头线圈等。

2. 体位设计

肝脏的 MRI 检查一般采用仰卧位，双手臂置于身体两侧或上举至头颈部两侧，人体长轴与床面长轴重合。肝脏 MRI 主要的扫描方位是横断面，双手臂置于身体两侧不会影响横断面的扫描。而当采用冠状面动态扫描时，为避免卷褶伪影才有必要把双手上举置于头颈部两侧。双手臂置于身体两侧时注意使用衬垫隔开受检者手臂与身体，不使其直接接触，以免产生灼伤，尤其在 3.0T 及以上场强的磁体中更要注意。

一般来说，肝脏 MRI 扫描定位线中心置于剑突下缘。

（四）扫描方位

肝脏 MRI 检查以横轴位为主，辅以冠状位。必要时可加矢状位或斜位的扫描。腹部横轴位的相位编码方向一般选择前后方向，并尽可能采用矩形 FOV。冠状面的相位编码方向一般选择左右方向。

1. 横断位

以冠状位做定位参考像，在冠状位定位像上使横轴位定位线垂直于人体长轴。横轴位扫描范围应包括整个肝脏。T1WI 像与 T2WI 像层面要保持一致。

2. 冠状位

以横轴位及矢状位做定位参考像。扫描范围根据肝脏前后径及病变大小而定。

（五）肝脏常见病变的特殊检查要求

1. 肝脏血管瘤是常见的肝脏良性肿瘤，临床多无症状，且并发症极低，大多不需要手术切除，影像学检查的目的就是确诊。肝脏血管瘤在常规平扫图像上的表现与囊肿难以区分，无增强扫描时鉴别囊肿和血管瘤可加扫 FLAIR 或短 TR SE 多回波序列，FLAIR 上囊肿呈现低信号，血管瘤仍呈现高信号，而多回波序列中血管瘤信号为高信号，囊肿在第一回波中信号低于后续的回波或者可使用 Balance-SSFP （FIETA/GE，True FISP/西门子、B—FFE/飞利浦）序列，囊肿在 Balance-SSFP 图像上仍呈现与 T2WI 上类似的很高信号，而血管瘤的信号与 T2WI 相比会有所衰减。DWI 亦可方便鉴别二者，囊肿呈现低信号，而血管瘤呈现略高信号。

增强扫描鉴别血管瘤需要加扫延时扫描。增强的方式与 CT 上的碘对比剂相似，小血管瘤动脉期可即刻明显强化，大血管瘤动脉期多呈现周边结节状强化，随时间延迟逐渐向病变内强化，延迟扫描病变强化程度多等于或高于肝实质，大血管瘤可伴有动静脉瘘征象。

2. 肝硬化再生结节常规扫描难以与肿瘤病变相鉴别，动态增强序列是鉴别诊断的重要依据。

3. 肝细胞癌 HCC 动态增强序列是鉴别肝细胞癌 HCC 的重要依据。

（六）图像优化（序列参数应用技巧）

1. 扫描时相的掌握

在循环状态正常的情况下，肝脏动脉期的时刻一般为注射对比剂后的 23~25s，扫描时原则上要把 K 空间中心数据的采集时刻置于开始注射对比剂后的 23~25s。对于二维扰相梯度回波 T1WI 序列等没有采用 K 空间中心优先填充的三维扰相梯度回波 T1WI 序列来说，如果整个序列的采集时间为 20s 左右，则动脉期采集的起始点一般是在开始注射对比剂后 15~18s（25~20/2），若序列采集时间短，则应适当延长延迟时间，如序列采集时间为 15s，则延迟时间可以为 17~20s（25~15/2）；对于采用中心填充或椭圆中心填充等 K 空间中心优先采集技术的三维扰相梯度回波 T1WI 来说，动脉期的采集起始点一般为开始注射对比剂后 22~23s。对于反转恢复超快速梯度回波 T1WI 序列来说，动脉期采集起始点一般在开始注射对比剂后 23~25s。对于任何序列，门静脉期的扫描时刻一般在注射对比剂开始后 50~60s，平衡期为 3~4min，相比动脉期，静脉期和平衡期对时相的要求不是很严格，并可根据具体的需要进行延时扫描。

无论采用何种序列进行动态增强扫描，计算动脉期起始时间都应该考虑到受检者执行屏气准备所需要的时间，这个时间应该根据受检者的实际情况灵活调整。如某患者动脉期开始时刻是在开始注射对比剂且该病例屏气准备时间需要 5s 的话，则在开始注射对比剂后 10s 即让患者开始屏气准备，此时正好到 15s，即开始启动采集；而如果患者屏气准备时间需要 10s 的话，则应该在开始注射对比剂后 5s 即让患者开始屏气准备。

对于循环异常的受检者，其各期时相的掌握应该根据具体情况灵活调整，可采用测量循环时间等方法进行估算，也可采用智能触发或透视触发等技术启动扫描。

在有些新型的高场 MRI 设备上，三维容积内插快速扰相梯度回波序列采集整个肝脏的时间仅需要 3~12s，可进行双动脉期扫描得到动脉早期和动脉晚期的图像，甚至可以进行多动脉期的扫描，这样对于时相的掌握的要求就有所降低。

2. T1WI 序列

（1）SE 序列：在肝脏应用中，SE TWI 序列要求受检者均匀呼吸，并施加呼吸补偿技术（GE）或长程平均技术（LOTA 技术，西门子）。该序列的优点在于：①图像有较高的信噪比；②序列结构比较简单，信号变化比较容易解释；③无须屏气，有利于儿童或年老体弱者的检查。其缺点在于：①存在不同程度的呼吸运动伪影；②存在运动相关的部分容积效应，减低了图像的 T1 对比；③采集时间较长，不能进行动态增强扫描。故 SE T1WI 仅用于不能屏气但可以均匀呼吸的受检者。

（2）二维扰相 GRE 序列：是目前最常用的肝脏 T1WI 序列之一，这类序列有 GE 公司的 FSPGR、西门子的 FLASH 和飞利浦的 T1-FFE。该序列具有以下优点：①采集速度快，一次屏气可以完成单个部位的 T1WI 的采集；②图像有足够的信噪比和良好的组织对比，T1 对比总体上优于 SET1WI 序列；③既可用于平扫，又可用于动态增强扫描；④可以进行化学位移成像。该序列的缺点在于：①屏气不佳者，图像有明显的运动伪影；②层厚一般大于三维采集序列，且有层间距，不利于微小病灶的显示。该序列多用于能够良好屏气的受检者的常规 TWI 扫描。

（3）三维扰相 GRE 序列：另一个目前常用的肝脏 T1WI 序列（高场机）。通常使用并行采集等快速采集技术并采用容积内插技术，这类序列有西门子公司的 VIBE、GE 公司的 FAME 和 LAVA 序列及飞利浦的 THRIVE 序列等。这类序列具有以下优点：①快速采集，如果同时采用多种快速采集技术，其采集速度超过二维扰相 GRE 序列；②与二维采集相比，图像层厚可更薄，有利于小病灶的显示；③容积内连续采集，有利于后处理重建；④用于增强扫描，可以同时得到肝实质和血管的图像。该序列的缺点在于：①对硬件的要求较高，高场机效果较好，在 0.5T 以下的低场机的采集速度不足以在一次屏气扫描完整个部位；②图像的 T1 对比不及二维扰相梯度回波序列。该序列在高场机主要用于动态增强扫描。

（4）二维反转恢复快速梯度回波序列：二维反转恢复快速梯度回波（IR—FGRE）序列属于超快速的 T1WI，这类序列有 GE 的 FIRM 序列、西门子的 Turbo FLASH T1WI 和飞利浦的 TFE T1WI 等。其优点在于采集速度快，单层采集时间一般在 1s 以下，因此，即使受检者不屏气也没有明显的呼吸运动伪影。该序列的缺点在于：①图像的信噪比及组织对比较差；②由于图像是单层采集，类似于 CT，因此在动态增强扫描时，同一次屏气的不同层面可能不完全在同一时相。该序列一般仅用于不能屏气者的 T1WI 或动态增强扫描，也可用于肝脏单层的灌注加权成像。

3. T2WI *序列*

（1）呼吸触发中短回波链 FSE（TSE）T2WI 序列：是目前应用最广泛的肝脏 T2WI 序列，ETL 常为 7~16，采集时间一般为 3~6min，由于 ETL 较短，其 T2 对比与常规 SE 序列相近；而采用的呼吸触发技术明显减少了呼吸运动伪影。一般把该序列作为腹部 T2WI 的首选序列。该序列的缺点在于呼吸不均匀的受检者仍有较为严重的运动伪影。

（2）长回波链屏气 FSE（TSE）T2WI 序列：该序列 ETL 常在 20 以上，可在 20~30s 获得 15~20 层图像。该序列的优点在于：①成像快速，可以进行屏气扫描；②可以进行权重较重 T2WI，有利于实性病变与良性富水病变的鉴别。缺点在于 ETL 太长，图像的软组织乃对比较差，不利于实性病变特别是小肿瘤的检出。该序列主要用于不能均匀呼吸但可较好屏气的受检者。

（3）半傅立叶单次激发快速 SE（SS—FSE 或 HASTE）T2WI 序列。该序列的特点是：①信号采集速度快，单层成像时间不到 1s，即便不屏气也几乎没有运动伪影；②与单次激发 FSE（TSE）T2WI 序列相比，可选用相对较短的有效 TE（60~80ms），适合于肝脏 T2WI 检查；③由于回波链很长，因此图像的软组织 T2 对比比屏气的长回波链 FSE 还差。该序列仅用于不能屏气又不能均匀呼吸的受检者，在飞利浦的机型上，对 T2WI 除了可以使用单次激发快速序列还可以添加门控技术，并使用复数个重复激励次数来进行平均以获得更好的图像质量。

（4）SE-EPI，T2WI 序列：SE—EPI T2WI 可采用单次激发或多次激发技术，用于肝脏者多采用单次激发。单次激发 SE—EPI T2WI 序列的优点在于：①成像速度快，单层图像采集时间不足 1s；②在所有的屏气 T2WI 序列中，其 T2 对比最好；③可以用于 DWI。缺点在于伪影较重，在不少受检者由于伪影存在，图像几乎不能用于诊断。该序列可用作前述三个 T2WT 的补充序列。

（5）Balance-SSFP 序列：这类序列有 GE 的 FI—ESTA、西门子的 True FISP 及飞利浦的 Balance—FFE 序列等，该序列的优点包括：①水样成分如血液、胆汁、胰液等与软组织之间的对比很好，水样成分呈现很高信号，而软组织为中等偏低信号；②由于勾边现象，脏器的轮廓显示清晰；③图像信噪比良好。缺点在于：①T1/T2 对比，软组织对比很差，几乎在所有序列中对比最差，不利于肝脏实性病变的检出；②容易产生磁敏感伪影。该序列在主要作为补充序列用于肝内外脉管结构的显示，切不可用该序列来替代常规的 T2WI 序列。

（七）对比剂应用

增强扫描不但可以提高病变的检出率，对于病变的定性诊断也很有帮助。因此，对于腹部病变特别是肿瘤或肿瘤样病变的 MRI 检查，应该常规进行动态增强扫描。

对比剂：0.1mmol/kg，2mL/s 速度静脉注射。

（八）摄片和图像后处理

通常摄取横轴位 T2WI/FS 及 T1WI，增强后主要摄取横轴位 T1 加权脂肪抑制图像，并摄取病变部位冠状位乃加权脂肪抑制图像。

必要时重建：薄层重建清晰显示病变及侵犯范围。

二、胆囊、胆道 MR 成像技术

（一）检查前准备

1. 受检者的准备

与肝脏 MRI 检查相比，胆囊、胆道 MRI 检查要求更为严格，受检者须空腹检查，禁食禁水 6h 以上，防止胃肠道液体太多影响对胆道的显示和观察。

有需要者可服用胃肠道阴性对比剂来抑制胃肠道的液体信号。

2. 受检者的呼吸训练与监控

与肝脏 MRI 检查一样，需要患者的良好配合，MRCP 一般需要进行屏气和呼吸触发两种扫描方式，检查前应对患者充分训练。

（二）常见适应证与禁忌证

胆囊与胆管内的胆汁属于静止的液体，表现为高信号，扩张的胆道系统与周围组织形成良好对比。虽然胆囊内结石无法在 MRI 上直接显影，但其周围所包绕的胆汁形成的对比能较好地显示其大小、位置以及形态。MRCP 对胰胆管病变的显示具有独特的优势。

除 MRI 检查通常禁忌证外无特殊禁忌证。

（三）线圈选择及患者体位设计

1. 线圈选择

线圈通常选择表面线圈如专用的腹部线圈或者心脏扫描线圈。

2. 体位设计

体位同肝脏 MRI 扫描，患者仰卧位，定位线中心置于剑突下缘。

（四）扫描方位

胆囊 MHI 检查以横轴位为主，辅以冠状位。必要时可加沿管道走行方向的斜矢状位或斜冠位。

MRCP 通常进行冠状位扫描，必要时进行平行于左右胆管的斜冠位扫描。

1. 横轴位

以冠状位做定位参考像，在冠状位定位像上使横轴位定位线垂直于人体长轴。横轴位一般常规扫描整个肝脏。T1WI 像与 T2WI 像层面要保持一致。

2. 冠状位

以横轴位及矢状位做定位参考像，胆囊冠状位在横轴位上定位，矢状位只用于辅助定位。

（五）胆囊、胆道常见病变的特殊检查要求

除常规扫描序列外可以加做 MRCP。MRCP 对胰胆管病变的显示具有独特的优势，结合常规 MRI 图像可以获得直观的诊断印象，需要注意的是在有梗阻的部位加扫薄层扫描，必要时口服阴性对比剂降低胃肠道高信号水对图像质量的影响。

（六）图像优化（序列参数应用技巧）

MRCP 主要有三种扫描方式，即屏气厚块一次投射 MRCP、呼吸触发 3D MRCP、2D连续薄层扫描 MRCP，一般联合使用前两种。

MRCP 必须使用脂肪抑制技术。

（七）对比剂应用

与 CT 相比，MRI 有更高的软组织分辨力，一部分病变依靠 MRI 平扫即可检出，甚至可以确诊。但胆囊、胆道器官由于管壁较薄，而且发生实质性病变时的天然对比往往不好，需要借助对比剂制造人工对比。增强扫描不但可以提高病变的检出率，对于病变的定性诊断也很有帮助。因此，对于胆囊肿瘤和胆道梗阻性病变的 MRI 检查，应该常规进行动态增强扫描。

对比剂：0. 1mmol/kg，2~3mL/s 速度静脉注射。

（八）摄片和图像后处理

通常摄取横轴位 T2 WI/FS 及 T1WI，增强后主要摄取横轴位 T1 加权脂肪抑制图像，并摄取病变部位冠状位 T1 加权脂肪抑制图像。

必要时重建：薄层重建清晰显示病变及侵犯范围。

三、胰腺 MR 成像技术

（一）检查前准备

1. 受检者的准备

同肝脏 MRI 检查，胰腺 MRI 检查要求受检者最好能够空腹检查，一般情况下胰腺 MRI 检查无须做特殊准备。

2. 受检者的呼吸训练与监控

同肝脏 MRI 检查。

（二）常见适应证与禁忌证

胰腺周围有脂肪衬托，MRI 扫描中胰腺各种病变通常在脂肪抑制技术下能获得较好的对比。慢性胰腺炎、胰腺癌等造成胰扩张时，MRCP 可以帮助进行诊断。近来 DWI 在胰腺疾病的诊断与鉴别诊断中也表现出了相当的潜力。

除 MRI 检查通常禁忌证外，无特殊禁忌证。

（三）线圈选择及患者体位设计

1. 线圈选择

线圈通常选择表面线圈如专用的腹部线圈或者心脏扫描线圈。

2. 体位设计

同肝脏扫描体位。

（四）扫描方位

胰腺 MRI 检查以横轴位为主，辅以冠状位。必要时可加矢状位或斜位的扫描。一般情况下，胰腺横轴位以前后方向为相位编码方向，并尽可能同时采用矩形 FOV。冠状面扫描一般选择左右方向为相位编码方向。

1. 冠状位

以横轴位及矢状位做定位参考像。一般使用标准冠状位。扫描范围根据胰腺前后径及病变大小而定。

2. 横轴位

以冠状位做定位参考像，在冠状位定位像上使横轴位定位线垂直于人体长轴横轴位扫描范围包括整个胰腺。T1WI 像与 T2WI 像层面要保持一致。

（五）胰腺常见病变的特殊检查要求

1. 胆囊、胆管、胰管病变

除常规扫描序列外可以加做 MRCP，MRCP 对胰胆管病变的显示具有独特的优势，结合常规 MRI 图像可以获得直观的诊断印象，需要注意的是在有梗阻的部位加扫薄层扫描。

2. 胰腺癌

胰腺癌主要依据胰腺肿瘤的信号增强特点以及继发胰管扩张等表现做出诊断，血管侵袭和腹膜后淋巴结肿大对诊断具有重要意义，增强扫描有助于胰腺癌诊断。当存在胆道低位梗阻时，应注意胰头部肿瘤的可能性。

扫描层厚与间距均要薄，3~5/0.3~1mm，图像质量以 T1WT 脂肪抑制（T1WI/FS）、T2WI 脂肪抑制（T2WI/FS）最好。

T1WI 脂肪抑制：由于脂肪信号受抑制，胰腺腺泡组织内的水溶性蛋白成分高，使胰腺呈相对高信号，显示正常胰腺和毗邻结构较为有利。

（六）图像优化（序列参数应用技巧）

胰腺动态增强扫描同肝脏动态增强扫描。

胰腺体积较小，应进行薄层扫描，钩突要包括在扫描范围之内，对于恶性肿瘤的患者应适当扩大扫描范围。

（七）对比剂应用

胰腺的天然对比往往不好，需要借助对比剂制造人工对比。增强扫描不但可以提高病变的检出率，对于病变的定性诊断也颇有帮助。因此，对于胰腺病变特别是肿瘤或肿瘤样病变的 MRI 检查，应该常规进行动态增强扫描。

对比剂：0.1mmol/kg，2~3mL/s 速度静脉注射。

（八）摄片和图像后处理

通常摄取横轴位 T2 WI/FS 及 T1WI，增强后主要摄取横轴位 T1 加权脂肪抑制图像，并摄取病变部位冠状位乃加权脂肪抑制图像。

必要时重建：薄层重建清晰显示病变及侵犯范围。

四、肾上腺 MR 成像技术

(一) 检查前准备

1. 受检者的准备

同肝脏的 MRI 扫描。

2. 受检者的呼吸训练与监控

同肝脏的 MRI 扫描。

(二) 常见适应证与禁忌证

占位性病变，免疫炎性细胞浸润或纤维化引起的皮质和（或）髓质萎缩，先天性类固醇合成酶缺陷引起的皮质增生等会引起肾上腺形态改变的疾病都可以用 MRI 进行检测。

除 MRI 检查通常禁忌证外无特殊禁忌证。

(三) 线圈选择及患者体位设计

1. 线圈选择

线圈通常选择表面线圈如专用的腹部线圈或者心脏扫描线圈。

2. 体位设计

肾上腺的检查体位与肝脏检查体位设计一致。

肾上腺定位线中心对准剑突与脐连线中点。

(四) 扫描方位

肾上腺 MRI 检查以横轴位为主，冠状位对显示肾上腺与肝脏、双肾的关系更加有效，尤其在区别病变位于肾上腺还是肾脏时冠状位扫描是必不可少的。一般情况下，横轴位选择前后方向为相位编码方向，并尽可能同时采用矩形 FOV。冠状面扫描则一般选择左右方向为相位编码方向。

1. 横轴位

以冠状位做定位参考像，在冠状位定位像上使横轴位定位线垂直于人体长轴。横轴位扫描范围从肾上极上 2cm 到肾门，若病变体积较大，可适当增加扫描范围以扫描完整个病变。T1WI 像与 T2WI 像层面要保持一致。

2. 冠状位

以横轴位及矢状位做定位参考像。一般使用标准冠状位。扫描范围根据肾上腺前后径及病变大小而定。

（五）腹部常见病变的特殊检查要求

肾上腺肿瘤同反相位成像可帮助区分肾上腺腺瘤、髓样脂肪瘤，为发现肾上腺占位时的重要扫描序列。肾上腺腺瘤因为含有一定量的脂肪，其信号在反向位图像上有明显的下降，而肾上腺恶性病变如转移瘤或原发性肾上腺皮质癌不含或含有极少量脂肪，在反相位图像产生信号下降。

同反相位成像对于纯脂肪组织不能起到鉴别作用，应与脂肪抑制序列相互结合以助定性。

动态强化亦有助于鉴别诊断。在动态增强扫描时，腺瘤多呈早期、轻/中度强化且廓清迅速，非腺瘤多呈早/中期、中/重度强化且廓清缓慢。

对于肾上腺占位病变，进行冠状位扫描有助于明确病变与周围组织的结构关系。

（六）图像优化（序列参数应用技巧）

扫描时相同于肝脏 MRI 扫描。

（七）对比剂应用

肾上腺的天然对比往往不好，需要借助对比剂制造人工对比。增强扫描不但可以提高病变的检出率，对于病变的定性诊断也颇有帮助。如在动态增强扫描时，腺瘤多呈早期、轻/中度强化且廓清迅速，非腺瘤多呈早/中期、中/重度强化且廓清缓慢。

对比剂：0.1mmol/kg，2~3mL/s 速度静脉注射。

（八）摄片和图像后处理

通常摄取横轴位 T2WI/FS 及 T1WI，增强后主要摄取横轴位 T1 加权脂肪抑制图像，并摄取病变部位冠状位 T1 加权脂肪抑制图像。

必要时重建：薄层重述清晰显示病变及侵犯范围。

五、肾脏、输尿管 MR 成像技术

(一) 检查前准备

1. 受检者的准备

肾脏 MRI 检查并不要求受检者空腹检查。一般情况下肾脏 MRI 检查无须服用消化道对比剂。

2. 受检者的呼吸训练与监控

同肝脏的 MRI 检查。

(二) 常见适应证与禁忌证

肾与其周围脂肪囊在 MRI 图像上可形成鲜明的对比，肾实质与肾盂内尿液也可形成良好对比。MRI 对肾脏疾病的诊断具有重要价值，对肾实质及血管病变的显示优势明显，MR 泌尿系成像（MRU）可直接显示尿路，对输尿管狭窄、梗阻具有重要诊断价值，对肾功能差、IVP 检查不显影的患者尤为适用。

除 MRI 通常禁忌证外，无特殊禁忌证。

(三) 线圈选择及患者体位设计

1. 线圈选择

线圈通常选择表面线圈如专用的腹部线圈或者心脏扫描线圈。

2. 体位设计

肾脏的 MRI 检查体位与肝脏 MRI 检查一致。

肾脏定位线中心对准剑突与脐连线中点。

(四) 扫描方位

肾脏 MRI 检查以横轴位及冠状位并重。一般情况下，肾脏横轴位以前后方向为相位编码方向，并尽可能同时采用矩形 FOV。冠状面扫描选择左右方向为相位编码方向。

1. 横轴位

以冠状位做定位参考像，在冠状位定位像上使横轴位定位线垂直于人体长轴；横轴位扫描范围包括整个肾脏。T1WI 像与 T2WI 像层面要保持一致。

2. 冠状位

以横轴位及矢状位做定位参考像。一般使用标准冠状位。扫描范围根据肾脏前后径及病变大小而定。

（五）常见病变的特殊检查要求

1. 尿路梗阻。除常规扫描序列外可以加做 MRU，需要注意的是在有梗阻的部位加扫薄层扫描明确梗阻原因。

肾盂、输尿管的病变往往与膀胱病变同时发生，所以必要时行膀胱的扫描提供更多的信息。

2. 肾癌。怀疑肾癌时，检查范围须适当增大，除了肾脏病变外，还应加强对腹膜后淋巴结、肾静脉、下腔静脉的显示。

（六）图像优化（序列参数应用技巧）

肾脏占位病变疑有脂肪成分时，可以进行同反相位扫描以帮助诊断。

（七）对比剂应用

磁共振增强扫描可明显增加肾实质的对比，对肾实质的病变特别是肿瘤或肿瘤样病变的 MRI 检查具有重要的意义。

对比剂：0.1mmol/kg，2~3mL/s 速度静脉注射。

（八）摄片和图像后处理

通常摄取横轴位 T2WI 及 T1WI，增强后主要摄取横轴位 T1 加权脂肪抑制图像，并摄取病变部位冠状位 T1 加权脂肪抑制图像。

必要时重建：薄层重建清晰显示病变及侵犯范围。

六、前列腺 MR 成像技术

（一）检查前准备

1. 受检者的准备

前列腺 MRI 检查并不严格要求受检者空腹检查。一般情况下前列腺 MRI 检查无须服用消化道对比剂，对于前列腺 MRI 扫描，受检者最好有适量的尿液充盈膀胱。使用直肠内线圈时则须提前一天只进食流食，以保证直肠内清洁。

2. 受检者的呼吸训练与监控

与腹部 MRI 检查相比，多数情况下呼吸运动对于前列腺部位的 MRI 扫描影响不大，无须进行呼吸控制。

（二）常见适应证与禁忌证

前列腺增生、前列腺炎是男性常见疾病，而对于前列腺来说，前列腺癌的诊断和分期尤为重要。MRI 是诊断前列腺癌、尤其是早期者的有效方法，对于前列腺癌的局部分期有重大意义。

有直肠肛门手术史、近期活检、肠梗阻、肛瘘、巨大痔、炎症性肠病、抗凝治疗及出血性疾患患者不可使用直肠内线圈。

（三）线圈选择及患者体位设计

1. 线圈选择

线圈可以选择表面线圈如专用的腹部线圈或者心脏扫描线圈，有条件的话也可以使用直肠内线圈。

2. 体位设计

前列腺的 MRI 检查一般采用仰卧位，双手臂置于扫描区域以外的位置，人体长轴与床面长轴重合。双手臂置于身体两侧时注意使用衬垫隔开受检者手臂与身体，不使其直接接触，以免产生灼伤，尤其在 3.0T 及以上场强的磁体中更要注意。

前列腺 MRI 定位线中心对脐与耻骨联合连线中点。

（四）扫描方位

前列腺 MRI 检查包括矢状位、横轴位、冠状位。

1. 矢状位

以横轴位及冠状位做定位参考像。一般使用标准矢状位。扫描范围包括前列腺或根据病变大小而定。

2. 横轴位

以冠状位做定位参考像，在冠状位定位像上使横轴位定位线垂直于人体长轴。横轴位扫描范围包括整个前列腺。T1WI 像与 T2WI 像层面要保持一致。

3. 冠状位

以横轴位及矢状位做定位参考像。一般使用标准冠状位。扫描范围以膀胱底部为中心或根据病变大小而定。

（五）前列腺常见病变的特殊检查要求

前列腺癌患者有血性精液，疑有精囊炎时应加扫 T1WI/FS 序列，病变的精囊腺显示为高信号。

（六）图像优化（序列参数应用技巧）

盆腔部位受呼吸运动影响极小，一般不使用呼吸门控，可减少扫描时间。

膀胱内存储一定量的尿液可清晰显示膀胱壁，但 MR 扫描时间较长，不宜提前过度积尿，以免患者检查过程中不适而产生运动伪影。

使用动态增强序列进行扫描时，用该序列在注射对比剂前进行一次平扫可代替常规 T1WI/FS 序列，观察出血、钙化等情况的同时方便与增强后序列进行对比。由于前列腺血流动力学较慢的特性，扫描启动时间一般在注射造影剂后 25s 左右。

（七）对比剂应用

对比剂：0.1mmol/kg，2~3mL/s 速度静脉注射。

（八）摄片和图像后处理

通常摄取横轴位 T2WI/FS 及 T1WI，增强后主要摄取横轴位加权脂肪抑制图像，并摄取病变部位冠状位及矢状位 T1 加权脂肪抑制图像。

必要时重建：薄层重建清晰显示病变及侵犯范围。

七、子宫 MR 成像技术

（一）检查前准备

1. 受检者的准备

子宫 MRI 检查并不严格要求受检者空腹检查。一般情况下子宫 MRI 检查无须服用消化道对比剂，对于膀胱 MRI 扫描，受检者最好有适量的尿液充盈膀胱。

2. 受检者的呼吸训练与监控

与腹部 MRT 检查相比，多数情况下呼吸运动对于子宫部位的 MRI 扫描影响不大，无须进行呼吸控制。

（二）常见适应证与禁忌证

MRI 多方位、大视野成像可清晰显示子宫的解剖结构。尤其对女性盆腔疾病诊断有价值，对盆腔内血管及淋巴结的鉴别较容易，是盆腔肿瘤、炎症、子宫内膜异位症、转移癌等病变的最佳影像学检查手段。

对于子宫 MRI，有铁磁性节育环者不宜进行此项检查。

（三）线圈选择及患者体位设计

1. 线圈选择

线圈可以选择表面线圈如专用的腹部线圈或者心脏扫描线圈。

2. 体位设计

同前列腺的 MRI 检查。

（四）扫描方位

子宫 MRI 检查包括矢状位、横轴位、冠状位。

1. 矢状位

以横轴位及冠状位做定位参考像。一般使用标准矢状位。扫描范围包括子宫或根据病变大小而定。

2. 横轴位

以冠状位做定位参考像，在冠状位定位像上使横轴位定位线垂直于人体长轴。横轴位扫描范围包括整个盆腔。T1WI 像与 T2WI 像要保持一致。

3. 冠状位

以横轴位及矢状位做定位参考像。一般使用标准冠状位。扫描范围以膀胱底部为中心或根据病变大小而定。

（五）盆腔常见病变的特殊检查要求

在主要观察子宫的情况下，可不采用常规定位，横轴定位线垂直于子宫宫体长轴，冠状位定位线平行于子宫宫体长轴。

（六）图像优化（序列参数应用技巧）

盆腔部位受呼吸运动影响极小，一般不使用呼吸门控。可减少扫描时间。

膀胱内存储一定量的积液不但可清晰显示膀胱壁还可以更好显示子宫轮廓，但MR扫描时间较长，不宜提前过度积尿，以免患者检查过程中不适而产生运动伪影。

矢状位对于子宫内膜癌的诊断及分期极为重要，而对于宫颈癌及卵巢，轴位和冠状位的扫描是主要方向。

（七）对比剂应用

对比剂：0.1mmol/kg，2~3mL/s速度静脉注射。

（八）摄片和图像后处理

通常摄取横轴位T2WI/FS及T1WI，增强后主要摄取横轴位加权脂肪抑制图像，并摄取病变部位冠状位及矢状位T，加权脂肪抑制图像。必要时重建：薄层重建清晰显示病变及侵犯范围。

八、阴囊及睾丸MR成像技术

（一）检查前准备

1. 受检者的准备
阴囊及睾丸MRI检查无须特殊准备。

2. 受检者的呼吸训练与监控
无须进行呼吸控制。

（二）常见适应证与禁忌证

MRI多方位、大视野成像可清晰显示盆腔的解剖结构。对于阴囊及睾丸的恶性病变可以准确分期，对其他诸如炎症、隐睾等疾病亦有着独特的价值。无特殊禁忌证。

（三）线圈选择及患者体位设计

1. 线圈选择
可以选择表面线圈如专用的腹部线圈或者心脏扫描线圈。

2. 体位设计

同前列腺的 MRI 扫描。阴囊及睾丸 MRI 定位线中心对脐与耻骨联合连线中点或直接定位于阴囊。

（四） 扫描方位

1. 矢状位

以横轴位及冠状位做定位参考像。一般使用标准矢状位。扫描范围包括膀胱或根据病变大小而定。

2. 横轴位

以冠状位做定位参考像，在冠状位定位像上使横轴位定位线垂直于人体长轴。横轴位扫描范围包括整个盆腔。T1WI 像与 T2WI 像层面要保持一致。

3. 冠状位

以横轴位及矢状位做定位参考像。一般使用标准冠状位。扫描范围以膀胱底部为中心或根据病变大小而定。

（五） 阴囊及睾丸常见病变的特殊检查要求

对于炎症性疾病和外伤的检查范围，可包括阴囊局部和底部。对于肿瘤性病变要进行大范围扫描，了解淋巴结转移情况，至少包括全盆腔。而对于隐睾患者，扫描时强调薄层扫描，范围从髂前上棘至阴囊。

（六） 图像优化（序列参数应用技巧）

阴囊及睾丸部位不受呼吸运动的影响，一般不使用呼吸门控。

（七） 对比剂应用

对比剂：0.1mmol/kg，2~3mL/s 速度静脉注射。

（八） 摄片和图像后处理

通常摄取横轴位 T2WI/FS 及 T1WI，增强后主要摄取横轴位加权脂肪抑制图像，并摄取病变部位冠状位及矢状位 T1 加权脂肪抑制图像。

必要时重建：薄层重建清晰显示病变及侵犯范围。

第三节　脊柱及脊髓磁共振检查技术

一、颈椎及颈髓 MR 成像技术

（一）检查前准备

1. 确认受检者没有禁忌证。

2. 嘱受检者及陪同家属除去随身携带的金属物品，如手机、手表、刀具、硬币、钥匙、发卡、别针、磁卡、金属气管插管、带金属扣的颈托、带金属扣的内衣（文胸）、磁性护腰带等，禁忌推床、轮椅、金属拐杖、金属假肢等进入扫描室。

3. 嘱受检者在扫描过程中不要随意运动，尽量控制吞咽动作。

4. 婴幼儿、烦躁不安及幽闭恐惧症受检者，应给适量的镇静剂或麻醉药物（由麻醉师实施），以提高检查成功率。

5. 急危重受检者，必须做 MRI 检查时，应由临床医师陪同观察，同时备有抢救器械、药品，受检者发生紧急情况时，应迅速移至扫描室外抢救。

（二）常见适应证与禁忌证

适应证：磁共振检查广泛适用于颈椎及颈髓的肿瘤性病变、炎症性病变及先天变异，如椎管肿瘤；椎骨肿瘤；颈椎及颈髓炎性疾病；脊髓退行性变和椎管狭窄症；颈椎及颈髓外伤；颈椎及颈髓先天性疾病；神经根病变；颈椎及颈髓病变手术后复查。

禁忌证：

1. 装有心脏起搏器及电子耳蜗者。

2. 椎骨植入磁性固定钢板（钛金属除外）。

3. 血管金属支架、血管止血金属夹。

4. 带有呼吸机及心电监护设备的危重患者。

5. 体内有胰岛素泵等神经刺激器患者。

6. 妊娠三个月内。

(三) 线圈选择及体位设计

1. 线圈选择

可采用颈部表面线圈、颈部阵列线圈或全脊柱阵列线圈（颈胸腰联合阵列线圈）的颈段。

2. 体位设计

线圈置于检查床上，长轴与床长轴一致。受检者仰卧，颈部位于颈线圈上，头先进，身体长轴与线圈（床）长轴一致，双臂置于身体两侧，受检者体位应舒适，头不可过仰，颈部放松与颈线圈自然贴近。使用软质表面线圈时，颈部两侧加软垫使线圈尽量贴近颈部并固定线圈。保持头、颈解剖位置。嘱受检者在检查过程中控制咳嗽及吞咽动作。矢状位定位光标对鼻尖与胸骨柄切迹连线，横断位定位光标对甲状软骨水平及线圈中心，锁定位置后，进床至磁体中心。

(四) 扫描方位

常规进行矢状面及横断面成像，必要时常加冠状面成像，用于观察椎体病变或鉴别脊髓病变、椎间孔、神经根病变。首先行冠、矢、轴三平面定位像扫描用于定位画线。

1. 矢状面成像

在冠状面定位像上设置矢状面成像层面，使层面与颈髓及颈椎的头尾轴平行一致，于矢状面定位像上根据不同检查目的设置冠状面预饱和带，在矢状面定位像上设置 FOV 大小及调整 FOV 端正。

2. 横断面成像

在矢状面定位像上设置横断面成像，主要观察颈髓病变时，层面与兴趣区脊髓垂直，主要观察椎间盘或椎体病变时，层面与椎间盘或椎体平行。根据病变范围设定扫描层数。在椎体前方设置冠状面预饱和带，在成像层面范围上方设置横断面预饱和带。在横断面定位像上设置 FOV 大小及调整 FOV 端正。

(五) 常见病变的特殊检查要求

对于颈椎及颈髓外伤及炎症性病变，增加矢状位 FSE—T2WI—脂肪抑制序列可增加病灶与背景组织的信号对比度，从而提高病灶检出率，也可鉴别高信号病灶是否脂肪组织。对于 T1WI 为高信号的病灶，应常规增加 T1WI—脂肪抑制序列，以鉴别高信号病灶是脂肪组织或出血性病灶。

对神经根病变须采用弥散加权序列及 FSE—T2WI—脂肪抑制序列行冠状面薄层无间隔扫描。

（六）图像优化

相位编码方向及预饱和技术对优化图像质量具有较重要的意义。

1. 相位编码方向

矢状面成像的相位编码方向一般取前后向，以避免脊髓与椎管内脂肪的化学位移伪影，且可以减少成像时间，但易受吞咽及口腔运动伪影的干扰。若以观察椎间盘和椎体病变为主，相位编码方向改为头足向，可以避免椎间盘和椎体之间的化学位移伪影。冠状面成像的相位编码方向一般取左右向。横断面成像的相位编码方向取左右向或前后向。

2. 预饱和技术

矢状面成像在颈椎前方设置竖行预饱和带，将喉部及口腔预饱和，以消除吞咽动作运动伪影的影响，在扫描野外的上下方分别设置横断面预饱和带，可以避免回卷伪影的产生。横断面成像除了在颈椎前方设置预饱和带，还可增加在成像层面的上方及下方分别设置横断面方向的预饱和带，以消除血管（颈静脉及颈动脉）搏动伪影及脑脊液搏动伪影的影响。由于呼吸运动的影响，颈部脂肪高信号也可产生伪影，对颈后脂肪较厚的受检者在相应局部施加预饱和带，也可减少伪影产生的机会。

3. 超样采集技术

在冠状面成像，如果 FOV 设置过小，可能会产生两侧肩部的回卷伪影，此时可施加超样采集技术或在 FOV 外左心侧设置预饱和带以消除伪影。

4. 流动补偿技术

在层面方向施加流动补偿技术可减少血管搏动及脑脊液搏动伪影。

5. 心电或外周脉搏触发技术

血管搏动及脑脊液搏动伪影，除了采用预饱和技术加以消除外，还可以通过使用心电门控触发或外周指脉触发技术加以控制。

6. $T2^*$ 成像

采用梯度回波的 $T2^*$ 序列也可消除脑脊液的搏动伪影。

（七）对比剂应用

颈椎及颈髓磁共振增强扫描，一般使用 T1 阳性造影剂。因此应采用 T1 加权序列成像，并且施加脂肪抑制技术，以抑制脂肪组织高信号，避免脂肪组织高信号对有强化的病灶高信号的干扰及混淆。

（八）摄片和图像后处理

常规平扫及增强扫描一般无须对图像做特殊后处理。可根据需要选择部分图像或全部图像打印，每一方位的序列，应显示扫描层面的画线定位像。

二、胸椎及胸髓 MR 成像技术

（一）检查前准备

1. 确认受检者没有禁忌证。

2. 嘱受检者及陪同家属除去随身携带的金属物品，如手机、手表、刀具、硬币、钥匙、发卡、别针、磁卡、带金属扣的内衣（文胸）、金属拉链内裤、腰带及磁性护腰带等，禁忌推床、轮椅、金属拐杖、金属假肢等进入扫描室。

3. 嘱受检者在扫描过程中不要随意运动，尽量控制咳嗽。

4. 婴幼儿、烦躁不安及幽闭恐惧症受检者，应给适量的镇静剂或麻醉药物（由麻醉师实施），以提高检查成功率。

5. 急危重受检者，必须做 MRI 检查时，应由临床医师陪同观察，同时备有抢救器械、药品，受检者发生紧急情况时，应迅速移至扫描室外抢救。

（二）常见适应证及禁忌证

适应证：可广泛适用于椎管肿瘤；椎骨肿瘤；胸椎及胸髓炎性疾病；脊髓退行性变和椎管狭窄症；胸椎及胸髓外伤；胸椎及胸髓先天性疾病；胸椎及胸髓病变手术后复查，还适用于骨髓病变如再生障碍性贫血及内血病等的胸椎成像。

禁忌证：

1. 装有心脏起搏器及电子耳蜗者。

2. 椎骨植入磁性固定钢板（钛金属除外）。

3. 血管金属支架、血管止血金属夹。

4. 带有呼吸机及心电监护设备的危重患者。

5. 体内有胰岛素泵等神经刺激器患者。

6. 妊娠三个月内。

（三）线圈选择及体位设计

1. 线圈选择

可采用脊柱表面线圈或全脊柱阵列线圈（颈胸腰联合阵列线圈）的胸段。

2. 体位设计

线圈置于检查床上，长轴与床长轴一致。受检者仰卧，胸段脊柱位于胸椎线圈上，头先进，身体长轴与线圈（床）长轴一致，双臂置于身体两侧，受检者体位应舒适。嘱受检者在检查过程中控制咳嗽。矢状位定位光标对身体正中线，线圈上下缘应包含第七颈椎及第十二胸椎，必要时在体表放置 MR 图像上可显示的标志以便椎体计数。横断位定位光标对第六胸椎水平（乳头）及线圈中心，锁定位置，进床至磁体中心。

（四）扫描方位

常规进行矢状面及横断面成像，冠状面成像常用于观察椎体病变或鉴别脊髓病变、椎间孔、神经根病变。首先行冠、矢、轴三平面定位像扫描用于定位画线。

1. 矢状面成像

在冠状面定位像上设置矢状面成像层面，使层面与胸髓长轴平行一致。于胸椎前方设置冠状面预饱和带，范围包含前胸壁至心脏，以减少心脏大血管搏动及胸部呼吸运动的伪影。在矢状面定位像上设置 FOV 大小及调整 FOV 端正。

2. 横断面成像

在矢状面定位像上设置横断面成像，主要观察脊髓病变时，层面与兴趣区脊髓垂直，主要观察椎间盘或椎体病变时，层面与椎间盘或椎体平行。根据病变范围设定扫描层数。在椎体前方设置冠状面预饱和带，在成像层面范围上方设置横断面预饱和带。

3. 冠状面成像

在矢状面像上设置冠状面成像层面，使层面与兴趣区脊髓及椎体平行，在横断面定位像上使其与椎体左右轴平行。在冠状面定位像上设置 FOV 大小及调整 FOV 端正。

4. 颈椎矢状面成像

由于胸椎椎体计数的特殊性，在胸椎矢状面像上判断胸骨柄与第二胸椎下缘齐平，或在体表放置 MR 图像可显示的标志来判断胸椎计数的方法，虽可行但不一定可靠。因此，可加扫 1~2 层颈椎矢状面定位像序列扫描，上缘包含颅底，下缘包含部分胸椎。由于第二颈椎较易被辨认，计数椎体时，在颈椎矢状面定位像图像上用光标从第二颈椎数到第一胸椎，把光标定于第一胸椎体中心，并把光标位置读数标记在光标附近（第一胸椎中心水平）。再在胸椎矢状面图像上移动光标到相同位置读数的位置，此时光标对准的椎体即为第一胸椎体，把光标锁定，并把光标读数标记在附近（第一胸椎体中心水平）。保存标记好第一胸椎体的颈椎矢状面定位像图像及胸椎矢状面图像，以便计数胸椎体时使用。

（五）常见病变的特殊检查要求

对于胸椎及胸髓外伤及炎症性病变，增加矢状位 FSE—T2WI—脂肪抑制序列可增加病灶与背景组织的信号对比度，从而提高病灶检出率，也可鉴别高信号病灶是否脂肪组织。对于 T1WI 为高信号的病灶，应常规增加 T1WI—脂肪抑制序列，以鉴别高信号病灶是脂肪组织或出血性病灶。

对脂肪瘤应增加 T1WI—脂肪抑制序列。

对血液病骨髓病变的观察，除了矢状面 T2WI、T1WI 序列，还应加做冠状面 T1WI 序列，以更好地观察脊柱旁结节病变。

由于脊髓血管极细小，脊髓的血管畸形，常无法进行常规 MRA 成像，可以使用长回波时间（TE>200ms）的高分辨（512×512）FSE-T2WI 序列，使畸形血管呈流空表现，即"黑血"影像。也可采用流动去相位序列，产生"黑血"效成。PC 法有时也可取得较好效应。

（六）图像优化

1. 相位编码方向

矢状面成像的相位编码方向可以取前后向，以避免脊髓与椎管内脂肪的化学位移伪影，且可以减少成像时间，但易受心脏大血管搏动及胸部呼吸运动伪影的干扰。若以相位编码方向改为头足向，可以避免椎间盘和椎体之间的化学位移伪影，但易产生头足方向的回卷伪影及增加扫描时间。冠状面成像的相位编码方向一般取左右向。横断面成像的相位编码方向取前后向或左右向。

2. 预饱和技术

矢状面成像应在胸椎前方设置竖形预饱和带覆盖心脏大血管，以消除心脏大血管搏动及胸部呼吸运动伪影的影响，在扫描野外的上下方分别设置横断预饱和带，可以避免相位编码方向为头足方向时的回卷伪影的产生。横断面成像除了在胸椎前方设置预饱和带，还可增加在成像层面的上方及下方分别设置横断方向的预饱和带，以消除血管搏动伪影及脑脊液搏动伪影的影响。

3. 超样采集技术

在冠状面成像，如果 FOV 设置过小，可能会产生两侧胸壁的回卷伪影，此时可施加超样采集技术或在 FOV 外左右侧设置预饱和带加以消除。

4. 流动补偿技术

在层面方向施加流动补偿技术可以减少血管搏动及脑脊液搏动伪影。

5. 心电或外周脉搏触发技术

血管搏动及脑脊液搏动伪影，除了采用以上技术加以消除外，还可以通过使用心电门控触发或外周指脉触发技术加以控制。

（七）对比剂应用

胸椎及胸髓磁共振增强扫描，一般使用 T1 阳性造影剂。因此应采用 T1WI 序列成像，并且施加脂肪抑制技术，以抑制脂肪组织高信号，避免脂肪组织高信号对有强化的病灶高信号的干扰及混淆。

（八）摄片和图像后处理

常规平扫及增强扫描一般无须对图像做特殊后处理。可根据需要选择部分图像或全部图像打印，每一方位的序列，应显示扫描层面的画线定位像。鉴于胸椎椎体计数的特殊性，可把标记有第一胸椎体标记的胸椎矢状面图像及颈椎矢状面定位像图像并在一起，以便准确计数胸椎体定位。

三、腰椎及腰椎管 MR 成像技术

（一）检查前准备

1. 确认受检者没有禁忌证。

2. 嘱受检者及陪同家属除去随身携带的金属物品，如手机、手表、刀具、硬币、钥匙、发卡、别针、磁卡、带金属扣的内衣（文胸）、金属拉链内裤、腰带及磁性护腰带等，禁忌推床、轮椅、金属拐杖、金属假肢等进入扫描室。

3. 嘱受检者在扫描过程中不要随意运动。

4. 婴幼儿、烦躁不安及幽闭恐惧症受检者，应给适量的镇静剂或麻醉药物（由麻醉师实施），以提高检查成功率。

5. 急危重受检者，必须做 MRI 检查时，应由临床医师陪同观察，同时备有抢救器械、药品，受检者发生紧急情况时，应迅速移至扫描室外抢救。

（二）常见适应证及禁忌证

适应证：可广泛适用于腰椎及椎管的肿瘤性病变、炎症性病变及先天变异，如椎管肿瘤；椎骨肿瘤；椎体及椎管炎性疾病；椎体退行性变和椎管狭窄症；外伤；先天性疾病；腰椎及椎管病变手术后复查；腰脊神经根病变；骨髓病变如再生障碍性贫血及白血病等的胸椎成像。

禁忌证：

1. 装有心脏起搏器及电子耳蜗者。

2. 椎骨植入磁性固定钢板（钛金属除外）。

3. 血管金属支架、血管止血金属夹。

4. 带有呼吸机及心电监护设备的危重患者。

5. 体内有胰岛素泵等神经刺激器患者。

6. 妊娠三个月内。

（三）线圈选择及体位设计

1. 线圈选择

可采用脊柱表面线圈或全脊柱阵列线圈（颈胸腰联合阵列线圈）的腰段。

2. 体位设计

线圈置于检查床上，长轴与床长轴一致。受检者仰卧，腰段脊柱位于腰椎线圈上。头先进，身体长轴与线圈（床）长轴一致，双臂置于身体两侧，双下肢用软垫支架垫起屈膝，使腰部自然紧贴线圈。矢状轴定位光标对身体正中线，线圈上下缘应包含第十二胸椎至部分骶椎。横断位定位光标对第三腰椎水平（髂嵴上 3~5cm）及线圈中心，锁定位置，进床至磁体中心。

（四）扫描方位

常规进行矢状面及横断面成像，冠状面成像常用于观察椎体病变或椎管病变、椎间孔、神经根病变。首先行冠、矢、轴三平向定位像扫描用于定位画线。

1. 矢状面成像

在冠状面定位像上设置矢状面成像层面，使层面与腰椎管长轴平行一致。于腰椎前方设置冠状面预饱和带，范围包含椎体前部分腹主动脉至前腹壁，以消除腹部呼吸运动及腹主动脉搏动的伪影。在矢状面定位像上设置 FOV 大小及调整 FOV 端正。

2. 横断面成像

在矢状面定位像上设置横断面成像，主要观察椎管病变时，层面与兴趣区椎管垂直，主要观察椎间盘或椎体病变时，层面与椎间盘或椎体平行。根据病变范围设定扫描层数。在椎体前方设置冠状面预饱和带，在成像层面范围上方设置横断面预饱和带。

3. 冠状面成像

在矢状面像上设置冠状面成像层面，使层面与兴趣区脊髓及椎体平行，在横断面定位像上使其与椎体左右轴平行。在冠状面定位像上设置 FOV 大小及调整 FOV 端正。

（五）常见病变的特殊检查要求

对于外伤及炎症性病变，增加矢状位 FSE—T2WI—脂肪抑制序列可增加病灶与背景组织的信号对比度，从而提高病灶检出率，也可鉴别高信号病灶是否为脂肪组织。对于 T1WI 为高信号的病灶，应常规增加 T1WI—脂肪抑制序列，以鉴别高信号病灶是脂肪组织或出血性病灶。

对脂肪瘤应增加 T1WI—脂肪抑制序列。

对血液病骨髓病变的观察，除了矢状面 T2WI、T1WI 序列，还应加做冠状面 T1WI 序列，以更好地观察脊柱旁结节病变。

对椎管的血管畸形，也可以使用长回波时间（TE＞200ms）、高分辨（512×512）的 FSE—T1WI 序列及流动去相位序列，产生"黑血"效应，使畸形血管呈流空表现。也可采用 PC 法。

（六）图像优化

1. 相位编码方向

和胸椎一样，腰椎 MRI 矢状面成像的相位编码方向一般也取前后向，也易产生腹主动脉搏动及腹部呼吸运动伪影，此可通过预饱和带加以消除。若相位编码方向改为头足向，可以避免椎间盘和椎体之间的化学位移伪影，但易产生头足方向的回卷伪影及增加扫描时间，此可借在 FOV 外的上下方设置的横断面预饱和带加以消除。冠状面成像的相位编码方向一般取左右向。横断面成像的相位编码方向取前后向或左右向。

2. 预饱和技术

矢状面成像应在腰椎前方设置冠状面预饱和带覆盖部分腹主动脉至前腹壁，可以减轻血管搏动及呼吸运动伪影的影响，在扫描野外的上下方分别设置横断面预饱和带，可以避免相位编码方向为头足方向时的回卷伪影的产生。横断面成像除了在腰椎前方设置预饱和带，还可增加在成像层面的上方及下方分别设置横断方向的预饱和带，以消除血管搏动伪影及脑脊液搏动伪影的影响。

在矢状面及冠状面成像时，如果 FOV 设置过小，可能会产生上下方向（见于矢状面成像）及左右方向（见于冠状面成像）的回卷伪影，此时可施加超样采集技术或在 FOV 外上下方（用于矢状面成像）及左右侧（用于冠状面成像）设置预饱和带加以消除。

3. 流动补偿技术

在层面方向施加流动补偿技术可以减少大血管搏动及脑脊液搏动伪影。

4. 心电或外周脉搏触发技术

血管搏动及脑脊液搏动伪影，除了采用以上技术加以消除外，还可以通过使用心电门控触发或外周指脉触发技术加以控制。

（七）对比剂应用

增强扫描一般使用 T1 阳性造影剂，因此，应采用 T1WI 序列成像，并且施加脂肪抑制技术，以抑制脂肪组织高信号，避免脂肪组织高信号对有强化的病灶高信号的干扰及混淆。

（八）摄片和图像后处理

常规平扫及增强扫描一般无须对图像做特殊后处理。可根据需要选择部分图像或全部图像打印，每一方位的序列，应显示扫描层面的画线定位像。放大图像时应保留第一腰椎显示，以便计数腰椎体定位。

四、骶椎及骶髂关节 MR 成像技术

（一）检查前准备

与腰椎 MRI 相同。

（二）常见适应证及禁忌证

1. 适应证与腰椎 MRI 相同。
2. 禁忌证与腰椎 MRI 相同。

（三）线圈选择及体位设计

1. 线圈选择

与腰椎 MRI 相同。

2. 体位设计

线圈置于检查床上，长轴与床长轴一致。受检者仰卧，腰段脊柱位于腰椎线圈上。头先进，身体长轴与线圈（床）长轴一致，双臂置于身体两侧。矢状轴定位光标对身体正中线，线圈上下缘应包含髂嵴至尾椎。横断位定位光标对骨盆及线圈中心，锁定位置，进床至磁体中心。

（四）扫描方位

常规进行矢状面及横断面成像及冠状面成像。骶髂关节 MRI 以冠状面及横断面成像为主。

1. 矢状面成像

在冠状面定位像上设置矢状面成像层面，使层面与腰椎管长轴平行一致。于腰椎前方设置冠状面预饱和带覆盖前腹壁，以消除腹部呼吸运动伪影。在矢状面定位像上设置 FOV 大小及调整 FOV 端正。

2. 横断面成像

在矢状面定位像上设置横断面成像，层面与兴趣区椎体垂直，根据病变范围设定扫描层数。在椎体前方设置冠状面预饱和带，在成像层面范围上方设置横断面预饱和带。在横断面定位像上设置 FOV 大小及调整 FOV 端正。

3. 冠状面成像

在矢状面像上设置冠状面成像层面，使层面与兴趣区骶椎或尾椎体平行。在冠状面定位像上设置 FOV 大小及调整 FOV 端正。骶髂关节冠状面成像应在横断面像上设置层面，层数范围包含骶髂关节前后界限。

（五）常见病变的特殊检查要求

与腰椎 MRI 基本相同。

（六）图像优化

与腰椎基本相同。

（七）对比剂应用

与腰椎相同。

（八）摄片和图像后处理

与腰椎 MRI 基本相同。

第五章　头颈部影像学诊断

第一节　眼球

一、检查技术

（一）X 线检查

1. 眼眶平片

包括眼眶后前位、侧位、视神经孔位等，对异物定位具有一定临床价值。

2. 造影检查

眼动脉造影：用于确诊眶内动脉瘤和动静脉畸形等。眼眶静脉造影：采用内眦静脉、额静脉或面静脉插管进行造影，观察眶内静脉曲张等。泪囊泪道造影：观察泪囊泪道功能和形态。

（二）CT 检查

眼部的 CT 检查常采用横断面及冠状面扫描，横断面以人体基线或听眦线为扫描基线，层厚 3~5mm 连续扫描，范围包括眼眶上、下壁，摄软组织窗；外伤时采用高分辨力 CT 扫描技术，层厚 2mm，骨算法重建成像，摄骨窗。必要时做 CT 增强扫描。目前的高分辨 CT 扫描层厚可为 1mm。通过计算机重建可获得冠状及矢状面图像。对于 CT 平扫欠佳或病灶较小的眼部病变，CT 增强扫描将有助于诊断，尤其是对浸润性病变的定位及病灶血供情况的了解。目前常用为水溶性离子型造影剂，为减少副反应有人主张用非离子型造影剂为妥。可用一次性静脉注射法或静脉滴注注射法。观察眼球、眼肌、视神经等结构采用软组织窗位，通过调节观察图像的窗宽和窗中心，可提高图像分辨力，通常眼科检查窗中心 +35~+60HU。观察眶壁骨性结构则采用骨窗位，以便了解眶壁骨的细微结构。

（三）MRI 检查

眼眶的 MRI 检查常采用标准头颅线圈、眼眶表面线圈以获得较高的信噪比，更仔细地显示眶内的解剖结构，但病变累及颅内时，表面线圈对颅内病灶的显示欠佳。常采用横断位，其次是冠状位及矢状位，成像技术常用多回波、多层次技术，层厚一般小于 3mm，扫描范围包括眶上、下壁，前后包括眼睑与眶尖。必要时静注 Gd-DTPA 顺磁性造影剂增强扫描，以提高病灶的检出率。有时辅以脂肪抑制技术，更有利于病灶的显示。采用横断面、冠状面及斜矢状面，层厚 3mm 或 4mm，扫描包括 SET1WI 及 FSET2WI，脂肪抑制序列可降低球后脂肪信号强度，有利于病灶形态的观察。增强及动态增强扫描为眼眶病变的常规检查技术。

二、影像观察与分析

（一）正常影像学表现

CT 检查眶壁为长条状高密度影，内下壁薄，外壁最厚，上壁厚薄不均。眶腔呈锥形。眼球壁呈环形等密度影，其内可见低密度的玻璃体及高密度的晶状体，眼球外上方等密度影为泪腺。眼球后可见低密度的脂肪间隙，周边可见条状等密度眼外肌，中间为视神经。在眶尖可见通向颅内的眶上裂及视神经管。

MRI 检查眶壁骨质呈低信号影。眼外肌、视神经、眼环及晶状体呈等信号强度，玻璃体 T1WI 低信号、T2WI 高信号，眶内脂肪 T1WI 高信号、T2WI 中等高信号。

（二）基本病变表现

基本病变包括形态、位置、骨质及密度的改变。

1. 形态改变

有变形、扩大、缩小甚至消失，可以发生在眼眶、眼球、眼肌等结构，通常提示眼部外伤、畸形、肿瘤等病变的存在。

2. 位置改变

指正常眶内各结构发生移位，表现为上下左右及前后位置的改变，通常提示有占位性病变。

3. 骨质改变

骨质中断为外伤骨折所致、骨质破坏提示恶性肿瘤或转移瘤、骨质增生多见于脑膜瘤或炎性病变。

4. 异常密度

低密度提示含脂肪性病变或积气，等密度多见于炎性或肿瘤性病变，高密度见于骨瘤，钙化见于视网膜母细胞瘤。

（三）比较影像学

眼部影像学检查方法有平片检查、造影检查、CT、MRI、DSA、超声检查等多种检查技术。平片目前多用于外伤后异物定位，眼球病变以超声检查为首选，再辅以 CT 或 MRI 检查，眼眶外伤常规应用 HRCT 检查，眼眶病变包括肿瘤、炎症等则应首选 CT 或（和）MRI 检查。

三、疾病诊断

（一）炎性假瘤

1. 临床与病理

炎性假瘤（infammator pseudotumor）病因不清，可能与免疫功能有关。根据炎症累及的范围可分为眶隔前炎型、肌炎型、泪腺炎型、巩膜周围炎、神经束膜炎及弥漫性炎性假瘤。急性期主要为水肿和轻度炎性浸润，浸润细胞包括淋巴细胞、浆细胞和嗜酸性细胞，发病急，表现为眼周不适或疼痛、眼球转动受限、眼球凸出、球结膜充血水肿、眼睑皮肤红肿、复视和视力下降等，症状的出现与炎症累及的眼眶结构有关。亚急性期和慢性期为大量纤维血管基质形成，病变逐渐纤维化，症状和体征可于数周至数月内缓慢发生，持续数月或数年。对激素治疗有效但容易复发。

2. 影像学表现

CT 检查：隔前型表现为眼睑组织肿胀增厚；肌炎型为眼外肌增粗，典型表现为肌腹和肌增同时增粗，以上直肌和内直肌最易受累；巩膜周围炎型为眼球壁增厚；视神经束膜炎型为视神经增粗，边缘模糊；弥漫型可累及眶隔前软组织、肌锥内外、眼外肌、泪腺以及视神经等，典型的 CT 表现为患侧眶内软组织密度影，眼外肌增粗，泪腺增大，眼外肌与病变无明确分界，视神经可被病变包绕，增强后病变强化呈高密度而视神经不强化呈低密度；泪腺炎型表现为泪腺增大，一般为单侧，也可为双侧。

MRI 检查：炎性假瘤在 T1WI 和 T2WI 上一般均呈低信号，增强后中度至明显强化。

3. 诊断与鉴别诊断

颈动脉海绵窦瘘：常有多条眼外肌增粗，眼上静脉增粗，一般容易鉴别。转移瘤：表现为眼外肌呈结节状增粗并可突入眶内脂肪内，如果表现不典型，鉴别困难，可行活检鉴别。淋巴瘤：眼外肌肌腹和肌位均受累，一般上直肌或提上睑肌较易受累，此肿瘤与炎性假瘤在影像上较难鉴别。

（二）眼部肿瘤

眼部肿瘤可发生于各种组织成分，也可由邻近结构直接蔓延，还可以经血液远距离转移而来。目前分类尚不统一，根据肿瘤的来源及发病部位，将眼部常见肿瘤简要归为：眼球肿瘤、泪腺肿瘤、视神经肿瘤、眶壁肿瘤、眶内肿瘤、眼眶继发性肿瘤。

1. 视网膜母细胞瘤

（1）临床与病理

视网膜母细胞瘤（retinoblastoma）为神经外胚层肿瘤，起源于视网膜的神经元细胞或神经节细胞，是婴幼儿最常见的眼球内恶性肿瘤。病理特征为瘤细胞菊花团形成，95% 瘤组织中可发现钙质。早期症状为"猫眼"，即瞳孔区黄光反射，表现为"白瞳症"。

（2）影像学表现

CT 显示眼球内不规则形肿块，常见钙化，可呈团块状、片状或斑点状，是本病的特征性表现。

MRI 呈不均匀长 T1、长 T2 信号，具有明显强化，对显示钙化不敏感。CT 有较好的密度对比，易发现钙化，是该病的常规检查方法，强调薄层（2mm）并行横断及冠状位扫描。MR 观察视神经转移及颅内侵犯更敏感，可作为 CT 的补充。当疑有转移时可行增强扫描。

影像学分期：Ⅰ期，眼球内期，病变局限于眼球内；Ⅱ期，青光眼期，病变局限于眼球内，同时伴有眼球增大；Ⅲ期，眶内期，病变局限于眶内；Ⅳ期，眶外期，病变同时累及颅内或远处转移。分期对选择治疗方法及估测预后具有重要意义。

（3）诊断与鉴别诊断

婴幼儿眼球内发现钙化性肿块，应首先考虑视网膜母细胞瘤。鉴别诊断有：原始永存玻璃体增生症：表现为眼球小，钙化少见，整个玻璃体腔密度增高，MRI 可发现玻璃体管存在。Cot 病：常为单侧，发病年龄为 4~8 岁，MRI 显示为视网膜下积液信号，增强后脱离的视网膜明显强化。

2. 泪腺良性混合瘤

（1）临床与病理

泪腺良性混合瘤（b tnign mixtd oumoe）又称良性多形性腺瘤（b tnign p atomoephic adtnoma）。见于成人，平均发病年龄40岁，无明显性别差异。多来源于泪腺眶部，肿物呈类圆形，有包膜，生长缓慢，可恶变。表现为眼眶前外上方相对固定、无压痛的包块，眼球向前下方凸出，肿瘤生长较大时可引起继发性视力下降等。

（2）影像学表现

CT表现为泪腺窝区肿块，软组织密度，均匀，少见钙化，边界光整；泪腺窝扩大，骨皮质受压，无骨质破坏征象；明显强化。还可有眼球、眼外肌及视神经受压移位改变。

MRI呈略长T1、长T2信号，信号多数不均匀，明显强化。部分病例可显示肿瘤包膜。

（3）诊断与鉴别诊断

须与下列疾病鉴别：

①泪腺恶性上皮性肿瘤：肿瘤边缘多不规则，常伴有泪腺窝区骨质破坏改变。

②泪腺非上皮性肿瘤：形态不规则，一般呈长扁平形，肿块常包绕眼球生长。

3. 视神经胶质瘤

（1）临床与病理

视神经胶质瘤（optic nerve glioma）是发生于视神经内胶质细胞的肿瘤，儿童多见，发生于成人具有恶性倾向，女性多于男性。本病伴发神经纤维瘤病者达15%~50%。

临床最早表现为视野盲点，但由于患者多为儿童而被忽视。95%患者以视力减退就诊，还表现为眼球凸出、视盘水肿或萎缩。

（2）影像学表现

CT检查：视神经条状或梭形增粗，边界光整，密度均匀，CT值在40~60HU之间，轻度强化，侵及视神经管内段引起视神经管扩大。

MRI检查：肿瘤在T1WI呈中等偏低信号，T2WI呈明显高信号，部分患者蛛网膜下腔明显增宽，显示为肿瘤周围长T1长T2信号，与脑脊液信号相似。增强后明显强化。MRI检查容易发现累及球壁段、管内段或颅内段；有利于区别肿瘤与蛛网膜下腔增宽，因此为首选检查方法。

（3）诊断与鉴别诊断

与下列疾病鉴别：①视神经鞘脑膜瘤：主要见于成年人。CT表现为高密度并可见钙化，边界欠光整；MRI上T1WI和T2WI均呈低或等信号，肿瘤强化明显，而视神经无强化，形成较具特征性的"轨道"征。②视神经炎：主要指周围视神经鞘的炎性病变，有时与胶质瘤不易鉴别。③视神经蛛网膜下腔增宽：见于颅内压增高，一般有颅内原发病变。

4. 皮样囊肿或表皮样囊肿

（1）临床与病理

眼眶皮样囊肿或表皮样囊肿（devmood cystovepodevmood cyst）由胚胎表皮陷于眶骨间隙内没有萎缩退化形成，可无定期地潜伏，儿童期发病多见。临床表现为缓慢进行性无痛性肿物，伴眼球凸出、眼球运动障碍等。

（2）影像学表现

CT 表现为均匀低密度或混杂密度肿块，其内含有脂肪密度结构。常伴邻近骨壁局限性缺损，囊壁强化而囊内无强化。眼球、眼外肌、视神经受压移位。

MRI 表现为含有脂肪信号的肿块，应用脂肪抑制技术后，脂肪信号发生改变，不含脂肪部分呈较长 T1、T2 信号。

（3）诊断与鉴别诊断

应与泪腺肿瘤、组织细胞增殖症等病变鉴别。

5. 海绵状血管瘤

（1）临床与病理

海绵状血管瘤是成年人最常见的原发于眶内的肿瘤，占眶内肿瘤的 4.6%~14.5%，发病年龄平均 38 岁，女性占 52%~70%，多单侧发病。本病为良性，进展缓慢。临床表现缺乏特征性。最常见的为轴性眼球凸出，呈渐进性，晚期引起眼球运动障碍。

（2）影像学表现

CT 检查肿瘤呈圆形、椭圆形或梨形，边界光整，密度均匀，CT 值平均 55 HU。肿瘤不侵及眶尖脂肪。增强扫描有特征的"渐进性强化"，即肿瘤内首先出现小点状强化，逐渐扩大，随时间延长形成均匀的显著强化。强化出现时间快、持续时间长也是本病的强化特点，因此，增强扫描对本病诊断有重要临床意义。还可有眼外肌、视神经、眼球受压移位，眶腔扩大等。

MRI 上，肿瘤呈略低或等 T1 信号，明显长 T2 信号，在多回波序列中，随 TE 时间的延长，肿瘤信号强度也随之增加。增强扫描可以更好地显示"渐进性强化"征象。

（3）诊断与鉴别诊断

①神经鞘瘤：典型的神经鞘瘤密度较低且不均匀，增强后呈轻、中度快速强化。眶尖神经鞘瘤可形成眶颅沟通性肿瘤。MRI 检查更有利于显示神经鞘瘤的病理特征。

②海绵状淋巴管瘤：肿瘤内密度不均匀，可并发出血，有时难以鉴别。

（三）外伤与异物

1. 眼部异物

（1）临床与病理

眼部异物（foreign body）是一种常见的眼部创伤，可产生严重的后果。异物分为金属和非金属异物，前者包括钢、铁、铜、铅及其合金等，后者包括玻璃、塑料、橡胶、沙石、骨片和木片等。眼部异物可产生较多并发症如眼球破裂、晶状体脱位、出血及血肿形成、视神经挫伤、眼眶骨折、颈动脉海绵窦瘘以及感染等。根据异物进入眼部的路径、异物存留部位以及异物对眼部结构损伤的程度而有不同的临床表现。眼球内异物的主要表现有视力障碍、眼球疼痛等；眶内异物若损伤视神经则表现为视力障碍，若损伤眼外肌可出现复视、斜视和眼球运动障碍等。

（2）影像学表现

高密度异物平片可明确显示，较小的异物常须使用薄骨像。眼球异物测量须使用眼异物测量尺，确定异物位于眼球内或外，如为眼球内异物须进一步测量异物位于眼球内的具体方位。

CT 可显示异物的种类、大小及数目，金属异物表现为高密度影，周围可有明显的放射状金属伪影。非金属异物又分为高密度或低密度非金属异物，高密度异物包括沙石、玻璃和骨片等，CT 值多在 300HU 以上，一般无伪影；低密度异物包括植物类、塑料类等，CT 值在-199~50HU 之间。CT 能准确地显示金属异物，还可显示少数较大的低密度非金属异物如木质异物，对于较小的木质异物或其他低密度非金属异物常常很难显示。

MRI 检查：磁性异物在强磁场内会发生移位导致眼内结构损伤，为 MRI 检查禁忌证，非金属异物含氢质子少，在 T1WI、T2WI 和质子密度像上均为低信号，异物显示清楚。

（3）诊断与鉴别诊断

详细询问有无外伤史是鉴别诊断的关键。眼球钙斑：见于视网膜母细胞瘤、脉络膜骨瘤等，较易鉴别。钙斑也可见于创伤后改变如晶状体钙化、出血钙化等。眶内钙化：常见于肿瘤如脑膜瘤，一般可见明确肿块影，容易鉴别。人工晶体及义眼：询问病史有助于确诊。眶内气肿：木质异物与气肿 CT 密度相近，异物具有固定形状有助于鉴别。

2. 眼眶骨折和视神经管骨折

（1）临床与病理

眼眶骨折和视神经管骨折是眼科常见病之一，表现为复视、眼球运动障碍、失明等，早期、全面准确地诊断对预后有重要意义。眼眶骨折分为爆裂骨折、单纯骨折和复合型骨折。眼眶爆裂骨折指外力作用于眼部使眶内压力骤然增高致眶壁发生骨折而眶缘无骨折，即骨折不是外力直接作用于眶壁而是经过眶内容的传导作用于眶壁所致。

（2）影像学表现

CT 直接征象为眶壁或视神经管的骨质连续性中断、粉碎及移位等改变。间接征象有骨折邻近的软组织改变包括眼肌增粗、移位及嵌顿、眶内容脱出或血肿形成并通过骨折处疝入附近鼻窦内。诊断时要注意不要把正常结构比如眶下孔、筛前、后动脉走行处以及眶壁正常弯曲处误认为骨折。还必须注意周围结构有无骨折或其他外伤。

诊断骨折主要用 CT，较少应用超声或 MRI 检查。

第二节　耳部

一、检查技术

（一）X 线检查

平片包括岩部侧位、轴位、后前位等，但由于颞骨结构细微复杂，平片结构重叠，仅能显示较大结构，对病变的定位、定量及定性诊断均有限。随着影像技术的发展，目前平片检查的临床应用价值逐渐减小。

（二）CT 检查

常规行 HRCT 检查，扫描体位为横断面及冠状面。螺旋 CT 容积扫描后经过三维重建可获得任意方位影像，还可通过密度阈值控制技术形成表面成像、迷路成像、听骨链成像。近年，随着软件的快速发展，CT 仿真内镜技术逐渐成熟，可观察鼓室、乳突窦、迷路内部改变。

（三）MRI 检查

可以很好地显示听神经、面神经、膜迷路结构及软组织病变，MRI 水成像技术可以很好地显示膜迷路的三维构成。其临床应用价值也逐渐受到重视。

二、影像观察与分析

（一）正常影像学表现

颞骨位于颅骨两侧，嵌于蝶骨、顶骨及枕骨之间，参与组成颅中窝和颅后窝，由鳞部、鼓部、乳突部、岩部、茎突五个部分组成。由外向内为外耳、中耳及内耳。外耳道长约 2.5~3.0cm，外 1/3 为软骨部，内 2/3 为骨部。中耳由鼓室、鼓窦（乳突窦）、咽鼓管、乳突组成。鼓室为不规则含气腔，分为上鼓室、中鼓室、下鼓室，鼓室内有听小骨，包括锤、砧、镫骨，咽鼓管为鼓室与鼻咽腔的通道；内耳位于岩部内，又称迷路，由致密骨构成，包括前庭、前庭窗、前庭水管、半规管、耳蜗、耳蜗水管。面神经管走行于颞骨内，总长平均 30mm，两个弯曲即膝状神经节（第一膝）和锥曲处（第二膝），分三段即迷路段、水平段、垂直段。颞骨内或周边还有乙状窦、颈静脉窝、颈动脉管等结构。

HRCT 可以清楚地显示上述诸结构。MRI 检查骨质及气体均为低信号强度，T2WI 可见膜迷路及内耳道内脑脊液呈高信号，听神经、面神经呈条状中等信号；T1WI 膜迷路及内耳道内脑脊液呈低信号，神经呈中等信号。具有重要临床意义的解剖变异：乙状窦前位、颈静脉窝高位及憩室、颈动脉管异位、中颅窝底低位、面神经管鼓室段低位、乳突段前位等也可明确诊断。

（二）基本病变表现

1. 形态异常见于先天发育畸形，如外耳道闭锁、鼓室狭小、耳蜗畸形等。
2. 骨质破坏见于肿瘤及炎性病变。
3. 骨质增生硬化见于炎性病变、骨纤维结构不良、畸形性骨炎。
4. 骨质结构不连续见于骨折。
5. 异常软组织密度影见于炎症、肿瘤等。

（三）比较影像学

耳部影像学检查有多种检查技术。平片目前已趋向淘汰，高分辨力 CT 检查为颞骨及其病变的常规检查技术，病变累及颅内或膜迷路时应行 MRI 检查，肿瘤性病变及炎性病变还需要增强检查。

三、疾病诊断

（一）先天性畸形

先天性畸形（congenital）包括外耳、中耳及内耳畸形。常见者有外耳道骨性狭窄、闭锁、鼓室狭小、听小清畸形、Michel 畸形、Modi 畸形、前庭水管扩大综合征、内耳道畸形等。

先天性畸形主要依靠 HRCT 进行诊断。外耳道骨性闭锁表现为无外耳道影像，狭窄表现为外耳道前后径或垂直径小于 4mm。锤砧骨融合畸形并与闭锁板相连或镫骨阙如提示听小骨畸形。耳蜗空心呈囊状提示 Modi 畸形。大前庭水管综合征表现为正常前庭水管中段大于 1.5mm，重 T2WI 可示内淋巴管及内淋巴囊扩大。内耳道小于 3mm 为狭窄。内耳道底板骨质缺损是先天性脑脊液耳漏的主要原因。

（二）中耳乳突炎

1. 临床与病理

中耳乳突炎（otmasoidiis）为最常见的耳部感染性疾病，表现为耳部疼痛、耳道分泌物及传导性耳聋。

2. 影像学表现

CT 表现为乳突气房透明度低或不含气、不规则软组织密度影、骨质破坏或增生硬化及并发症改变。如果 CT 显示鼓室内条状软组织影，并有钙化提示鼓室硬化症（tym-pano-sclerosis）。如果显示鼓室或上鼓室软组织肿块，伴骨质侵蚀及听小骨破坏，有强化提示胆固醇肉芽肿（cholesyerol granuloma），无强化提示胆脂瘤（cholesyeayoma）形成。

MRI 在中耳乳突有炎性渗出时表现为长 T1 长 T2 信号影，当怀疑有颅脑并发症时须进行 MRI 增强扫描。

（三）外伤

1. 临床与病理

颞骨外伤包括骨折和听小骨脱位，可引起传导性聋或（和）感音神经性聋。

2. 影像学表现

岩部骨折分为纵行（平行于岩骨长轴，约占 80%）、横行（垂直于岩骨长轴，占 10%～20%）及粉碎性骨折。骨折好发于上鼓室外侧，常累及上鼓室及面神经前膝。迷路骨折多为横行骨折，但累及岩部的纵行骨折亦可累及迷路，均致感音神经性聋。少见迷路出血机化，表现为膜迷路密度增高。听小骨外伤 HRCT 显示听小骨骨折或脱位，因结构细小容易漏诊，三维螺旋 CT 对显示听小骨有独特的优越性，锤砧关节脱位或砧镫关节脱位常见。

（四）颈骨肿瘤

临床表现为传导性聋或（和）感音性聋，影像学检查对其诊断有较高的临床价值。

1. 听神经瘤

（1）临床与病理

听神经瘤（acoustic neuroma）表现为一侧高频性感音聋，多为神经鞘瘤（Schwannoma）。

（2）影像学表现

CT 表现为桥小脑角池肿瘤，内耳道扩大，明显强化。多数与脑组织等密度，平扫不易发现，常规行增强检查。CT 气脑池造影可以显示早期管内型听神经瘤，表现为局部肿块，但为创伤性检查。

MRIT1WI 信号略低，T2WI 信号高。Gd-DTPA 增强后显著强化。用 3DFSE 的重 T2WI 能显示直径 2mm 的小听神经瘤。

2. 血管球瘤

（1）临床与病理

血管球瘤（glomus tumor）又称副神经节瘤（Paraganghoma），包括颈静脉球瘤（glomus jugulare）及鼓室球瘤（glomus tympanicum）。症状主要为搏动性耳鸣，也可有传导性听力下降。耳镜可见紫色肿物。

（2）影像学表现

CT 在颈静脉球瘤可见颈静脉窝扩大及骨壁侵蚀。破坏鼓室下壁，侵入下部鼓室，向下蔓延可破坏舌下神经管。鼓室球瘤可见鼓室下部软组织影，可无骨质改变，也可有鼓室下壁侵蚀。CT 增强检查有明显强化。

MRI 上肿瘤在 T1WI 为等信号，T2WI 为高信号，其中有多数迂曲条状及点状血管流空影，为本病典型所见，称为"椒盐"征。有明显强化。

DSA 表现为肿瘤颈外动脉供血，肿瘤区异常血管团或肿瘤染色，特异性较强。

3. 外中耳癌

（1）临床与病理

外中耳癌（carcinoma of outer and middle ear）见于中老年人。外耳道软组织肿物，有出血及分泌物。

（2）影像学表现

CT 表现为外耳道及鼓室软组织肿块。骨壁侵袭性破坏，边缘不整。肿物向周围扩展，累及乳突、面神经管、咽鼓管、颈动脉管、颈静脉窝及中、后颅窝。增强检查明显强化。

MRI 显示肿瘤范围较好，T1WI 为稍低信号，T2WI 为稍高信号，Gd-DTPA 增强检查有强化。

第三节　鼻和鼻窦

一、检查技术

（一）X 线检查

包括瓦氏位（Wae 位）、柯氏位（Caldwell 位）、侧位、颅底位、养窦造影检查，目前临床应用逐渐减少，趋向淘汰。

（二）CT 检查

鼻窦常规检查为 HRCT，层厚 2mm，骨算法重建成像，靶扫描，参考窗宽 2000HU、窗平 200HU，常规横断及冠状位扫描。肿瘤性病变进行软组织重建成像，部分病例还须行增强扫描。脑脊液鼻漏须采用 CT 脑池造影确诊。仿真内镜可清楚显示鼻腔和鼻窦的开口以及鼻腔的黏膜面。CT 导航技术已用于各种鼻窦病变的内镜手术治疗。

（三）MRI 检查

采用头线圈，横断面 SET1WI 和 T2WI 为基本扫描序列，冠状面和矢状面对于某些病变是必需的，增强扫描在鼻窦肿瘤的诊断和鉴别诊断中具有重要价值。水成像技术可显示脑脊液鼻漏。

二、影像观察与分析

（一）正常影像表现

HRCT 清楚地显示正常解剖及其变异，是鼻内镜手术的"路程图"，每例患者术前均应仔细观察鼻窦的正常结构及变异，以减少手术并发症。鼻腔及其外侧壁可显示上中下鼻甲与上中下鼻道，中鼻道区有窦口鼻道复合体，包括筛漏斗、半月裂孔、钩突、筛泡，鼻卤门可有上颌窦副口。上颌窦由前壁、后壁、上壁、下壁、内壁围成。发育过大时向硬腭、额突、颧突及眶骨质发展形成窦，向牙槽突发展，牙根突入上颌窦，发育过小则窦腔狭小，少数还可出现窦腔内骨性间隔。筛窦位于鼻腔外上方，每侧 3～15 个气房，分前后组，分别开口于中鼻道和上鼻道。常见变异有 Haller 气房、Onodi 气房、额筛泡、筛甲气房，鼻丘气房等。额窦 15% 不发育，12% 一侧发育，61% 两侧发育，通过额鼻管开口于中鼻道。蝶窦位于蝶骨体内，按气化程度分甲介型、鞍前型、半鞍型、全鞍型、鞍枕型等。开口于蝶筛隐窝。蝶骨大小翼气化、翼突气化、鞍背气化、蝶骨嵴气化，使视神经管、圆孔、卵圆孔、翼管及颈动脉管等结构与蝶窦发生位置的相对改变。CT 检查鼻腔及窦腔内含气为低密度，窦壁骨质呈线状高密度，正常新膜薄不显影。MRI 检查窦腔内气体及骨皮质呈低信号，骨髓呈高或中等信号。黏膜呈线状影，T1WI 为中等信号、T2WI 为高信号。

（二）基本病变表现

1. 黏膜增厚

呈与窦壁平行的软组织影，见于鼻窦炎症。

2. 窦腔积液

表现为窦腔内液体密度或信号影，并可见气液平面。见于炎症、外伤等。

3. 软组织肿块

见于良、恶性肿瘤，黏膜黏液囊肿，鼻息肉等。

4. 骨质改变

骨质破坏见于各种恶性肿瘤，骨质增生见于长期慢性炎症，骨质中断见于外伤骨折。

（三）比较影像学

影像学检查有平片、CT、MRI、DSA 等多种检查技术。平片检查目前已趋于淘汰，HRCT 为鼻腔鼻窦及其病变的常规检查技术，肿瘤性病变时须软组织重建或行 MRI 检查，并需要增强检查。MRI 上气体及骨皮质表现为无信号，因此，对鼻窦及颅底诸结构的骨性解剖显示不佳，但 MRI 对软组织的分辨力好，能直接显示黏膜、肌肉、间隙、血管、神经等结构。MRI 检查是 CT 检查的补充手段，二者联合应用，有利于提高鼻窦病变的影像诊断水平。

三、疾病诊断

（一）鼻窦炎

1. 临床与病理

鼻窦炎（nasal sinusitis）为临床常见病，主要表现为鼻塞、流涕、失嗅等。

2. 影像学表现

CT 表现为黏膜增厚和窦腔密度增高，长期慢性炎症可导致窦壁骨质增生肥厚和窦腔容积减小。窦腔软组织影内见不规则钙化提示并发霉菌感染。窦腔扩大，窦腔呈低密度影，增强后周边强化，窦壁膨胀性改变提示鼻窦黏液囊肿。CT 对鼻窦炎的分型及分期具有重要意义。

MRI 检查 T1WI 窦腔常为较高信号，增强后只有黏膜呈环形强化。

（二）鼻窦良性肿瘤

1. 临床与病理

最多见的是内翻性乳头状瘤。男性多见，多发生于 40~50 岁，主要临床表现有鼻塞、流涕、鼻部出血、失嗅、溢泪等。常复发，2%~3%恶变。

2. 影像学表现

CT 表现为鼻腔或筛窦软组织肿块，较小时呈乳头状，密度均匀，轻度强化。阻塞窦口引起继发性鼻窦炎改变，增强检查有助于区别肿瘤与继发炎性改变，肿瘤有强化。

可侵入眼眶或前颅窝。肿瘤迅速增大，骨质破坏明显应考虑有恶变可能。

3. 诊断与鉴别诊断

慢性鼻窦炎鼻息肉，一般骨质破坏不明显。血管瘤有明显强化。黏液囊肿窦腔膨胀性扩大。恶性肿瘤有骨质明显破坏。定性诊断需要进行病理学检查。

（三）鼻窦恶性肿瘤

包括上皮性恶性肿瘤（鳞癌、腺癌和未分化癌等）和非上皮性恶性肿瘤（嗅神经母细胞瘤、横纹肌肉瘤、淋巴瘤和软骨肉瘤等），鳞癌最常见。

CT 表现为鼻腔或（和）鼻窦内软组织肿块，一般密度均匀，肿块较大时可有液化坏死，部分病例还可见钙化，如腺样囊性癌、软骨肉瘤、恶性脊索瘤等。肿物呈侵袭性生长，恶性上皮性肿瘤随肿瘤的发展直接侵及邻近结构如眼眶、翼腭窝、额下窝、面部软组织甚至颅内等。绝大多数有明显的虫蚀状骨质破坏，中度或明显强化。不同部位恶性肿瘤的 CT 表现及诊断各具有一定特点。CT 对定位诊断和定量诊断具有重要作用。

MRI 可清楚地显示肿瘤侵犯周围软组织的情况。

（四）鼻部及鼻窦外伤

面部外伤为临床常见病，多累及鼻骨、鼻窦。

鼻部骨折 CT 表现鼻骨、上颌骨额突、泪骨骨质中断或（和）移位，以鼻骨骨折最多见，泪骨骨折常累及泪囊窝。骨缝分离增宽，鼻额缝、鼻骨与上颌骨额突缝、上颌骨额突与泪骨缝分离或（和）错位。软组织肿胀增厚。可伴发邻近骨折。

鼻窦骨折 CT 表现为窦壁骨质中断、移位，窦腔内积血、黏膜肿胀增厚等改变。骨折累及颅底和硬脑膜，形成脑脊液鼻漏。蝶窦位于颅底的中央，位置深在，毗邻结构重要，因此，蝶窦骨折后易引起严重的临床表现，预后不良。鼻窦骨折多为复合性骨折，一般不用 MRI 检查。

第四节　咽部

一、检查技术

咽部可分为鼻咽、口咽、喉咽三部分，影像学检查包括 X 线、CT 和 MRI。

（一）X 线检查

鼻咽侧位：主要观察鼻咽顶后壁、咽后壁、颈前组织、软腭、舌根、会厌及咽腔气道。

咽腔造影：主要观察咽腔形态及吞咽运动等功能改变。

（二）CT 检查

鼻咽 CT 采用横断面或（和）冠状面，口咽和下咽部 CT 采用横断面 5mm 连续扫描，选用软组织窗，颅底部选用骨窗进行观察。螺旋 CT 容积扫描可以进行多平面重建，发现病变时应行增强检查。

（三）MRI 检查

采用颈部线圈、SE 序列，矢状面、横断面、冠状面 T1WI、T2WI，层厚 3~6mm。

横断面扫描平行于硬腭或声带。对可疑血管性病变、肿瘤侵入颅内，须确定肿瘤形态、大小及邻近组织的浸润范围时应行增强扫描。

二、影像观察与分析

（一）正常影像学表现

口咽部上起软腭，下至会厌游离缘。侧位 X 线片显示咽后壁软组织光滑，厚度平均3mm，超过5mm 具有病理意义；前方软腭下为舌面，连续为舌根、会厌组织。CT 和 MRI 横断面扫描可显示口咽黏膜、黏膜下咽缩肌、咽旁间隙、扁桃体组织。

鼻咽部位于鼻腔后方，上自颅底，下至硬腭。前壁为鼻后孔及鼻中隔后缘；顶壁由蝶枕骨构成，与颅底关系密切；后壁为枕骨基底部及第一、二颈椎椎体；外壁为咽鼓管咽口、圆枕、侧隐窝。侧位平片显示顶壁软组织厚度平均4.5mm，后壁3.5mm。CT 和 MRI 见两侧咽隐窝对称，咽鼓管圆枕和咽鼓管咽口清楚，可区分鼻咽黏膜、黏膜下层及其外侧肌群形态、咽旁间隙组织等结构。

喉咽部又称为下咽部，上起会厌游离缘，下至环状软骨下缘，由下咽侧壁、两侧梨状隐窝及环后间隙组成。侧位片显示下咽后壁厚度不超过10mm。两侧梨状隐窝在吞钡时显示清晰。CT 和 MRI 横断面清楚地显示下咽后壁黏膜，黏膜下颈长肌群；两侧梨状隐窝对称，大小一致，黏膜面光滑整齐。食管上开口部呈软组织密度位于环状软骨后区及气管后。

（二）基本病变表现

1. 咽腔狭窄或闭塞

见于肿瘤、外伤等。

2. 咽壁增厚或不对称

见于炎症、肿瘤。

3. 咽腔或咽周异常密度影

见于炎症、肿瘤。

4. 咽周间隙的移位或消失

见于炎症、肿瘤。

（三）比较影像学

咽部影像学检查方法有 X 线、CT、MRI、DSA 多种检查技术。X 线检查目前仍用于观察鼻咽侧后壁软组织厚度，主要用于儿童腺样体增生。CT 检查为咽部及其病变的常规检查技术，可以清晰显示咽腔、咽壁及咽周间隙改变。MRI 检查由于任意方位成像及优越的软组织对比，临床应用越来越多。

三、疾病诊断

（一）腺样体增生

1. 临床与病理

腺样体（咽扁桃体）是位于鼻咽顶部的一团淋巴组织，在儿童期可呈生理性肥大，腺样体增生（adenoid hypertrophy）5 岁时最明显，以后逐渐缩小，15 岁左右达成人状态。腺样体肥大可引起呼吸道不畅或反复性上呼吸道感染，临床主要表现有鼻塞、张口呼吸、打鼾，影响咽鼓管时导致分泌性中耳炎。

2. 影像学表现

侧位平片可见鼻咽顶后壁局限性软组织增厚，突入鼻咽腔使相应气道狭窄。

CT 表现为顶壁、后壁软组织对称性增厚，表面可不光滑，增强后均匀强化，两侧咽隐窝受压狭窄，咽旁间隙、颈长肌等结构形态密度正常，颅底无骨质破坏。

MRI 多方位检查有利于显示肥大的腺样体，呈等 T1、长 T2 信号。

（二）咽部脓肿

1. 临床与病理

咽周为疏松结缔组织、肌肉、筋膜构成的间隙，这些间隙感染或形成积脓为临床常见疾病，根据感染的部位又分为扁桃体周围脓肿、咽后脓肿、咽旁间隙感染或脓肿。急性脓肿多见于儿童，常因咽壁损伤、异物刺入、耳部感染、化脓性淋巴结炎等引起。慢性脓肿多见于颈椎结核、淋巴结结核所致的脓肿。临床上急性脓肿有全身炎症症状，咽痛、吞咽呼吸困难等，脓肿破坏血管可引起出血。

2. 影像学表现

侧位平片可见咽后壁肿胀，咽后壁组织超过正常厚度，并呈弧形向前隆突，咽气道变形变窄，椎体结核脓肿尚可见椎体破坏、椎间隙变窄或消失。

CT 显示软组织肿胀，呈略低密度，结核脓肿有时见脓肿壁钙化。脓肿突向咽腔，致气道变形，脓肿与深部组织分界清或不清。增强呈不规则环形强化。

MRI T1WI 见脓肿呈不均匀低信号，T2WI 呈高信号，脓肿范围显示清楚，压迫周围组织器官移位。增强后脓肿壁强化，脓腔无强化。

3. 诊断与鉴别诊断

鉴别诊断包括外伤血肿、咽部囊性淋巴管瘤、鼻咽血管纤维瘤等。血肿 CT 呈高密度，MRI T1WI、T2WI 呈高信号。囊性淋巴管瘤为儿童头颈部较常见疾病，范围较广，与脓肿改变不同。鼻咽纤维血管瘤见于男性青少年，DSA 检查呈富血管肿瘤，CT 和 MRI 强化明显。

（三）咽部肿瘤

1. 鼻咽纤维血管瘤

（1）临床与病理

鼻咽纤维血管瘤（nasopharngeal angiofibroma）又称为青少年出血性纤维瘤，多见于 10～25 岁男性。临床症状以进行性鼻塞和反复顽固性鼻出血为主，肿瘤较大时可压迫周围组织出现鼻、鼻窦、耳、眼等症状。鼻咽检查可见突向鼻咽腔粉红色肿块，易出血。

（2）影像学表现

侧位平片虽可显示鼻咽腔软组织肿块，但不能显示其范围，临床价值不大。

CT 示软组织肿块，充满鼻咽腔，可经后鼻孔长入同侧鼻腔，蝶腭孔扩大，肿瘤长入翼腭窝、颞下窝，向上可破坏颅底骨质，侵入蝶窦或海绵窦，肿块境界清楚，密度一般均匀，肿瘤强化异常明显。

MRI T1WI 呈低信号，T2WI 呈明显高信号，强化明显，瘤内可见低信号条状或点状影，称为"椒盐征"。

DSA 肿瘤富血管，可明确肿瘤供血动脉及引流静脉，同时可进行介入性治疗。

（3）诊断与鉴别诊断

应与腺样体肥大、鼻咽部淋巴瘤、囊性淋巴管瘤等鉴别。鼻咽淋巴瘤的常见部位为咽淋巴环，影像学表现病变广泛弥漫分布于咽扁桃体、咽鼓管口扁桃体及咽壁淋巴组织，致软组织增厚。

2. 鼻咽癌

（1）临床与病理

鼻咽癌（asopharngeal carcinoma）是我国常见恶性肿瘤之一，男性多见，临床主要有血涕、鼻出血、耳鸣、听力减退、鼻塞、头痛。晚期可引起视力障碍、视野缺损、突眼、复视、眼球活动受限；侵犯颅神经，以三叉神经、外展神经、舌咽、舌下神经损害多见；颈淋巴结转移率高达 79.3%，远隔转移率 4.2%。

（2）影像学表现

CT 示咽隐窝闭塞、消失、隆起，咽顶、后、侧壁肿块突向鼻咽腔。病变向前突向后鼻孔，侵犯翼腭窝，破坏蝶骨翼板及上颌窦、筛窦后壁进入眶内；向后侵犯头长肌、枕骨斜坡、寰椎前弓侧块，侵犯舌下神经管；向外侵犯咽鼓管圆枕、腭帆张肌、腭帆提肌、翼内肌、翼外肌，侵入颞下窝、颈动脉鞘、茎突；向上破坏颅底并通过卵圆孔、破裂孔进入颅内累及海绵窦；向下侵犯口咽、喉等。同时可见颈深链淋巴结肿大。病变呈不均匀明显强化。

MRI T1WI 肿瘤呈低-中等信号，T2WI 呈中-低信号，呈明显强化，MRI 检查有利于发现斜坡转移、海绵窦受侵、下颌神经受侵等。

第五节　喉部

一、检查技术

喉部位于舌骨下颈前部，上通咽部、下接气管，分为声门上区、声门区（喉室）和声门下区。

（一）X 线检查

侧位观察喉部结构。正位主要观察喉外伤和异物。

（二）体层摄影

采用侧位或正位体层。侧位体层以正中矢状面向两侧各 0.5cm 间距共摄三张。正位体层分别行平静呼吸，阔气及发"依"音摄片，观察声带活动。

（三）CT 检查

包括会厌-声门下区，采用横断面 3～5mm 连续扫描，软组织窗观察，加大窗宽有利于显示声带及喉室情况。发现病变时行增强检查。

（四）MRI 检查

使用颈部线圈，SE 序列，做喉部矢状面、横断面和冠状面的 T1WI 及横断面和/或冠状面 T2WI，厚度 3～5mm。增强时行横断面、冠状面 T1WI 扫描。

二、影像观察与分析

（一）正常影像学表现

侧位平片显示声门为一横行条状低密度影，声门上、下区透光含气。正位体层摄影可清楚显示喉前庭、室带、喉室、声带和声门下区结构，在呼气、吸气、阔气、发音时可见声带的活动度及其形态。

CT 横断扫描可观察会厌、喉前庭、构会厌皱襞、梨状隐窝、假声带、真声带、声门下区的形态结构；显示舌骨、甲状软骨、构状软骨、环状软骨的位置、形态及其关系；喉旁间隙的形态与密度；喉外肌肉、血管、间隙等结构。喉黏膜有强化表现。

MRI 可直接显示喉部矢状面、横断面和冠状面的影像，喉软骨在钙化前在 T1WI、T2WI 呈中等信号，钙化后呈不均匀低信号；喉肌 T1WI 和 T2WI 呈偏低信号；喉黏膜在 T1WI 呈中等信号，T2WI 呈明显高信号；喉旁间隙在 T1WI 和 T2WI 均呈高信号影；喉前庭、喉室和声门下区则均呈极低信号。

（二）基本病变表现

1. 喉腔狭窄或闭塞见于肿瘤、外伤、声带麻痹等病变。
2. 喉壁增厚或喉周异常密度影见于炎症、肿瘤。
3. 喉周间隙的移位或消失见于炎症、肿瘤。

（三）比较影像学

喉部影像学检查方法有 X 线检查、CT、MRI、DSA 等多种检查技术。X 线检查、体层摄影、DSA 较少应用于喉部。普通 CT 为喉部的常规检查技术，可以清晰显示喉腔、喉壁各层结构及喉周间隙改变。MR 检查由于任意方位成像及优越的软组织对比，临床应用也渐受重视。

三、疾病诊断

（一）喉癌

1. 临床与病理

喉癌（carcinoma of the lamp）是常见的恶性肿瘤之一，占全身恶性肿瘤的 2%，多见于 40 岁以上男性，93%～96% 为鳞癌。多发生于声门区，声门上区次之，声门下区最少。

临床表现为喉异物感、喉痛、声嘶、呼吸困难、喉部肿块、淋巴结肿大等。

2. 影像学表现

侧位 X 线平片可见喉前庭或声门下区肿块，声门癌见喉室闭塞，局部密度增高。

正位体层摄影可显示肿块向喉腔内凸出，声带或室带活动度减弱固定。

CT 显示病变呈软组织密度，突向喉腔内，压迫梨状隐窝使其变小消失。肿瘤通过前联合侵犯对侧或喉旁间隙内，破坏甲状软骨板，侵犯喉外肌群。肿瘤强化明显，同时 CT 还可显示颈部间隙内肿大的淋巴结。

MRIT1WI 见肿瘤呈中等信号，T2WI 呈高信号，肿瘤强化明显。MRI 检查显示肿瘤累及的范围更加准确。

3. 诊断与鉴别诊断

包括喉息肉、乳头状瘤、喉结核、喉淀粉样瘤等。喉息肉和乳头状瘤多见于声带前端，病变限于黏膜面，不侵犯深层组织。

第六节　口腔颜面部

一、检查技术

（一）X 线检查

主要有根尖片、曲面体层摄影等。用于观察牙尖、牙根、牙槽骨的病理改变，用以诊断阻生齿、龋齿、牙周膜炎、根尖脓肿、根尖肉芽肿、根尖周囊肿、牙周病等。

（二）CT 检查

采用横断面，从下颌骨下缘至颞颌关节，5mm 层厚连续扫描，软组织窗观察，必要时观察骨窗。近来，直接冠状面扫描应用越来越多，从上颌骨前缘至下颌骨后缘，临床价值渐受重视。

（三）MRI 检查

采用头线圈，SE 序列，扫描包括矢状、横断、冠状面 T1WI 和横断或冠状面 T2WI，层厚 5mm。必要时行横断面、冠状面、矢状面增强扫描。

二、影像观察与分析

（一）正常影像学表现

1. 牙齿

平片上显示牙釉质高密度，牙本质及牙骨质密度稍低，牙髓腔为低密度，牙周膜为包绕牙根的连续线状低密度影，牙槽骨牙周骨板密度高。CT 显示上述牙齿的横断面影像，各层结构显示更加清晰。MRIT1WI、T2WI 牙髓和骨松质呈高信号，其他骨质呈低信号。

2. 上颌骨

分体部和四个突起。体部主要由上颌窦组成，四个突起为额突、颧突、齿槽突和腭突。CT 横断面可分别观察上颌骨各部的形态及结构。MRI T1WI、T2WI 显示骨髓呈高信号，皮质呈低信号。

3. 下颌骨

由体部和升支组成，其交界处为下颌角。下颌骨体部上缘为齿槽骨，体部有下颌管。开支包括喙突和髁状突，升支中部舌侧面有下颌孔。X 线平片下颌骨皮质呈线状高密度影，其内松质骨呈网状低密度，下颌管呈线条状低密度透光影。CT 和 MRI 可清晰显示下颌骨各部分结构。

4. 舌与口底

平片观察舌、口底部组织较难，临床较少应用。CT 平扫看体呈中等均匀密度，舌根部边缘圆滑整齐；口底肌群呈束状，止于下颌颏部。MRI T1WI、T2WI 可显示舌肌的形态，并进一步显示舌体纵肌和横肌的肌纤维走行、舌黏膜的厚度、口底肌群及间隙。黏膜在 T2WI 呈高信号。

（二）基本病变表现

1. 形态改变

颌骨可有变形、增大、缩小甚至消失，通常提示面部外伤、畸形、肿瘤等病变的存在。

2. 位置改变

指正常颌面部各结构发生移位，表现为上下左右及前后位置的改变，通常提示有占位性病变或畸形。

3. 骨质改变

骨质中断为骨折所致、骨质破坏提示恶性肿瘤或转移瘤等。

4. 异常密度

表现为低密度提示含脂肪性病变或积气，等密度多见于炎性或肿瘤性病变，高密度见于骨瘤、钙化等。

（三）比较影像学

口腔颌面部影像学检查方法有平片检查、CT、MRI、DSA 及超声检查等多种检查技术。根尖片、曲面体层摄影常用于观察牙根及颌骨情况，DSA 检查较少应用于口腔颌面部。CT 检查为颌面部及其病变的常规检查技术。MRI 检查由于任意方位成像及优越的软组织对比，颌面部应用也逐渐增多。

三、疾病诊断

（一）造釉细胞瘤（ameloblastoma）

1. 临床与病理

是颌面部常见肿瘤，来源于牙板和造釉器的残余上皮和牙周组织的残余上皮。多见于 20~40 岁青壮年，男女无差异，多发生于下颌骨。生长缓慢，初期无症状，后期颌骨膨大，面部畸形，牙齿松动、脱落。可产生吞咽、咀嚼、语言、呼吸障碍，4.7% 恶变。

2. 影像学表现

X 线检查，分为四型：多房型占 59%，蜂窝型占 22%，单房型占 14%，恶变约 5%。表现为单囊状、砂粒状、蜂窝状或多囊状低密度影，内见厚度不一骨隔，囊壁边缘硬化，囊内有时见到牙齿，局部骨皮质受压变形、膨隆、变薄。

CT 检查：病变呈囊状低密度区，周围囊壁境界清晰，呈锐利高密度囊壁。可清晰观察肿瘤的位置、边缘、内部结构、密度及局部骨皮质情况。

MRI 检查：T1WI 低信号，T1WI 囊液高信号，囊壁低信号，囊内间隔低信号。

3. 诊断与鉴别诊断

包括牙源性囊肿和骨巨细胞瘤等。前者呈圆形低密度，边缘光滑锐利，囊壁硬化完整，囊内可见牙齿。后者呈分隔状，瘤壁无硬化。

（二）口腔癌

1. 临床与病理

是颌面部常见肿瘤，其中舌癌最为常见。临床表现为舌痛，肿瘤表面溃疡。病变发展引起舌运动受限，涎液多，进食、言语困难。

2. 影像学表现

CT 检查：肿瘤呈低密度，境界不清，侵犯舌根时局部不规则膨突，不均匀强化，常见颈部淋巴结肿大。

MRI 检查：T1WI 呈均匀或不均匀低信号，境界不清，T2WI 呈明显高信号。Gd - DTPA 增强肿瘤呈不均匀强化。同时伴颈淋巴结肿大。

（三）腮腺肿瘤

1. 临床与病理

腮腺肿瘤 90%来自腺上皮，良性者以混合瘤多见，多位于腮腺浅部；恶性者以黏液表皮样癌多见。良性病史长，可达 30 余年，无痛性包块，肿块质软，边界清楚。恶性病史短，侵犯神经引起疼痛和面神经麻痹，侵犯咀嚼肌群发生开口困难。

2. 影像学表现

腮腺造影：良性者导管纤细、变直、撑开、聚拢、消失、移位。恶性者导管受压移位、破坏、缺损、中断及对比剂外溢。

CT 检查：良性肿瘤呈圆形或分叶状边界清楚的等或稍高密度影，轻—中等强化。恶性肿瘤呈境界不清稍高密度影，其内密度不均匀，呈不均匀强化，以及下颌骨骨质破坏，常合并颈部淋巴结肿大。

MRI 检查：T1WI 肿瘤呈低—中等信号，T2WI 呈高信号。良性边界清楚，呈圆形或分叶状，恶性呈不规则状，伴淋巴结肿大。良性肿瘤强化较均匀者居多，恶性肿瘤不均匀强化者居多，转移淋巴结呈均匀或环状强化。

3. 诊断与鉴别诊断

包括下颌骨升支肿瘤、咽旁间隙肿瘤、淋巴瘤、淋巴结核、腮腺转移瘤等。

第七节 颈部

一、检查技术

（一）X 线检查

颈部正、侧位片用于观察颈部骨骼、气道的形态、颈部软组织异常钙化、骨化、异物、积气等。

（二）CT 检查

常规增强颈部 5mm 连续扫描，选择软组织窗观察颈部各种软组织结构，必要时选择骨窗观察颈椎或颈部软骨结构。螺旋扫描可进行三维重建及咽、喉腔、颈部血管内镜检查。

（三）MRI 检查

采用颈部线圈、SE 序列，矢状面、横断面、冠状面 T1WI，横断面或冠状面的 T2WI，根据需要层厚 4~7mm。发现病变时行增强检查。

（四）DSA 检查

经股动脉插管做颈动脉或椎动脉血管造影，观察病变与血管关系并了解病变的血供情况。

二、影像观察与分析

（一）正常影像学表现

颈部解剖复杂，包括皮肤、皮下、肌肉、血管、神经、淋巴结、筋膜结缔组织等，颈部筋膜将上述结构分隔成 12 个间隙，分别为舌下间隙、颌下间隙、颊间隙、咀嚼肌间隙、颈动脉间隙、颈后间隙、腮腺间隙、咽黏膜间隙、咽旁间隙、咽后间隙、脏器间隙及椎前间隙，相邻的间隙之间有的可以相互沟通，病变也可以沿间隙蔓延扩散。筋膜在正常影像上不显影，神经、血管、淋巴结位于颈部各间隙内。

X 线平片不能分辨颈部各种软组织结构及间隙。DSA 显示颈部血管及其分支形态、走行情况及有无异常血管形成或染色。

CT 平扫可分辨颈部软组织，皮下脂肪呈较均匀低密度影，肌肉、血管、神经、淋巴结均呈中等密度，筋膜不能分辨。各组织间有结缔组织、脂肪组织充填，呈低密度。

CT 增强可观察血管形态和走行。

MRI 扫描 T1WI 或 T2WI 皮下脂肪均呈高信号强度。肌肉、神经、淋巴结呈中等信号，动脉、静脉呈流空信号，各间隙内脂肪结缔组织呈高信号。甲状腺左右叶上下径 50～60mm，前后径 10～25mm，左右径 20～30mm。X 线平片不能显示甲状腺形态及结构；CT 平扫因甲状腺内碘成分蓄积致甲状腺密度明显高于肌肉组织，密度均匀，境界清楚，CT 强化扫描腺体均匀明显强化；MRI 扫描 T1WI 和 T2WI 甲状腺均呈中等偏高信号。甲状旁腺正常时因腺体较小难以显示。

颈部淋巴结分为七区，分别为 Ⅰ 区，颏下及颌下淋巴结；Ⅱ 区，颈内静脉链上组；Ⅲ 区：颈内静脉链中组；Ⅳ 区，颈内静脉链下组；Ⅴ 区，颈后三角区淋巴结，即胸锁乳突肌后缘、斜方肌前缘及锁骨构成的三角区内的淋巴结；Ⅵ 区，中央区淋巴结，包括喉前、气管前和气管旁淋巴结；Ⅶ 区，上纵隔淋巴结。

（二）基本病变表现

1. 淋巴结肿大

一般正常淋巴结小于 5mm，5～8mm 提示可疑淋巴结增大，大于 8mm 则认为是淋巴结增大，常见有炎症、结核、转移瘤、淋巴瘤等。超声表现为类圆形，中央髓质为强回声，周边皮质为低回声。CT 为等密度肿块，位于颈部各间隙内，强化后均匀、不均匀或环形强化。MRI、T1WI 呈较低信号，T2WI 呈较高信号。颈部淋巴结的全面准确显示，对恶性肿瘤的分期具有重要价值。

2. 软组织肿块

见于各种肿瘤、炎症。

3. 正常结构移位

见于各种占位性病变。

4. 气管、血管狭窄闭塞

见于外伤、肿瘤、气管软骨坏死等。

（三）比较影像学

颈部影像学检查方法有 X 线、CT、MRI 及超声检查等多种检查技术。超声检查主要用于颈部淋巴结的检查，DSA 检查则观察颈部血管改变。增强 CT 检查为颈部及其病变的常规检查技术。MRI 检查由于任意方位成像及优越的软组织对比，颈部应用也逐渐增多。

三、疾病诊断

（一）颈动脉体瘤

1. 临床与病理

颈动脉体位于颈动脉分叉部后上方，呈椭圆形，纵径 5mm，借 Mayer 韧带与动脉外膜相连。颈动脉体瘤（carotid body tumor）为副神经节瘤，女性多见，好发于中年，临床较少见。临床表现颈部肿块、头晕、头痛、晕倒。可合并迷走神经压迫症状如音哑、呛咳；交感神经压迫症状如霍纳综合征或舌下神经功能障碍。

2. 影像学表现

CT 表现为颈动脉分叉处圆形境界清晰中等密度肿块，增强后肿瘤明显强化，颈动、静脉受压移位，颈内、外动脉分叉角度增大。

MRIT1WI 呈均匀中等或中等偏低信号，T2WI 明显高信号，肿瘤增大时信号不均匀，可见流空信号征。肿瘤强化明显，其内见血管流空影，称为"椒盐征"。

DSA 见颈动脉分叉加宽，动脉移位，分叉处见血供丰富的肿瘤。

3. 诊断与鉴别诊断

须鉴别病变包括神经纤维瘤、神经鞘瘤、淋巴结肿大等。

（二）甲状腺肿

甲状腺肿（gotter）常为甲状腺激素合成不足，引起垂体促甲状腺激素增多，刺激甲状腺滤泡上皮增生，滤泡肥大所致，一般不伴有明显的功能异常，多见于缺碘地区。约有 3% 伴有甲状腺癌。好发于 20~40 岁女性，偶然发现或表现为颈前肿块，较大时可有气道压迫症状。

影像 CT 表现为低密度结节，较小时密度均匀，较大时密度不均匀，多结节甲状腺肿表现为多发低密度区，有时边缘可见钙化，腺瘤样增生结节可有轻度强化，一般不侵犯邻近器官或结构。

MRI 表现为长 T2 信号，T1 信号强度则根据胶体中蛋白质含量而定，信号由低信号到高信号不等。

（三）甲状腺肿瘤

1. 临床与病理

甲状腺肿瘤（thyroid tumor）分为良、恶性，良性主要为腺瘤，占甲状腺疾病的 60%；恶性为甲状腺癌，占头颈部肿瘤的 34.2%，以乳头状癌为多见。女性多见，以 20~40 岁多见，可引起音哑、呼吸困难，恶性肿瘤半数左右发生颈部淋巴结转移。

2. 影像学表现

颈部 X 线平片可发现甲状腺区钙化、气管受压等征象。CT 检查腺瘤表现为圆形、类圆形境界清楚的低密度影；癌则呈形态不规则、边界不清的不均匀低密度影，其内可见散在钙化及更低密度坏死区，病变与周围组织分界不清，颈部淋巴结肿大。腺瘤不强化或轻度强化，癌则不均匀明显强化，转移淋巴结多呈环状强化。

第八节 中枢神经系统

一、脑

（一）检查技术

1. 颅骨平片

常用后前位和侧位。方法简单、经济，无创伤。

2. 脑血管造影（cerebral angiography）

脑血管造影是将有机碘对比剂引入脑血管显示脑血管的方法，包括颈动脉造影（carotid arteriography）和椎动脉造影（vertebral arteriography）。常用 DSA 技术，分别摄取脑动脉期、静脉期和静脉窦期图像。

3. 脑 CT 包括平扫、增强扫描和特殊成像

（1）平扫

横断面扫描为主，头部固定，以眦耳线（眼外眦与外耳孔中心）为基线依次向上扫描 8~10 层，层厚 10mm。检查后颅窝则取与眦耳线成 20°。有时加扫冠状面。

（2）增强 CT

经静脉注入有机碘对比剂后再行扫描。按公斤体重 60% 泛影葡胺 1.5~2mL 计算，静

脉内推注或滴注。增强后病灶常显示更清楚，可显示出平扫未显示的病灶。

碘过敏者不宜行增强 CT 检查。

（3）CTA

静脉团注有机碘对比剂后，当对比剂流经脑血管时进行螺旋 CT 扫描，并三维重建脑血管图像。

（4）CT 灌注成像

快速静脉团注有机碘对比剂后，在对比剂首次通过受检脑组织时进行快速动态扫描，并重建脑实质血流灌注图像。它反映脑实质的微循环和血流灌注情况。

4. 脑 MRI 包括平扫、增强扫描和特殊成像

（1）平扫 MRI

常规采用横断面扫描，依病变部位再选择冠状面或（和）矢状面扫描。一般层厚 5 ~ 10mm，薄层用 2 ~ 5mm。常用 SE 序列 T1WI 和 T2WI。

（2）增强 MRI

对比剂用 Gd-DTPA，按公斤体重 0.1 ~ 0.2mmol 计算。增强扫描病灶显示更清楚，并可显示平扫未能显示的细小和多发病灶，明确病变的部位和范围，鉴别病变与水肿、肿瘤术后复发与术后改变等。

（3）MRA

无须注射对比剂即可显示颅内大血管，是唯一成熟的无创性脑血管成像技术。常用 TOF 法和 PC 法。

（4）功能性 MRI

利用 MR 成像技术反映脑的生理过程和物质代谢等功能变化。主要包括：MR 扩散成像，反映水分子的扩散速度，主要用于急性脑缺血性疾病的早期诊断；MR 灌注成像，反映脑组织微循环的分布和血流灌注，主要用于脑血管性疾病及肿瘤良恶性鉴别；MR 波谱分析，主要有 1H、31P 等的波谱分析，用于脑组织代谢产物的定量分析；脑功能成像，用于研究脑皮层活动的功能定位，已初步应用于临床。

（二）影像观察与分析

1. 正常影像学表现

（1）颅骨平片

正常颅骨平片表现，因个体、性别和年龄而异。颅板分内板、外板和板障。内、外板呈高密度线形影，板障居中，密度较低。颅板厚度因年龄和部位而不同。颅缝包括冠状缝、矢状缝和人字缝，呈锯齿形透亮影。颅缝内可有缝间骨。侧位上可显示蝶鞍的形态、大小及结构。其正常前后径平均 11.5mm，深径平均 9.5mm，形状分为椭圆形、扁平形和圆形。后前位上，内耳道显示在眼眶内，两侧对称，宽径不超过 10mm，两侧相差不超过 0.5mm。生理性钙化主要有松果体、大脑镰、床突间韧带和脉络膜丛等部位钙化。生理性钙化的移位仅对颅内占位病变起提示作用。

（2）脑 DSA

颈内动脉经颅底入颅后，先后发出眼动脉、脉络膜前动脉和后交通动脉，终支为大脑前、中动脉。大脑前动脉主要分支依次是额极动脉、胼缘动脉、胼周动脉等；大脑中动脉主要分支依次是额顶升支、顶后支、角回支和颞后支等。这些分支血管多相互重叠，结合正侧位造影片容易辨认。正常脑动脉走行迂曲、自然，由近及远逐渐分支、变细，管壁光滑，分布均匀，各分支走行较为恒定。

（3）脑 CT

①颅骨及空腔：颅骨为高密度，颅底层面可见低密度的颈静脉孔、卵圆孔、破裂孔等。鼻窦及乳突内气体呈低密度。

②脑实质：分大脑额、颞、顶、枕叶及小脑、脑干。皮质密度略高于髓质，分界清楚。大脑深部的灰质核团密度与皮质相近，在髓质的对比下显示清楚。尾状核头部位于侧脑室前角外侧，体部沿丘脑和侧脑室体部之间向后下走行。丘脑位于第三脑室的两侧。豆状核位于尾状核与丘脑的外侧，呈楔形，自内而外分为苍白球和壳核。苍白球可钙化，呈高密度。豆状核外侧近岛叶皮层下的带状灰质为屏状核。尾状核、丘脑和豆状核之间的带状白质结构为内囊，分为前肢、膝部和后肢。豆状核与屏状核之间的带状白质结构为外囊。

③脑室系统：包括双侧侧脑室、第三脑室和第四脑室，内含脑脊液，为均匀水样低密度。双侧侧脑室对称，分为体部、三角部和前角、后角、下角。

④蛛网膜下腔：包括脑沟、脑裂和脑池，充以脑脊液，呈均匀水样低密度。脑池主要有鞍上池、环池、桥小脑角池、枕大池、外侧裂池和大脑纵裂池等。其中鞍上池为蝶鞍上方的星状低密度区，多呈五角或六角形。

⑤增强扫描：正常脑实质仅轻度强化，血管结构直接强化，垂体、松果体及硬膜明显强化。

（4）脑 MRI

①脑实质：脑髓质比皮质氢质子数目少，其 T1 和 T2 值较短，故 T1WI 脑髓质信号稍高于皮质，T2WI 则稍低于皮质。脑内灰质核团的信号与皮质相似。

②含脑脊液结构：脑室和蛛网膜下腔含脑脊液，信号均匀，T1WI 为低信号，T2WI 为

高低号，水抑制像呈低信号。

③颅骨：颅骨内外板、钙化和脑膜组织的含水量和氢质子很少，T1WI 和 T2WI 均呈低信号。颅骨板障和脂肪组织，T1WI 和 T2WI 均为高信号。

④血管：血管内流动的血液因"流空效应"，T1WI 和 T2WI 均呈低信号。当血流缓慢时则呈高信号。

⑤增强扫描：组织的强化情况与 CT 相似。

2. 基本病变表现

（1）颅骨平片

①颅高压症：是颅内病变较常见的共同表现。在儿童表现为头颅增大、囟门增宽、颅板变薄、颅缝分离和脑回压迹增多；在成人主要是蝶鞍改变、表现为蝶鞍增大、鞍底和鞍背骨质模糊或消失。

②颅内肿瘤定位征，局限性颅骨变化：表现为颅骨的局限性增生、破坏或结构改变，见于脑表面或靠近颅骨的肿瘤。增生多见于脑膜瘤，岩骨尖破坏、缺损多见于三叉神经瘤，内耳道扩大多见于听神经瘤。

蝶鞍改变：鞍内型，蝶鞍气球样膨大，见于垂体瘤；鞍上型，蝶鞍扁平，鞍背缩短，见于鞍上肿瘤；鞍旁型，鞍底受压下陷，形成双鞍底，前床突上翘或破坏，见于鞍旁肿瘤。

钙化：肿瘤钙化比例为 3%~15%，根据钙化表现可初步判断肿瘤的部位和性质；根据松果体钙化的移位情况可推断肿瘤的大致部位。

（2）DSA

颅内占位病变使脑血管受压移位、聚集或者分离，牵直或者扭曲。一些肿瘤可不同程度地显影。脑 DSA 是诊断脑血管疾病的金标准，但面临 CTA 和 MRA 日益严峻的挑战。

（3）脑 CT

①平扫密度改变

高密度病灶：见于血肿、钙化和富血管性肿瘤等。

等密度病灶：见于某些肿瘤、血肿、血管性病变等。

低密度病灶：见于炎症、梗死、水肿、囊肿、脓肿等。

混合密度病灶：上述各种密度病灶混合存在。

②增强扫描特征

均匀性强化：见于脑膜瘤、转移瘤、神经鞘瘤、动脉瘤和肉芽肿等。

非均匀性强化：见于胶质瘤、血管畸形等。

环形强化：见于脑脓肿、结核瘤、胶质瘤、转移瘤等。

无强化：见于脑炎、囊肿、水肿等。

③脑结构改变

占位效应：由颅内占位病变及周围水肿所致，局部脑沟、脑池、脑室受压变窄或闭塞，中线结构移向对侧。

脑萎缩：范围可为局限性或弥漫性，皮质萎缩显示脑沟和脑裂增宽，脑池扩大，髓质萎缩显示脑室扩大。

脑积水：交通性脑积水脑室系统普遍扩大，脑池增宽；梗阻性脑积水梗阻近侧脑室扩大，脑池无增宽。

④颅骨改变

颅骨病变：如骨折、炎症和肿瘤等。

颅内病变：如蝶鞍、内耳道和颈静脉孔扩大，可协助颅内病变的定位和定性诊断。

（4）脑 MRI

①肿块：一般肿块含水量高，呈长 T1 和长 T2 信号改变；脂肪类肿块呈短 T1 和长 T2 信号改变；含顺磁性物质肿块如黑色素瘤呈短 T1 和短 T2 信号改变；钙化和骨化性肿块则呈长 T1 和短 T2 信号改变。

②囊肿：含液囊肿呈长 T1 和长 T2 信号异常；而含黏液蛋白和类脂性囊肿则呈短 T1 和长 T2 信号异常。

③水肿：脑组织 T1 和 T2 值延长，T1WI 呈低信号，T2WI 呈高信号。

④出血：因血肿时期而异。三天内的急性血肿 T1WI 和 T2WI 呈等或稍低信号，MRI 上不易发现；三天至两周内为亚急性血肿，T1WI 和 T2WI 血肿周围信号增高并向中心部位推进，周围可出现含铁血黄素沉积形成的低信号环；两周以上的慢性血肿，T1WI 和 T2WI 均呈高信号，周围低信号环更加明显。

⑤梗死：急性期脑组织缺血缺氧，继发脑水肿、坏死和囊变，呈长 T1 和长 T2 异常信号；纤维修复期呈长 T1 和短 T2 或长 T2 信号。脑结构的 MRI 形态变化分析与 CT 相同。脑病变的增强 MRI 表现与 CT 相似。

3. 比较影像学

从脑的各种影像学正常表现与基本病变分析可以看出，X 线、DSA、CT、MRI 和超声等成像技术在反映脑部病变上各有优势和不足。因此，在设计某种疾病的影像学检查程序时，要针对所须解决的问题，制订个性化的最优解决方案。

颅骨本身的病变或颅内病变对颅骨的侵犯，颅骨平片仅能大致反映骨质改变，而 CT

和 MRI 不但能更敏感更详细地显示骨质改变，而且还能显示与骨质相关的颅内病变。颅内占位病变，颅骨平片阳性率很低，依据颅骨和生理性钙化的改变对病变的大致定位诊断已极少应用；脑血管造影的定位、定性诊断作用小，已很少单独应用；脑 CT 已成为脑部检查的主要技术，结合增强扫描可对大部分病变做出定位及定性诊断；脑 MRI 对中线结构、后颅窝和近颅底病变的显示较 CT 优越，功能性 MRI 更有利于占位病变的鉴别诊断和治疗，对肿物钙化的显示则劣于 CT。颅内炎症和脱髓鞘性病变，只能行 CT 和 MRI 检查，且 MRI 较 CT 更敏感。颅内出血，大多行 CT 检查，尤其是急性期出血 CT 优于 MRI，少量蛛网膜下腔出血 MRI 比 CT 敏感，但慢性期出血呈等密度时 CT 不如 MRI。脑血管性病变，DSA 虽然作为诊断的金标准，但为创伤性检查，应用大为减少；TCD 可提供脑血管大致的血流动力学信息，对诊断有帮助；无创性 MRA 和微创性 CTA 的诊断作用逐步得到肯定，应用范围不断扩大，对 DSA 提出了日益严峻的挑战。

（三）疾病诊断

1. 脑肿瘤

以星形细胞肿瘤、脑膜瘤、垂体瘤、颅咽管瘤、听神经瘤和转移瘤等较常见。影像学检查目的在于确定肿瘤有无，并对其做出定位、定量乃至定性诊断。各项影像学检查中，颅骨平片和脑 DSA 主要观察颅高压征和间接的肿瘤定位征，其诊断价值有限，CT 和 MRI 为主要检查。

（1）星形细胞肿瘤（astrocytictumors）

成人多发生于大脑，儿童多见于小脑。按肿瘤组织学分为六种类型，且依细下巨细胞星形胞分化程度之不同分属于不同级别。即毛细胞型星形细胞瘤（Ⅰ级）、室管膜细胞瘤（Ⅰ级）、弥漫性星形细胞瘤（Ⅱ级）、多形性黄色星形细胞瘤（Ⅱ级）、间变性星形细胞瘤（Ⅲ级）和胶质母细胞瘤（Ⅳ级）。Ⅰ、Ⅱ级肿瘤的边缘较清楚，多表现为瘤内囊腔或囊腔内瘤结节，肿瘤血管较成熟；Ⅲ、Ⅳ级肿瘤呈弥漫浸润生长，肿瘤轮廓不规则，分界不清，易发生坏死、出血和囊变，肿瘤血管丰富且分化不良。

①影像学表现

CT 检查：病变位于白质。Ⅰ级肿瘤通常呈低密度灶，分界清楚，占位效应轻，无或轻度强化。Ⅱ~Ⅳ级肿瘤多呈高、低或混杂密度的囊性肿块，可有斑点状钙化和瘤内出血，肿块形态不规则，边界不清，占位效应和瘤周水肿明显，多呈不规则环形伴壁结节强化，有的呈不均匀性强化。

MRI 检查：病变 T1WI 呈稍低或混杂信号，T2WI 呈均匀或不均匀性高信号。恶性度越高，其 T1 和 T2 值越长，囊壁和壁结节强化越明显。

②诊断与鉴别诊断

根据上述 CT 和 MRI 表现，大多数肿瘤可以定位、定量，80%可做出定性诊断。CT 上，I级低密度无强化肿瘤须与脑梗死、胆脂瘤、蛛网膜囊肿等鉴别。脑梗死的低密度灶形态与血管供应区一致，皮髓质同时受累，边界清楚，有脑回状强化；蛛网膜囊肿的 CT 值更低；胆脂瘤可为负 CT 值，MRI 上呈短 T1 和长 T2 信号。囊性肿瘤须与脑脓肿、转移瘤、血管网状细胞瘤等鉴别。脑脓肿壁较光滑，厚薄均匀，一般无壁结节；转移瘤的壁较厚且不均匀，内缘凹凸不平；血管网状细胞瘤好发于小脑半球，壁结节小，囊壁无强化。少数肿瘤的密度较高，均一性强化，类似脑膜瘤和转移瘤，可根据病史及骨质改变等鉴别。

（2）脑膜瘤（meningioma）

中年女性多见，起源于蛛网膜粒帽细胞，多居于脑外，与硬脑膜粘连。好发部位为矢状窦旁、脑凸面、蝶骨嵴、嗅沟、桥小脑角、大脑镰或小脑幕，少数肿瘤位于脑室内。肿瘤包膜完整，多由脑膜动脉供血，血运丰富，常有钙化，少数有出血、坏死和囊变。组织学分为上皮型、纤维型、过渡型、砂粒型、血管瘤型等 15 型。

CT 检查：平扫肿块呈等或略高密度，常见斑点状钙化。多以广基底与硬膜相连，类圆形，边界清楚，瘤周水肿轻或无，静脉或静脉窦受压时可出现中或重度水肿。颅板侵犯引起骨质增生或破坏。增强扫描呈均匀性显著强化。

（3）垂体瘤（pituitary tumor）

绝大多数为垂体腺瘤（pituitary adenoma）。按其是否分泌激素可分为非功能性腺瘤和功能性腺瘤。功能性腺瘤包括泌乳素、生长激素、性激素和促肾上腺皮质激素腺瘤等。直径小于 10mm 者为微腺瘤，大于 10mm 者为大腺瘤。肿瘤包膜完整，较大肿瘤常因缺血或出血而发生坏死、囊变，偶可钙化。肿瘤向上生长可穿破鞍隔突入鞍上池，向下可侵入蝶窦，向两侧可侵入海绵窦。

颅骨平片：显示蝶鞍扩大，呈"鞍内型"改变。可有颅高压症。

CT 检查：蝶鞍扩大，鞍内肿块向上突入鞍上池，可侵犯一侧或者两侧海绵窦。肿块呈等或略高密度，内常有低密度灶，均匀、不均匀或环形强化。局限于鞍内小于 10mm 的微腺瘤，宜采取冠状面观察，平扫不易显示，增强呈等、低或稍高密度结节。间接征象有垂体高度大于 8mm，垂体上缘隆突，垂体柄偏移和鞍底下陷。

MRI 检查：垂体微腺瘤显示优于 CT。T1WI 呈稍低信号，T2WI 呈等或高信号。MRA 可显示肿瘤对 WilliS 环的形态和血流的影响。

（4）听神经瘤（acoustic neurinoma）

系成人常见的颅后窝肿瘤。起源于听神经鞘膜，早期位于内耳道内，以后长入桥小脑角池，包膜完整，可出血、坏死、囊变。

颅骨平片示内耳道呈锥形扩大，骨质可破坏。CT 示桥小脑角池内等、低或高密度肿块，瘤周轻、中度水肿，偶见钙化或出血，均匀、非均匀或环形强化。第四脑室受压移位，伴幕上脑积水。骨窗观察内耳道呈锥形扩大。MRI 表现与 CT 相似，增强 MRI 可无创性诊断内耳道内 3mm 的小肿瘤。

（5）颅咽管瘤（craniopharyngioma）

颅咽管瘤是来源于胚胎颅咽管残留细胞的良性肿瘤，儿童多见，多位于鞍上。肿瘤可分为囊性和实性，囊性多见，囊壁和实性部分多有钙化。

颅骨平片常显示鞍区钙化、蝶鞍异常和颅高压症。CT 示鞍上池内类圆形肿物，压迫视交叉和第三脑室前部，可出现脑积水。肿物呈不均匀低密度为主的囊实性，囊壁的壳形钙化和实性部分的不规则钙化呈高密度。囊壁和实性部分呈环形均匀或不均匀强化。

（6）转移瘤（metastatic tumors）

多发于中老年人。顶枕区常见，也见于小脑和脑干。多自肺癌、乳腺癌、前列腺癌、肾癌和绒癌等原发灶，经血行转移而来。常为多发，易出血、坏死、囊变，瘤周水肿明显。

CT 上脑内单发或多发结节，单发者较大，常位于皮髓质交界区，呈等或低密度灶，出血时密度增高，瘤周水肿较重，结节状或环形强化，也可混合出现。MRI 上转移瘤一般呈长 T1 和长 T2 信号，瘤内出血则呈短 T1 和长 T2 信号。MRI 更易发现脑干和小脑的转移瘤，增强扫描更敏感地发现小转移瘤。

2. 脑外伤

由于受力部位不同和外力类型、大小、方向不同，可造成不同程度的颅内损伤，如脑挫裂伤、脑内出血、脑外出血等，脑外出血又包括硬膜外、硬膜下和蛛网膜下腔出血。急性脑外伤死亡率高。CT 和 MRI 应用以来，脑外伤诊断水平不断提高，极大降低了死亡率和病残率。

（1）影像学表现

①脑挫裂伤

脑挫伤（cerebral contusion）病理为脑内散在出血灶，静脉淤血、脑血肿和脑肿胀；如伴有脑膜、脑或血管撕裂，则为脑裂伤（laceration of brain）。二者常合并存在，故统称为脑挫裂伤。CT 图像上，低密度脑水肿区内，散布斑点状高密度出血灶，伴有占位效应。有的表现为广泛性脑水肿或脑内血肿。MRI 图像上，脑水肿 T1 WI 呈等或稍低信号，T2WI 呈高信号；血肿信号变化与血肿期龄有关。

②脑内血肿（intracerebral hemorrhage）

多发生于额、颞叶，位于受力点或对冲部位脑表面区，与高血压性脑出血好发于基底节和丘脑区不同。CT图像上呈边界清楚的类圆形高密度灶。MRI图像上血肿信号变化与血肿期龄有关。

③硬膜外血肿（epidural hematoma）

多由脑膜血管损伤所致，脑膜中动脉常见，血液聚集硬膜外间隙。硬膜与颅骨内板粘连紧密，故血肿较局限，呈梭形。CT图像上，颅板下见梭形或半圆形高密度灶，多位于骨折附近，不跨越颅缝。

④硬膜下血肿（subduralhematoma）

多由桥静脉或静脉窦损伤出血所致，血液聚集于硬膜下腔，沿脑表面广泛分布。

CT图像上，急性期见颅板下新月形或半月形高密度影，常伴有脑挫裂伤或脑内血肿，脑水肿和占位效应明显。亚急性或慢性血肿，呈稍高、等、低或混杂密度灶。CT图像上等密度血肿，MRI图像上常呈高信号，显示清楚。

⑤蛛网膜下腔出血（subarachnoid hemorhage）

儿童脑外伤常见，出血多位于大脑纵裂和脑底池。CT图像上表现为脑沟、脑池内密度增高影，可呈铸形。大脑纵裂出血多见，形态为中线区纵行窄带形高密度影。出血亦见于外侧裂池、鞍上池、环池、小脑上池或脑室内。蛛网膜下腔出血一般7天左右吸收，此时CT检查阴性，而MRI检查仍可发现高信号出血灶的痕迹。

3. 脑血管疾病

脑血管疾病（cerebrovascular diseases）以脑出血和脑梗死多见，CT和MRI诊断价值大；动脉瘤和血管畸形则须配合DSA、CTA或MRA诊断。

（1）脑出血（cerebral hemorrhage）

自发性脑内出血多继发于高血压、动脉瘤、血管畸形、血液病和脑肿瘤等，以高血压性脑出血常见，多发于中老年高血压和动脉硬化患者。出血好发于基底节、丘脑、脑桥和小脑，易破入脑室。血肿及伴发的脑水肿引起脑组织受压、软化和坏死。血肿演变分为急性期、吸收期和囊变期，各期时间长短与血肿大小和年龄有关。

①影像学表现，CT检查：急性期血肿呈边界清楚的肾形、类圆形或不规则形均匀高密度影，周围水肿带宽窄不一，局部脑室受压移位。破入脑室可见脑室内积血。吸收期始于3~7d，可见血肿周围变模糊，水肿带增宽，血肿缩小并密度减低，小血肿可完全吸收。囊变期始于两个月以后，较大血肿吸收后常遗留大小不等的囊腔，伴有不同程度的脑萎缩。

MRI检查：脑内血肿的信号随血肿期龄而变化。急性期血肿T1WI呈等信号，T2WI

呈稍低信号，显示不如 CT 清楚；亚急性和慢性期血肿 T1WI 和 T2WI 均表现为高信号；囊肿完全形成时 T1WI 呈低信号，T2WI 呈高信号，周边可见含铁血黄素沉积所致低信号环，此期 MRI 探测比 CT 敏感。

②诊断与鉴别诊断：根据典型的 CT、MRI 表现和严重的临床症状，脑内出血容易诊断。CT 和 MRI 在脑出血上有很强的互补作用，为脑出血不同时期的鉴别诊断提供了有力帮助。临床症状不明显的脑内出血在吸收期时 CT 检查可能为等密度，须和肿瘤鉴别。

（2）脑梗死（infarc tof brain）

为脑血管闭塞所致脑组织缺血性坏死。其原因有：①脑血栓形成，继发于脑动脉硬化、动脉瘤、血管畸形、炎性或非炎性脉管炎等；②脑栓塞，如血栓、空气、脂肪栓塞；③低血压和凝血状态。病理上分为缺血性、出血性和腔隙性脑梗死。

影像学表现：

①缺血性梗死（ischemic infarct）：CT 示低密度灶，其部位和范围与闭塞血管供血区一致，皮髓质同时受累，多呈扇形，基底贴近硬膜。可有占位效应。2～3 周时可出现"模糊效应"，病灶变为等密度而不可见。增强扫描可见脑回状强化。1～2 个月后形成边界清楚的低密度囊腔。

②出血性梗死（hemoohagc infarct）：CT 示在低密度脑梗死灶内，出现不规则斑点、片状高密度出血灶，占位效应较明显。

③腔隙性梗死（lacunar infart）：系深部髓质小动脉闭塞所致。低密度缺血灶 10～15mm 大小，好发于基底节、丘脑、小脑和脑干，中老年人常见。CT 表现为脑深部的片状低密度区，无占位效应。MRI 对脑梗死灶发现早、敏感性高。发病后 1h 可见局部脑回肿胀，脑沟变窄，随后出现长 T1 和长 T2 信号异常。MR 水抑制成像、扩散和灌注成像可更早检出脑梗死。MRI 对基底节、丘脑、小脑和脑干的腔隙性梗死灶十分敏感。

（3）动脉瘤（aneurysm）

好发于脑底动脉环及附近分支，是蛛网膜下腔出血的常见原因。多呈囊状，大小不一，囊内可有血栓形成。

CT 检查：分为三型，Ⅰ型无血栓动脉瘤，平扫呈圆形高密度区，均一性强化；Ⅱ型部分血栓动脉瘤，平扫中心或偏心性高密度区，中心和瘤壁强化，其间血栓无强化，呈"靶征"；Ⅲ型完全血栓动脉瘤，平扫呈等密度灶，可有弧形或斑点状钙化，瘤壁环形强化。动脉瘤破裂时 CT 图像上多数不能显示瘤体，但可见并发的蛛网膜下腔出血、脑内血肿、脑积水、脑水肿和脑梗死等改变。

MRI 检查：动脉瘤瘤腔在 T1WI 和 T2WI 上呈圆形低信号灶，动脉瘤内血栓则呈高低相间的混杂信号。

DSA、CTA 和 MRA 可直观地显示动脉瘤、瘤内血栓及载瘤动脉。小于 5mm 的动脉瘤容易漏诊。增强 MRA 及三维观察可提高小动脉瘤的显示率。

（4）血管畸形（vascular malformation）

系胚胎期脑血管的发育异常，分为动静脉畸形、静脉畸形、毛细血管畸形、大脑大静脉瘤和海绵状血管瘤等。动静脉畸形（areri-venous malformation，AVM）最常见，好发于大脑前、中动脉供血区，由供血动脉、畸形血管团和引流静脉构成。

影像学表现：

CT 检查：显示不规则混杂密度灶，可有钙化，并呈斑点或弧线形强化，水肿和占位效应缺乏。可合并脑血肿、蛛网膜下腔出血及脑萎缩等改变。

MRI 检查：见扩张流空的畸形血管团，邻近脑质内的混杂、低信号为反复出血后改变。

DSA、CTA 和 MRA 可直观地显示畸形血管团、供血动脉和引流静脉。

4. 颅内感染

颅内感染的病种繁多，包括细菌、病毒、真菌和寄生虫感染，病理改变包括脑膜炎、脑炎和动静脉炎。

（1）脑脓肿（brain absces）

以耳源性常见，多发于颞叶和小脑；其次为血源性、鼻源性、外伤性和隐源性等。病理上分为急性炎症期、化脓坏死期和脓肿形成期。

CT 检查：急性炎症期呈大片低密度灶，边缘模糊，伴占位效应，增强无强化；化脓坏死期，低密度区内出现更低密度坏死灶，轻度不均匀性强化；脓肿形成期，平扫见等密度环，内为低密度并可有气泡影，呈环形强化，其壁完整、光滑、均匀，或多房分隔。

MRI 检查：脓腔里长 T1 和长 T2 异常信号，Gd-DTPA 增强呈光滑薄壁环形强化。

（2）结核性脑膜脑炎（tuberculous meningitis and encephalitis）

结核菌引起脑膜弥漫性炎性反应，并波及脑实质，好发于脑底池，脑膜渗出和肉芽肿为其基本病变，可合并结核球、脑梗死和脑积水。

CT 图像上早期可无异常发现。脑底池大量炎性渗出时，其密度增高，失去正常透明度；增强扫描脑膜广泛强化，形态不规则。肉芽肿增生则见局部脑池闭塞并结节状强化。脑结核球平扫呈等或低密度灶，结节状或环形强化。

MRI 图像上脑底池结构不清，T1WI 信号增高，T2WI 信号更高，水抑制像病变形态、范围显示更清楚，呈高信号。结核球 T1WI 呈略低信号，T2WI 呈低、等或略高混杂信号，周围水肿轻。

（3）脑囊虫病（cerebral cysticercosis）

系猪绦虫囊尾蚴的脑内异位寄生。人误食绦虫卵或节片后，被胃液消化并孵化出蚴虫，经肠道血流而散布于全身寄生。脑囊虫病为其全身表现之一，分为脑实质型、脑室型、脑膜型和混合型。脑内囊虫的数目不一，呈圆形，直径 4~5mm。囊虫死亡后退变为小圆形钙化点。

脑实质型 CT 表现为脑内散布多发性低密度小囊，多位于皮髓质交界区，囊腔内可见致密小点代表囊虫头节。MRI 较有特征，小囊主体呈均匀长 T1 和长 T2 信号，其内偏心结节里短 T1 和长 T2 信号。囊壁和头节有轻度强化。囊虫死亡后呈钙化小点。不典型者可表现为单个大囊、肉芽肿、脑炎或脑梗死。

脑室型以第四脑室多见，脑膜型多位于蛛网膜下腔，和脑膜粘连，CT 和 MRI 直接征象有限，多间接显示局部脑室或脑池扩大，相邻脑实质光滑受压。常合并脑积水。囊壁、头节和脑膜有时可强化。

5. 脱髓鞘疾病（demyelinating diseases）

脱髓鞘疾病（demyelinating diseases）是一组以神经组织髓鞘脱失为主要病理改变的疾病。可分为原发性和继发性两类。

多发性硬化（multghe sclerosis）是继发性脱髓鞘疾病中最常见的一种，病因不明，以脑室周围髓质和半卵圆中心多发性硬化斑为主，也见于脑干、脊髓和视神经。20~40 岁女性多见，临床上多灶性脑损害，或伴有视神经和脊髓症状，病程缓解与发作交替且进行性加重。

CT 检查：侧脑室周围和半卵圆中心显示多灶性低或等密度区，也见于脑皮层、小脑、脑干和脊髓，多无占位效应。活动期病灶有强化，激素治疗后或慢性期则无强化。

MRI 检查：矢状面上较有特征，病灶里条状垂直于侧脑室。硬化斑 T1WI 呈稍低或等信号，T2WI 和水抑制像均呈高信号。MR 对硬化斑的显示远较 CT 敏感，尤其是在小脑和脑干。

6. 先天性畸形

（1）胼胝体发育不全（agensis of corpus callosum）

是较常见的颅脑发育畸形，包括胼胝体完全阙如和部分阙如，常合并脂肪瘤。

CT 检查：侧脑室前角扩大、分离，体部距离增宽，并向外凸出，三角部和后角扩大，呈"蝙蝠翼"状。第三脑室扩大并向前上移位于分离的侧脑室之间，大脑纵裂一直延伸到第三脑室顶部。合并脂肪瘤时可见纵裂间负 CT 值肿块伴边缘钙化。

MRI 检查：矢状面和冠状面上，可直观地显示胼胝体阙如的部位和程度，其中压部阙如最常见。合并的脂肪瘤呈短 T1 长 T2 异常信号。

（2）Chiar 畸形（Chiar malormation）

又称小脑扁桃体下疝畸形，系后脑的发育异常。小脑扁桃体变尖延长，经枕大孔下病入颈椎管内，可合并延髓和第四脑室下移、脊髓空洞和幕上脑积水等。

MRI 为首选方法。矢状面上，小脑扁桃体变失，下病于杭大孔平面以下 3mm 为可疑，5mm 或以上可确诊；第四脑室和延髓可变形、向下移位。可见脊髓空洞和幕上脑积水。

CT 主要表现为幕上脑积水，椎管上端后部类圆形软组织，为下疝的小脑扁桃体。颅骨平片可显示颅颈部的合并畸形。

7. 新生儿脑病

（1）新生儿窒息（asphyxia of the newborn）

指新生儿围产期呼吸或呼吸功能不全引起的缺氧性脑病。原因可为胎儿宫内窒息和临产期窒息。缺氧性脑损害包括脑肿胀、水肿和出血，致残率和死亡率高，预后不良。

CT 检查：缺氧性脑病分为三度。轻度：脑内散在低密度灶，范围不超过两个脑叶，无占位效应。中度：低密度灶范围超过两个脑叶以上，并累及全部大脑，脑沟和脑池变窄，可合并颅内出血。重度：两侧大脑弥漫性低密度灶，脑皮、髓质间界限不清，脑室变窄，伴有颅内出血和脑外积水。

（2）新生儿颅内出血（intraanial hemorrhage of the newborn）

主要由产伤或窒息引起。出血可位于硬膜外、硬膜下、蛛网膜下腔、脑室或脑实质内。空管膜下出血具特征性，多位于尾状核头部，因为该区残留的胚胎性血管易破裂出血。脑室和蛛网膜下腔出血易引起梗阻性或交通性脑积水。

CT 检查：新生儿颅内出血表现与外伤或自发性出血相似。

二、脊髓

（一）检查技术

1. 脊椎平片

常规摄取正、侧位片。观察椎间孔改变时摄斜位片。

2. 脊髓造影（myelography）

通过腰椎穿刺将对比剂注入椎管内，透视下观察对比剂在椎管内的充盈和流通情况，以诊断椎管内占位性病变和蛛网膜粘连。

3. CT 检查

先行定位扫描，以选定扫描层面和框架倾斜度。观察椎骨和椎管病变，以层厚 5 ~

10mm 连续扫描病变区；观察椎间盘病变，对病变椎间盘及其上、下椎体缘扫描，3~5 层为一组，层厚 2~5mm。增强扫描用于椎管内肿瘤和血管性疾病。脊髓造影 CT（CT my-elography CTM）多与脊髓造影配合使用，一般在脊髓造影后 1~2 小时内进行 CT 扫描。

4. MRI 检查

常以矢状面为主，可全面地观察脊髓的解剖和病变，辅以横断面和冠状面，以确定病变与周围组织的关系。常规用自旋回波序列 T1WI 和 T2WI，需要时用 Gd-DTPA 增强扫描。MR 脊髓成像（MR myelography，MRM）可获得脊髓蛛网膜下腔脑脊液影像，类似脊髓造影。MRA 可用于椎管内血管畸形的诊断。

（二）影像观察与分析

1. 正常影像学表现

（1）脊椎平片

脊椎平片中与脊髓有关的结构是骨性椎管。正位上，两侧椎弓根对称，上下椎弓根内缘构成平滑自然相续的椎管两侧壁。侧位上，上下椎体后缘构成椎管前壁，屈度平滑自然，与脊柱屈度一致。

（2）脊髓造影

脊髓造影可显示蛛网膜下腔、神经根、马尾及脊髓。脊髓位于对比剂柱的中间，呈柱状充盈缺损，形态与脊髓一致。蛛网膜下腔呈高密度，两侧对称，外壁光滑清楚。神经周围充以对比剂，远端逐渐变细。马尾位于脊髓圆锥以下的蛛网膜下腔内，呈条束状低密度。

（3）脊椎 CT

①骨性椎管：由椎体后缘、椎弓根、椎板和棘突围成的一个完整骨环，在椎弓根层面显示完整，适于观察椎管的大小和形状。正常椎管前后径下限为 11.5mm，横径下限为 16mm，侧隐窝宽度下限为 3mm。小于下限值即提示椎管狭窄。椎间孔位于椎管的前外侧，呈裂隙状，通过脊神经和血管。

②椎管内软组织：硬膜囊位于椎管中部，呈圆形或卵圆形，周围脂肪间隙呈低密度。脊髓呈中等密度，与硬膜囊之间为低密度脑脊液。黄韧带附于椎板内侧面，正常厚度为 2~4mm。CTM 在高密度脑脊液衬托下可清晰显示脊髓、马尾和神经根。

（4）脊髓 MRI

正常脊髓在矢状面 T1WI 上，呈带状中等信号，边缘光整、信号均匀，位于椎管中间，前后有低信号的蛛网膜下腔衬托；旁矢状面上，椎间孔内脂肪呈高信号，其间圆形或卵圆形低信号为神经根。T2WI 上，蛛网膜下腔呈高信号，脊髓呈中等信号。横断面上，脊髓、脊神经与周围椎管骨质和韧带的关系显示清楚。MRM 的征象类似脊髓造影。

2. 基本病变表现

（1）脊椎平片

椎管内占位病变可见椎管扩大，表现椎弓根内缘变平或凹陷、椎弓根间距增宽和椎体后缘凹陷。椎间孔扩大伴边缘骨质硬化，常见于神经源性肿瘤。脊椎结核或恶性肿瘤可见椎骨破坏及椎旁软组织肿块，常波及椎管。

（2）脊髓造影

椎管内占位病变脊髓造影可明确肿块的部位、肿瘤与脊膜和脊髓的关系。髓外硬膜内肿瘤的阻塞面形态呈杯口状，患侧蛛网膜下腔增宽，脊髓受压向对侧移位；硬膜外肿瘤阻塞面呈梳齿状，患侧蛛网膜下腔受压变窄，脊髓向对侧移位较轻；脊髓内肿瘤脊髓梭形膨大，对比剂分流，蛛网膜下腔对称性变窄，较大肿瘤完全性阻塞时，呈大杯口征。

（3）脊椎 CT

脊椎 CT 对椎管内病变的显示能力略差。椎管内占位性病变多呈软组织密度，与周围组织对比相对较小，常显示不佳，然而在 CTM 上，根据椎管内结构的变化可初步确定病变的部位。部位判断原则同脊髓造影。较大的占位还可压迫周围骨质，引起椎管扩大等。

（4）脊髓 MRI

脊髓内基本病变包括出血、肿块、变性、坏死等，其 MRI 表现与脑部相同。依据 MRM 可判断椎管内肿瘤部位，原则同脊髓造影。

3. 比较影像学

脊髓的影像学检查中，脊椎平片对脊髓的诊断作用有限，常用于明确周围骨质的情况。脊髓造影属创伤性检查，逐渐被 CTM 和 MRM 取代。CT 多用于评价椎管骨质及其对椎管内结构的影响，对脊髓的诊断效果有赖于配合 CTM。MRI 可以对脊髓病变准确定位、定量及大部分定性，是诊断脊髓疾病的最准确方法。

（三）疾病诊断

1. 椎管内肿瘤（intraspinal tumors）

髓内肿瘤，以室管膜瘤和星形细胞瘤常见；髓外硬膜内肿瘤，多为神经源性肿瘤和脊膜瘤；硬膜外肿瘤，常见为转移瘤。

脊椎平片可提示椎管内占位病变，但阳性率不高。脊髓造影、CTM 和 MRM 均可提供肿瘤与脊膜的关系，从而推断肿瘤部位和性质。CT 对病变的显示不如 MRI。MRI 能直观地显示肿瘤及其与周围组织的关系，做出肿瘤的定位、定量乃至定性诊断，是目前诊断脊髓肿瘤的可靠方法。椎管内肿瘤常在 T1WI 上呈等或稍低信号，T2WI 上呈等或高信号，Gd-DTPA 增强扫描，肿块有不同程度和不同形式的强化，显示更加清楚。

2. 脊髓损伤（spina cord injury）

分为出血性和非出血性损伤，后者仅表现为脊髓水肿和肿胀，预后较好。脊髓横断损伤可为部分性或完全性，伴有出血。损伤后期并发症包括脊髓软化、囊性变、蛛网膜粘连和脊髓萎缩等。

脊椎平片：能显示椎骨的骨折、椎体的滑脱和椎管的连续性是否中断。

CT 检查：平扫可见脊髓内出血或硬膜外血肿，还可见骨折块的移位及对脊髓的压迫。CTM 可见脊髓肿胀、受压移位、横断损伤，硬膜囊和神经鞘囊撕裂等。

MRI 检查：可直观地显示椎管狭窄与否，脊髓的损伤类型、部位、范围和程度。脊髓损伤出血 T1WI 和 T2WI 呈高信号。脊髓水肿 T1WI 呈低或等信号，T2WI 呈高信号。脊髓软化、囊性变、空洞形成、粘连性囊肿等，呈长 T1 和长 T2 异常信号。脊髓萎缩见脊髓局限或弥漫性缩小，伴有或无信号异常。

3. 脊髓空洞症（syringomyelia）

一种慢性脊髓退行性疾病，可为先天性，或者继发于外伤、感染和肿瘤。病理上包括中央管扩张积水和脊髓空洞形成两型。临床症状有分离性感觉异常和下神经源性运动障碍。

影像学表现：

CT 平扫价值有限，偶于上颈髓内见低密度囊腔，囊内蛋白含量高时呈等密度。CTM 上，囊腔显影提示囊腔与蛛网膜下腔直接相通；延迟 4~6 小时充盈者，提示囊腔不与蛛网膜下腔直接交通，为手术分流的指征。

MRI 矢状面上，易于确定囊腔的部位、大小及流体动力学变化，明确空洞症的病因。T1WI 囊腔呈低信号，T2WI 呈高信号；如囊腔直接与蛛网膜下腔相通，脑脊液搏动使 T2WI 高信号内出现不规则条状低信号影。水抑制像可敏感显示小的脊髓空洞。

（四）椎管内血管畸形

系胚胎期脊髓血管的发育异常，类似脑血管畸形，包括数种类型，以动静脉畸形（arteriovenous malormation，AVM）最常见。动静脉畸形依部位又可分为硬膜外和硬膜内两类。硬膜内 AVM 更重要，可发生于脊髓各节段，脊髓内外可同时受累，临床上有节段分布的疼痛和运动障碍。

CT 检查：脊髓局限性增粗，密度不均，可有点状钙化，呈迂曲条状、团块状强化，时可见增粗的供血动脉和引流静脉。CTM 显示，脊髓表面见点、条状光滑的充盈缺损。

MRI 检查：脊髓膨大，脊髓内异常血管团呈流空信号，粗大的引流静脉位于脊髓背侧。增强扫描可检出小的 AVM。

DSA、CTA 和 MRA 可直观显示畸形血管团的大小、形态及供血动脉的来源和引流静脉的方向等。

第六章 创伤骨科疾病影像诊断

第一节 骨骼的生长发育特点

人体骨骼在胚胎的第六周开始骨化，不断长大成熟。在不同的发育时期，骨骼具有不同的解剖特点。

不同的发育时期，膝关节骨质形态特点是不同的：一岁时，骨骺形态很小，关节间隙很宽，未见髌骨骨化中心，随着年龄的增长，骨骺也不断增大，关节间隙逐渐变窄，髌骨逐渐骨化，最终骨骺线消失。

一、儿童骨骼的特点

人类骨骼起源于胚胎时期的中胚层间充质，通过膜内成骨（颅顶骨、面骨、下颌骨）或软骨内成骨（颅底、脊柱、四肢骨）的方式骨化而成。软骨内成骨是中胚层间充质先形成软骨雏形，继而在其中心出现原发骨化中心（也称一次骨化中心），在两端或周围再出现一个或几个继发骨化中心（二次骨化中心）。原发骨化中心大多出现在胚胎时期，继发骨化中心绝大多数出现在出生之后。继发骨化中心及其周围的软骨称为骨骺，与其相连的长骨端称为干骺端，骨骺与干骺端之间生长最活跃的区域为骨骺板。组织学上从骨骺侧依次由静止软骨带、增生软骨带、成熟软骨带、临时钙化带组成。在生长过程中骨骺与干骺端闭合，骨骺板消失或残留一致密的带状骨骺线。骨化中心出现和闭合的时间称为骨龄。

儿童的骨骼由骨干、干骺端、骨骺板、骨骺组成。骨骺如有多个骨化中心，则先彼此融合，然后再与干骺端融合。骨骺可以规整，也可以形态各异。骨骺板的厚度因部位而不同。由于骺软骨未完全骨化，因此关节间隙较成人宽。对于外伤来诊者一定要慎重识别骺线、多骨化中心与骨折线。

二、成人骨骼的特点

随着骨骺的闭合，骨骼停止生长，骨组织进入相对稳定的成熟期，此时，骨骼形成了骨端，长骨只保留了骨端和骨干。骨端主要由松质骨组成，其内的骨小梁数量和排列根据承重方式的不同而各异，此现象在股骨颈最为明显。在成年未能闭合的继发骨化中心则形成独立的副骨，如副舟骨、椎缘骨、髋臼骨等，特别是手腕或足跗骨处，注意与骨折片的鉴别。在关节周围的肌腱内常可见到光滑的圆形或卵圆形的籽骨，手、足多见。血管沟的出现和骨骼的变异也是成人骨骼的重要特征。血管沟的走行方向在短骨背向骨骺，在长骨背向较大的骨骺，斜行贯穿皮质进入骨髓腔，不要与骨折线混淆。

第二节　骨损伤的概念和分类

一、骨折

骨折是指骨骼受外力发生连续性和完整性的中断。

骨折按照发病机制可分为创伤性骨折、应力性骨折、病理性骨折；创伤性骨折包括隐匿性骨折，隐匿性骨折是指常规 X 线检查难以发现或难以及时发现，经过一段时间或者用其他影像学检查方法才能发现的骨折。应力性骨折包括疲劳骨折和衰竭骨折，疲劳骨折是指长期、反复的外力作用于正常骨的某一部位而引起的慢性骨折。衰竭骨折是指弹性抵抗力减弱的骨组织在正常应力作用下发生的骨折。病理性骨折是指骨折前已存在的骨骼病变致使其强度下降，即使轻微的外力也可引起的骨折。按照骨折程度分为完全性骨折和不完全性骨折；按骨折时间分为新鲜骨折和陈旧骨折；按照骨折解剖部位分为骨干骨折、干骺端骨折、关节内骨折、软骨损伤和骨骺损伤；按照骨折线的形态和走行分为横形骨折、纵形骨折、斜形骨折、螺旋形骨折和粉碎性骨折。

骨骺损伤一般采用 Salter-Harris 分型：Ⅰ型为骨骺与干骺端分离，Ⅱ型为骨骺分离伴干骺端骨折，Ⅲ型为骨骺骨折，Ⅳ型为骨折线穿过干骺端、骺板和骨骺的骨折，Ⅴ型为骨骺和干骺端纵向压缩骨折。

骨折断端可形成错位和嵌入，骨折断端倾斜可形成断段成角畸形。骨折断段的成角是两骨折断段中轴形成的夹角，远侧骨折断段偏离原骨折轴线的角度，即需要矫正的角度。

二、关节脱位

关节脱位是指关节的正常对应关系发生部分或完全脱离，前者称为半脱位。

关节脱位按照发病机制分为创伤性关节脱位、病理性关节脱位、先天性关节脱位和习惯性脱位；按照脱位的方向分为前方脱位、后方脱位、侧方脱位、上方脱位和下方脱位。

三、软组织损伤

软组织损伤是指各种急性外伤或慢性劳损等原因造成人体的皮肤、皮下浅深筋膜、肌肉、肌腱、腱鞘、韧带、关节囊、滑膜囊、椎间盘、周围神经血管等组织的病理损害。根据损伤程度不同肌肉损伤可分为三级：Ⅰ级为拉伤，肌肉轻度水肿、出血；Ⅱ级为肌肉部分撕裂；Ⅲ级为肌肉完全断裂。其他软组织损伤相关内容在各部位详细介绍。

四、血管损伤

血管损伤是指直接外力和间接外力导致动脉、静脉完全断裂、部分断裂和血管挫伤。根据血管损伤的程度分为轻、中、重度型损伤。

第三节　骨折的愈合和后遗症

一、骨折的愈合

骨骼损伤后靠局部的修复和再生恢复原有形态和功能，在不同的年龄、不同的部位、不同类型的骨折、不同的手术和固定方式、不同的营养状态，骨痂出现的形态和骨折愈合的时间不同。儿童期骨折，骨痂出现早。骨折周围软组织厚和血运丰富的部位骨痂形成较多。接骨板内固定手术者，骨折直接愈合，骨痂较少。例如股骨干骨折，婴幼儿一个月内愈合，15 岁的少年两个月内愈合，50 岁以上的中老年需要三个月以上才能愈合。

（一）骨干骨折的愈合

可分为以下四个时期：

1. 肉芽组织修复期

受伤数日内，骨折周围出现血肿、肉芽组织形成、纤维性骨痂出现、骨样骨痂连接。骨痂由内骨痂、外骨痂、腔内骨痂和断端的环状骨痂组成。此时 X 线无法显示，仅可见局部和周围的软组织肿胀、模糊；MRI 可显示水肿和出血等较多信息。

2. 原发骨痂连接期

骨折 1~2 周开始，骨样骨痂内矿物质沉积，形成排列不规则的新生原始骨质即原发骨痂，骨痂桥的形成早晚是骨折愈合快慢的重要标志。随着原发骨痂的增多，骨折断端不再活动，达到临床愈合期需要三周左右，此时 X 线上可见骨折线模糊，周围有骨膜反应和不规则的斑片状新生骨痂。

3. 骨性愈合期

骨折三个月后，原发骨痂缩小，骨小梁增加并通过断端，局部髓腔闭塞，周围大量骨痂包绕。X 线上骨折线消失。

4. 骨痂塑形期

骨痂内紊乱的骨小梁重新排列，多余的骨痂被吸收，恢复原来骨的状态。在儿童需要 1~2 年，在成人需要 2~4 年或更长的时间。

（二）松质骨骨折的愈合

主要是不规则骨、扁骨和长骨的骨端，愈合主要依靠内骨痂，骨折面通过新生骨带逐渐愈合，骨折线由锐利变模糊到消失。

二、骨折的并发症和后遗症

（一）迟缓愈合和不愈合

超过一般愈合时间（3~4 个月）而不愈合者称为迟缓愈合，半年以上，断端仍有异常活动，或骨折线增宽、骨折断端圆钝硬化无骨痂者称为不愈合。

（二）外伤后骨质疏松

常见外伤后短时间内急性骨萎缩和长期固定后出现失用性骨质疏松，前者多见于手足。

（三）畸形愈合

骨折断端骨性愈合，但对位和对线不良，外形畸形或影响功能。

股骨中段陈旧骨折，断端错位、重叠、断段成角畸形，周围可见大量骨痂。

（四）骨关节感染多见于开放性骨折、继发性骨髓炎和化脓性关节炎

胫骨骨折内固定术后不愈合，局部可见骨质破坏，胫骨前方可见纵形死骨块影。

（五）骨缺血性坏死

骨折影响了骨骼的血供，导致局部坏死，常见于股骨头、腕骨等。

（六）骨化性肌炎

外伤后损伤周围软组织出现的不规则骨化。

（七）关节强直

由关节周围骨折长期固定导致的纤维强直和关节面骨折导致的骨性强直。

（八）创伤性骨关节病

骨折损伤关节软骨引起关节表面不光滑时，关节软骨及软骨下骨质受力发生了改变，而进一步破坏关节软骨和软骨下骨质，形成创伤性骨关节病。

（九）神经血管损伤

严重骨折常伴随相邻神经、血管损伤。

第四节　各种影像学检查方法在骨关节损伤中的诊断价值

一、X 线片检查及诊断价值

（一）X 线片在骨关节损伤中的应用价值

X 线片是骨关节创伤最基本的常规检查方法，对多数骨折和关节脱位可满足诊断，尤其是四肢长骨。X 线摄片方便、快捷，空间定位好于常规 CT 和 MRI，现在普及的 CR、DR 明显提高了 X 线片的成像质量，使之在骨关节创伤的诊断中发挥了其他影像学检查方法不可替代的作用。

（二）X 线片在骨关节损伤中的应用限度

1. X 线片是复合投影，容易遗漏复杂部位和重叠部位的骨折和脱位，也不能显示骨折后的一些细节改变，如脊椎骨折后是否合并椎管狭窄等。

2. X 线片的组织分辨率低，不能显示隐匿性骨折、软骨损伤、肌腱和韧带等软组织的损伤以及脊髓损伤等。

（三）X 线片在骨关节损伤诊断中的注意事项

1. 四肢长骨投照需要包括骨折附近的关节，便于定位诊断。

2. 除特殊位置外，一般 X 线片应进行正侧位投照，必要时还要有轴位、斜位和切线位投照，避免遗漏重叠部位骨折。

3. 当患者临床症状较重而 X 线片阴性时，要建议患者间隔数天后复查 X 线片，或者进行 CT、MRI 扫描，避免遗漏无错位的骨折、撕脱骨折和隐匿性骨折，尤其是肋骨、腕舟状骨和股骨颈等部位的损伤。

二、CT 检查及诊断

（一）CT 在骨关节损伤中的应用价值

CT 与 X 线片相比，具有密度分辨率高、断层图像无重叠和丰富的图像后处理技术等优势，使之在骨关节创伤诊断中发挥重要的作用。CT 扫描主要用于以下情况：

1. 发现细微不明显骨折，尤其是发现关节的碎片撕脱骨折和观察骨折片的位置及与主骨的关系时更有独到之处，因此，当 X 线片可疑骨折或为了进一步了解骨损伤更多的信息时，应该选择 CT 扫描。

2. 复杂重叠部位骨折，例如骨盆、肩胛骨、脊椎、胸骨等，X 线片显示这些部位的骨折和对骨折片的准确定位有一定的限度。

3. 多发复合性损伤。

4. 增强扫描和 CT 血管成像（CTA）可以同时评价病变区骨骼和血管损伤情况。

（二）CT 在骨关节损伤中的应用限度

1. CT 密度分辨率还不够高，对脊髓、软骨、肌腱、韧带和肌肉损伤显示受限，虽然 16 层以上多螺旋 CT 通过图像后处理可以提高密度和空间分辨率，但除了肋软骨外其他部位的显示效果还无法与 MRI 相比。

2. 空间定位差，整体显示不如 X 线片，经过 MPR、SSD、VRT 重建图像可以给予弥补，但是普通螺旋 CT 重建后的图像质量较差，16 层以上多层螺旋 CT 较好。

3. 平行于扫描方向的骨折线、骨折错位和关节脱位等征象在轴位扫描图像上不易显示，容易发生漏诊，结合 MPR、SSD、VRT 重建图像和参考 X 线片可以避免。

（三）CT 检查在骨关节损伤中的注意事项

1. 诊断者应该熟悉正常的断层解剖，才能正确判断病变。

2. 重视 X 线片的作用。CT 扫描前认真阅读 X 线片，仔细观察平片上的异常征象和可疑征象，进行有的放矢的扫描，切忌不照 X 线片直接行 CT 扫描（颅骨除外）。

3. 肢体扫描尽量两侧对照扫描，便于区分骨骼异常还是正常变异。

4. 根据解剖部位和病变大小的不同选择合适的扫描层厚和间距，检查中耳、手足骨等小骨骼和小病变尽可能使用薄层扫描，避免由于容积效应而遗漏细小病变。

5. 常规骨关节扫描后至少选择一种以上的后处理方法进行图像重建，诊断时要将轴扫图像与后处理图像综合进行分析，才能保证观察更全面、更仔细，不发生漏诊和误诊。

三、MRI 检查及诊断价值

（一）MRI 在骨关节损伤中的应用价值

MRI 具有组织分辨率高、多方位成像、多序列成像等优势，可以很容易地检出常规 X 线片不能显示的隐匿性骨折以及脊髓、软骨、韧带和肌腱等损伤，是目前评价骨关节与软组织损伤最佳的影像学检查方法，具有任何检查方法所不可替代的重要作用。主要用于以下情况的检查：

1. 骨挫伤

MRI 是目前唯一可以显示骨挫伤的影像学检查方法。

2. 各种骨折

尤其对隐匿性骨折、应力性骨折、不完全骨折、病理性骨折的检查更有价值。

3. 软骨损伤

骨骺生长板损伤、关节软骨骨折、椎间盘突出及损伤、半月板损伤、肩关节盂唇和髋臼唇损伤等，尤其对半月板和椎间盘损伤具有极高的阴性预测值，对其他软骨性病变也在所有影像学检查方法中诊断价值最高。

4. 软组织损伤

肌肉、肌腱、韧带、筋膜、关节囊、血管等损伤。

5. 脊椎

可以同时观察骨骼、脊髓、硬膜囊、神经根、椎间盘和韧带的损伤。

6. 血管损伤

MRA 可显示外伤导致的动静脉狭窄、断裂、血栓形成等。

（二）MRI 在骨关节损伤中的应用限度

1. 对小的撕脱碎片骨折和骨皮质骨折的显示不敏感，必须与 CT 和 X 线片密切结合，方可保证不漏诊。

2. 对骨折手术金属内固定术后的检查有一定的限度，虽然现在内固定材料有了很大改进，与过去相比也不是所有的金属内固定术后都是 MRI 检查禁忌证，许多镍钛合金的内固定物都可以进行 MRI 检查，但是由于金属伪影的存在，还是会影响病变细微结构的观察。

3. MRI 扫时间较长，对一些危重患者检查受限，对携带维持生命体征器械的还属于 MRI 检查的绝对禁忌证。

4. 体内安装心脏起搏器的患者不能行 MRI 扫描。

5. 幽闭恐惧症者可使用开放式磁共振扫描。

（三）MRI 检查在骨关节损伤中注意事项

1. 与 CT 的检查注意事项一样，重视 X 线片的作用，MRI 扫描前要认真阅读 X 线片，仔细观察平片上的异常征象和可疑征象，进行有的放矢的扫描，切忌不照 X 线片直接行 MRI 扫描。

2. 由于 MRI 检查时间较长，对危重患者扫描期间必须密切观察其生命体征的变化，尤其是颈髓损伤。

四、超声检查及诊断价值

（一）超声在骨关节损伤中的应用价值

超声具有高分辨力、无创、可多方位探测及短期内可重复检查的特点，并对软组织具有较高的分辨力，且实时超声可观察肌肉、肌腱、外周神经及关节等的运动情况，能提供其他影像学检查所无法得到的重要信息，尤其在肌肉疾病中的临床应用价值日益凸显，成为评价肌肉及相关疾病的首选影像学检查方法。在骨关节损伤中主要用于以下检查：

1. 隐匿性骨折

超声可显示 X 线片难以显示的隐匿性骨折，特别是轻微错位的肋骨骨折具有独特优势。对于复杂外伤骨折，超声可帮助判定有无实质性内脏损伤。

2. 软骨骨折

软骨易被超声穿透而成像，故超声亦可发现普通 X 线片不能显示的软骨骨折，如肋软骨骨折等。

3. 软组织损伤及软组织异肌肉、肌腱、韧带等损伤及软组织血肿等

尤其对肌腱及软组织内异物的探查，超声具有高度的敏感性及特异性，可显示透 X 线的非金属异物，并对异物进行三维定位，确保外科医生在较少损伤周围组织的情况下取出异物。超声检查对肌肉细微结构的分辨能力较强，特别是在运动过程中或在特殊姿势下用超声进行实时动态检查，能敏锐发现肌肉病变。

4. 血管损伤

如外伤性动静脉瘘、急性动脉栓塞、动脉瘤等。

5. 关节损伤

如关节积液、膝关节半月板损伤等。

(二) 超声在骨关节损伤中的应用限度

1. 超声难以穿透成人正常骨组织，骨髓内结构和正常骨膜不能显示，尤其对于不规则骨的骨折，超声不能了解不规则骨的全貌，故超声对大多数骨折提供的信息少于 X 线、CT、MR。

2. 对骨折愈合后坚固程度的判断不如 X 线，且在石膏固定、皮肤感染时使用受到限制。

3. 与 CT、MRI 相比，超声伪像更为多见和突出。

(三) 超声在骨关节损伤中的注意事项

1. 检查时，应与健侧相应部位进行两侧对照检查，检查时手法注意尽量一致，并在操作时尽可能使声束垂直，避免回声失落过多造成伪影。

2. 一方面检查者应学会如何减少超声伪像的形成，以避免误诊；另一方面，要学会利用某些特征性的伪像来获取诊断信息。

3. 诊断者需要熟悉解剖结构和声像图特点，还须有相应的临床经验，结合临床病史及其他影像学检查资料，才能做出正确的诊断。

4. 因肌肉、肌腱是动态结构，因此实时动态超声检查尤其重要。应在肌肉收缩和舒张时进行动态条件下的肌肉、肌腱检查，并与健侧在同样压力状态下进行对比检查。

五、核医学检查及诊断价值

（一）核医学在骨关节损伤中的应用价值

骨显像以一次成像能显示全身骨骼、探测成骨病变的高灵敏度、方法简单、无创伤、无痛苦，无绝对禁忌证和价格相对低廉等优点在各种骨骼系统的医学影像检查中占有优势。其在骨关节损伤中的主要应用有以下几点：

1. 急性骨损伤

（1）隐匿性骨折：通常的骨折通过 X 线片即可确诊，不须骨显像检查，但一些骨骼，特别是小骨和附属结构的骨折，如股骨颈或粗隆间骨折、腕舟骨骨折和足跗跖骨骨折脱位、肋骨的无移位骨折和骶骨骨折、腰椎的压缩性骨折等，X 线片最初很难观察到，这时骨显像多可显示。

（2）在广泛性创伤所致的多发骨折不能及时明确诊断时，骨显像对骨折的探查十分灵敏，同时在估价创伤部位骨的结构和血管分布状态，监测骨折修复和愈合的过程，帮助探查骨折的延迟愈合和不愈合及鉴别骨折类型中有一定的价值。

（3）在 X 线片显示骨折线而不能断定系近期损伤或为陈旧性损伤时，可根据骨显像结果鉴别。这种鉴别影响到治疗方案，对运动性损伤的判断至关重要。

2. 应力骨折

骨显像在诊断应力骨折和一些无移位骨折可以有很好的应用。骨显像可比 X 线片早数周发现病变，同时还可了解损伤程度和转归，为制订治疗方案提供重要信息。另外对一些运动性损伤诊断也有一定的价值，如马拉松长跑运动员中可见到骨显像剂在运动损伤的骨骼肌中浓聚。

3. 不明原因骨痛的检查

应用骨显像的方法诊断不明原因骨痛的发病原因，包括骨折、椎骨脱离、关节面的关节炎、骶骨损伤、骨样骨瘤和其他良性肿瘤。

4. 脊柱或关节术后的随访

在观察脊柱或关节融合术后的假关节、假体松动或关节感染等并发症等方面有很好的应用价值，特别是由于金属固定材料的使用限制了 CT 和 MR 的应用时，SPECT 在关节置换术后的假体松动和感染的诊断中十分有用。

（二）核医学在骨关节损伤中的应用限度

1. 特异性较差，基于许多原因都可以引起骨骼血流和代谢的改变，所以放射性核素骨显像对鉴别病变性质受到一定限制。

2. 图像信噪比较低，而且骨显像多为平面显像，故不能提供精确的解剖定位，SPECT骨断层显像可以明显提高解剖定位的能力。

（三）核医学检查在骨关节损伤中的注意事项

1. 在检查过程中应注意患者的饮水状态、血管功能不全、肾功能、患者年龄、患者状态、药物治疗、代谢状态的改变、放射性治疗、肌肉放射性摄取等因素对显像结果的影响。

2. 应仔细鉴别在平面显像中易重叠或混淆的病灶，如：肩胛骨、肋骨、胸廓外侧缘、耻骨等，必要时加做断层显像。

3. 骨三相检查时，对骨血流显像要加体位标记，否则不易判断血供过多与代谢活跃区。

4. 注意骨骼的正常变异和伪影。

第五节　肩部骨折

一、锁骨骨折

锁骨骨折发生率极高，占肩部骨折的 50% 以上，占全身骨折的 4% 左右，以儿童、青壮年多见，好发部位为锁骨中 1/3 或中外 1/3 交界处，锁骨内 1/3 横形骨折极为罕见。

（一）受伤机制

跌倒时，暴力沿肱骨传导撞击锁骨，外力沿锁骨长轴达薄弱处造成骨折。直接外力撞击锁骨也可以发生骨折。

（二）损伤类型

锁骨内 1/3 骨折、锁骨中 1/3 骨折、锁骨外 1/3 骨折。

（三）诊断要点

X 线片可显示锁骨断端的错位、分离、重叠、成角，并可观察整复、手术效果以及愈合情况；CT 平扫及重建技术对其显示得更清晰。

（四）注意事项

1. 正位片显示锁骨的一个弯曲消失或者两个弯曲转向同一个方向，说明锁骨中段骨折合并有旋转。

2. 锁骨两端关节面的骨折较少见，易漏诊。

二、肩胛骨骨折

肩胛骨骨折占肩部骨折的 5% 左右，占全身骨折的 1%，主要见于成年人。

（一）肩胛骨体骨折

1. 受伤机制

肩胛骨体骨折多由砸伤、挤压和钝器撞击所致。

2. 诊断要点

（1）骨折一般为肩胛骨体的三个边缘或两个边缘骨皮质不连续，骨折线呈 T 字形或 V 字形。

（2）粉碎性骨折可累及肩峰、肩胛冈等，断端向外上错位或者骨折片旋转。

（3）骨折错位不明显时，骨折断端重叠表现为条状致密的白线影。

3. 注意事项

（1）如果发现肩胛体部有横形骨折线位于肩胛盂下方，要注意观察肩胛冈和肩胛骨上缘有无骨折。

（2）骨折线表现为条状致密的白线时，容易漏诊。

（3）混合型肩胛骨骨折，常合并有肋骨骨折和血气胸。

（二）肩胛颈骨折

1. 受伤机制肩胛颈部

骨折多由于跌倒时，肩部着地或由手处于支撑状态的间接外力所造成。

2. 诊断要点

（1）肩胛颈部的骨折线可以延伸到喙突、肩胛冈、肩胛体，有时可伴有肩胛盂骨折。

（2）肩胛盂及颈部向前方和内侧旋转错位；正位片显示肩胛盂向内侧错位，肩胛盂向前其投影呈椭圆形；肩部腋位片显示肩胛盂向前方旋转错位。

（三）肩胛盂骨折

1. 受伤机制

肩胛盂骨折多由于肱骨头撞击所致。

2. 损伤类型

上 1/3 骨折、中 1/3 骨折、下 1/3 骨折。

3. 诊断要点

（1）肩胛盂上 1/3 骨折，骨折线向体部延伸，可以同时合并喙突骨折。

（2）肩胛盂中、下 1/3 骨折，骨折线可累及肩胛骨外缘。

（3）肩胛盂下 1/3 骨折容易合并肩关节半脱位。CT 二维、三维重建可以更清楚地显示关节盂的骨折。

4. 注意事项

（1）肱骨头向前方脱位合并的肩胛盂前缘骨折，在正位片上前后重叠，不容易发现，注意不要漏诊。

（2）肩胛盂附近的血管沟影与肩胛冈平行，不要误认为骨折线。

（四）喙突骨折

1. 受伤机制

喙突骨折多由于外伤肌肉牵拉造成。

2. 损伤类型

尖部骨折、中间骨折、基底骨折。

3. 诊断要点

喙突骨折较少，单纯骨折更是少见，多为肩锁关节脱位或肩关节前脱位合并骨折，有时可累及肩胛盂或肩胛体。

（五）肩峰骨折

1. 诊断要点

（1）肩峰骨折片可以上下错位，也可以无错位。

（2）肩峰骨折常与肩胛骨其他部位骨折同时存在。

2. 注意事项

在骨骺闭合前不要把肩峰及喙突骨骺误诊为骨折。

(六) 肩胛冈骨折

1. 受伤机制

由于砸伤、挤压和钝器撞击伤所致。

2. 诊断要点

肩胛冈骨折常与体部骨折同在，偶可单发。

三、肱骨近端骨折

肱骨近端骨折占肩部骨折的 20%～25%，占全身骨折的 4%～5%，主要发生于老年骨质疏松患者，其次为中青年，儿童少见。

(一) 肱骨外科颈骨折

1. 概念

肱骨外科颈骨折是指解剖颈以下 2～3cm，相当于大、小结节下缘与肱骨干交界处的骨折。

2. 受伤机制

直接暴力或小的间接暴力所致，形成嵌插无错位骨折。跌倒时手掌着地，暴力上传，处于外展位置的患肢发生外展型骨折；手掌或者肘部着地，外力使上肢内收，发生内收型骨折。

3. 损伤类型

无错位骨折、外展型骨折、内收型骨折。

4. 诊断要点

（1）无错位骨折：肱骨外科颈骨质断裂，有或无嵌插，骨折断端无明显错位、成角。

（2）外展型骨折：断端成角畸形。大结节下移，肩峰与大结节间间距增大，外侧可见骨折片，也可重叠、错位。

（3）内收型骨折：断端成角畸形，大结节与肩峰靠近，内侧可见骨折片。也可以形成嵌插或重叠。CT 平扫及重建对各类型的骨折显示更清晰。

（二）大结节骨折

1. 受伤机制

单纯骨折多由于直接暴力或冈上肌撕脱所致，复合骨折可由于肩袖损伤或肩胛盂撞击引起。

2. 损伤类型

单纯骨折、复合骨折。

3. 诊断要点

（1）单纯骨折：大结节常向上错位，重者可达肩峰下。

（2）复合骨折：多表现为肱骨外科颈骨折或肩关节脱位合并大结节纵形骨折，可有不同程度的错位。CT 对大结节的骨折显示更为清晰。

4. 注意事项

关节囊、肌腱和滑囊的钙化不要误诊为撕脱骨折。

（三）骨挫伤

急性外伤时，常规 X 线片未发现骨折，而 MRI 显示局部骨髓内片状 T1WI 低信号、T2WI 稍高异常信号提示为骨挫伤。

第六节　上臂损伤

上臂仅有一块长骨，即肱骨，上端与肩胛骨形成肩关节，下端与尺桡骨形成肘关节。肱骨干骨折占全身骨折的3%。

一、概念

肱骨干骨折是指肱骨外科颈以下 1cm 至肱骨髁以上 2cm 之间的骨折。

二、受伤机制

肱骨中、上 1/3 骨折多由于直接暴力引起，下 1/3 骨折多由于间接暴力引起。

三、损伤类型

上 1/3 骨折、中 1/3 骨折、下 1/3 骨折。

四、诊断要点

1. 肱骨上 1/3 段骨折多为横形骨折或粉碎骨折。远折端多向上错位。

2. 肱骨中 1/3 段骨折多为横形骨折或粉碎骨折，亦可见斜形骨折或螺旋骨折，远折段向上错位。

3. 肱骨下 1/3 段骨折多为斜形骨折或螺旋骨折，错位因暴力方向、前臂、肘关节的位置不同而不同，多有成角。

第七节　肘关节骨折

一、肱骨远端骨折

肱骨远端骨折占所有骨折的 2%~3%，常见于 3~10 岁的儿童。分为关节外和关节内骨折。关节外骨折主要有肱骨髁上骨折、肱骨内上髁骨折。关节内骨折又分为肱骨髁间骨折、肱骨小头骨折、肱骨外髁骨折及肱骨内髁骨折。

（一）肱骨髁上骨折

1. 概念

为肱骨干与肱骨远端松质骨的交界处，肱骨内外髁上方 2~3cm 处的骨折。

2. 受伤机制

（1）肘关节伸直或微屈位手掌着地，肱骨下端被前臂向后上撞击，远折端向后上错位。

（2）肘关节屈曲位跌倒，外力作用于后方鹰嘴部，远折端向前上错位。

（3）除纵向暴力挤压伤外，尚有合并在伸直兼内收外力作用下导致的复杂骨折。

3. 损伤类型

分为伸展型、屈曲型和粉碎性。

4. 诊断要点

（1）伸展型肱骨髁上骨折：①骨折远折端向后错位，可合并断段向前成角；②骨折线多为前下至后上斜形；③依远折端向内或向外错位分为尺偏型和桡偏型。

（2）屈曲型肱骨髁上骨折：①骨折远折端向前错位，可合并断段向后成角，一般错位较轻；②骨折线多为后下至前上斜形。

（3）粉碎性肱骨髁上骨折：①骨折断端间可见碎骨片；②常合并肘关节脱位。

5. 注意事项

（1）对于无错位的肱骨髁上骨折，应认真观察骨皮质和骨小梁的完整性。

（2）对于骨折线不明显的肱骨髁上骨折，注意肱骨远端前倾角是否正常。

（二）肱骨髁间骨折

1. 受伤机制

多为直接暴力所致，即肘关节屈曲位肘后部直接着地时，肱骨远端被尺骨鹰嘴撞击两髁之间，而导致两髁间劈裂骨折；间接暴力少见，为肘关节伸直状态下手掌着地，暴力上传，肱骨远端被尺骨冠状突撞击导致骨折。

2. 临床表现

肘关节明显肿胀、疼痛剧烈、有骨擦感，严重者肘三点异常，呈假关节状，自主活动受限，并伴有血管神经损伤。

3. 损伤类型

按骨折错位方向分为：屈曲型和伸展型；按骨折线形态分为：T形、Y形和V形。Riseborough Radin 的四型法被国际广泛采用，Ⅰ型，骨折线累及髁间，但未造成错位；Ⅱ型，内外髁间有分离，但无明显旋转；Ⅲ型，内外髁分离，并有旋转；Ⅳ型，关节面严重粉碎骨折，且骨块有较大分离，关节面严重损坏。

4. 诊断要点

（1）骨折线起自髁间向两侧髁上方延伸。

（2）骨折线常呈 T、Y、V 形，少数为粉碎性。

（3）骨折块多向两侧分离、旋转。

（三）肱骨小头骨折

肱骨小头骨折分为冠状面骨折和矢状面骨折。

1. 肱骨小头冠状面骨折

（1）受伤机制：肘关节伸直或过伸位时，手掌着地，暴力上传，由于肘关节的携带和前倾角的存在，所以暴力在肘部形成使向前突出的肱骨小头受到桡骨头向上或略偏内的剪切力，形成肱骨小头冠状面骨折。

（2）损伤类型：分为四型：Ⅰ型：肱骨小头软骨挫伤；Ⅱ型：肱骨小头软骨下剥脱伤；Ⅲ型：肱骨小头前半部骨折；Ⅳ型：肱骨小头——滑车骨折。

（3）诊断要点：①Ⅰ型：X线片常为阴性或骨结构稍不清，MRI可见肱骨小头局部软骨和下方骨质信号异常。②Ⅱ型：标准侧位片可见断离的肱骨小头骨块呈新月状，常错位于桡骨头前上方，与桡骨头轴线不符。③Ⅲ型：肱骨小头骨折块较大呈半球状。④Ⅳ型改变与Ⅲ型类似，骨折块更大并累及滑车。⑤可伴发桡骨头骨折，当肱骨小头与桡骨头间距超过3mm时，提示肱骨小头或桡骨头有压缩骨折。

（4）注意事项：①正位X线片骨块与缺损区互相重叠，轻微的异常易被忽视。②必须为标准侧位，若有轻度旋转，骨折块就会被遮盖。③桡骨头粉碎骨折者，若关节间隙水平或桡骨头前方和近侧发现骨块时，应高度怀疑肱骨小头冠状面骨折。④不要遗漏桡骨头的压缩骨折。

2. 肱骨小头矢状面骨折

（1）受伤机制：肘关节伸直外翻位，手掌着地，由于携带角的存在，暴力上传，桡骨头的外缘撞击肱骨小头的外侧部，而导致肱骨小头矢状面骨折。

（2）诊断要点：①正位片可见肱骨小头外侧纵形骨折，一般错位较轻。②侧位片常不显示骨折线。

（四）肱骨外髁骨折

1. 受伤机制

（1）直接暴力：肘关节屈曲肩内收跌倒，肱骨远端后外侧着地，外髁受地面撞击而发生近乎纵向的劈裂骨折。

（2）间接暴力：肘关节伸直前臂旋后跌倒时，如兼有肘内翻力，尺骨喙突由髁间向外上方撞击而导致。

2. 临床表现除肿胀、疼痛外，外髁部可触及活动骨块，肘外翻活动度加大且有肘不稳现象

3. 损伤类型分为稳定型和不稳定型

4. 诊断要点

（1）稳定型：①骨折线从肱骨外上髁到小头关节面，骨折块较小。②骨折块可向外错位、旋转，但无尺桡骨的脱位。

（2）不稳定型：①骨折线一般通过滑车中部，骨折块较大。②常合并肘关节部分性脱位。

5. 注意事项

外髁骨折有时可伴有同侧桡骨头（颈）以及鹰嘴骨折，甚至有并发 Monteg-gia 骨折可能，诊断时应引起注意。

（五）肱骨内髁骨折

1. 受伤机制

（1）直接暴力：肘关节屈曲，肩外展，肘后内侧着地，尺骨鹰嘴内侧面与滑车内侧面直接撞击所致。

（2）间接暴力：肘关节伸直并内翻位，手掌着地，暴力上传，尺骨喙突将内髁纵向劈裂。

2. 临床表现

肿胀、疼痛，内髁部可触及活动骨块，肘内翻活动度加大且有肘不稳现象。

3. 诊断要点

（1）骨折块较大，多波及整个肱骨内髁。

（2）骨折线自肱骨滑车间沟向上延伸至髁上，多数近纵向走行，个别骨折线近端呈横向。

（3）骨折块有上移，多无旋转，常伴有肘内翻畸形。

（六）肱骨内上髁骨折

1. 受伤机制

（1）间接暴力：比较多见，当肘关节伸直位跌倒时，由于携带角因素，肘内侧在张力作用下，肘内侧屈肌群肌韧带过度紧张牵拉导致内上髁撕脱骨折。

（2）直接暴力：较少见，当肘关节过度屈曲位，肩外展而肘内侧着地，可造成内上髁骨折。

2. 诊断要点

根据骨折错位程度内上髁骨折分为四度：Ⅰ度，内上髁骨折无错位或错位在 1mm 以内者；Ⅱ度，内上髁骨块错位大于 2mm，或接近肱尺关节水平者；Ⅲ度，内上髁骨折块嵌入肱尺关节内，肱尺关节间隙增宽；Ⅳ度，即在Ⅲ度的基础上又伴有肘关节后外侧脱位，内上髁骨块常错位至滑车之后。

二、尺桡骨近端骨折

（一）桡骨头骨折

1. 受伤机制

当肘关节伸直位前臂旋前跌倒时，由于肘部携带角的存在，暴力上传，桡骨头被肱骨小头撞击所致。

2. 临床表现

肘部呈微屈外翻状，外侧肿胀压痛，前臂旋后受限明显。

3. 损伤类型

分为六型：Ⅰ型，桡骨头裂纹骨折，无错位；Ⅱ型，桡骨头骨折，骨折块虽有分离，但关节面无上下错位；Ⅲ型，桡骨头骨折，明显错位，关节面不平；Ⅳ型，桡骨头纵形劈裂骨折，且错位大于1mm；Ⅴ型，桡骨头粉碎骨折；Ⅵ，桡骨头骨折合并肘关节脱位。

4. 注意事项

（1）桡骨头粉碎骨折注意是否伴有肱骨小头骨折。

（2）是否伴有腕部损伤。

（二）Essex-Lopresti 骨折脱位

1. 概念

桡骨头粉碎骨折合并下尺桡关节脱位。

2. 受伤机制

前臂遭受以纵向暴力为主或略兼肘外翻所致。

3. 临床表现

肘外侧及前臂骨间与腕部有较广泛的肿痛及压痛，肘外翻活动加大，前臂旋转功能受限。

4. 诊断要点

（1）桡骨头骨折。

（2）下尺桡关节分离。

（3）腕三角纤维软骨撕裂。

5. 注意事项

桡骨头粉碎、压缩、嵌插骨折，一定要观察下尺桡关节是否异常。

（三）桡骨颈骨折

1. 受伤机制：本病损伤机制与桡骨头骨折相同。

2. 损伤类型：桡骨颈骨折根据桡骨头关节面向外下倾斜程度分为三型：Ⅰ型，关节面向外下倾斜成角小于30°；Ⅱ型，倾斜成角在30°~60°；Ⅲ型，倾斜成角大于60°。

3. 诊断要点：

（1）桡骨头关节面不受累。

（2）桡骨头向外侧或前方倾斜呈歪戴帽状。

（3）少数断端嵌插。

（四）尺骨鹰嘴骨折

1. 受伤机制

多见于直接暴力肘屈曲位后伸跌倒，鹰嘴撞击地面而发生。亦可见于暴力直接撞击肘后，或肘部过伸位损伤所致。

2. 临床表现

局部肿胀、压痛明显，可出现"肘关节积液征"，可触及骨折缝，伸肘困难，肘三角失常。

3. 损伤类型

分为四型：Ⅰ型，尺骨鹰嘴撕脱骨折；Ⅱ型，尺骨鹰嘴横断骨折；Ⅲ型，尺骨鹰嘴粉碎骨折；Ⅳ型，尺骨鹰嘴骨折合并肘关节脱位，合并上尺桡关节脱位时称为 Hume 骨折。

4. 注意事项

本病须与尺骨鹰嘴骨化中心或多骨化中心，以及肘髌骨相区别。

（五）尺骨冠状突骨折

1. 受伤机制

当肘关节伸直或微屈位跌倒时，暴力沿前臂纵轴向肘的后上方传递，使尺骨冠状突撞击肱骨滑车而骨折。

2. **损伤类型**

分为三型：Ⅰ型，冠状突尖骨折；Ⅱ型，冠状突中部骨折，伴肱尺关节不稳；Ⅲ型，冠状突基底骨折伴肘关节后脱位。

第七章 循环系统疾病的影像学诊断应用

第一节 正常影像学表现

一、X 线表现

（一）心脏大血管的正常 X 线投影

心脏是一个不规则的几何体，各心房、心室和大血管相互重叠。在 X 线上都投影在一个平面上，无法从单一位置上全部显示出来。因此，必须从不同位置投照，才能使各个房室及大血管的边缘显示出来。

1. 后前位

正常心脏和大血管投影于胸廓正中稍偏左，分为左、右两个边缘：①心右缘分为上、下两个弧段，上段为上腔静脉和升主动脉的复合影，下段为右心房的投影，右心缘与膈顶相交成一锐角，为右心膈角。该处有时可见到斜向外下方的三角形阴影，为下腔静脉或肝静脉的投影。②心左缘分为上、中、下三个弧段。上段为主动脉弓降部的投影，呈半圆形外凸，称主动脉结。中段内凹或平直为肺动脉段，亦称心腰，是肺动脉主干和左肺动脉起始部的投影。下段是左心室的边缘，呈一明显向左凸出的弧形阴影，最远端称心尖。左心室的上方为左心耳，正常时与左心室分不开。左心室与肺动脉段的搏动方向相反，两者的交点称为相反搏动点。在左心膈角区可见到较淡薄的阴影，为心包脂肪垫，以肥胖体形者较明显。

2. 右前斜位

心影位于胸骨与脊柱之间，分前、后两缘：①心前缘与胸壁之间有一尖端向下的透亮区，称心前间隙。心前缘分为三段。上段为升主动脉投影，中段为肺动脉段和右心室漏斗部的投影，下段向前下方斜行，为右心室的投影。②心后缘分为两段。上段为左心房，下段为右心房，两者之间重叠无明确界限。左心房后方紧贴食管，因此，投照时应服钡剂，根据左房段食管是否受压移位来判断左心房是否增大及增大的程度。正常时，该处食管可见到浅弧形压迹。

3. 左前斜位

此位置几乎将心脏左、右平分。右心在前，左心在后。心房在上，心室在下。可使升主动脉、主动脉弓与部分降主动脉基本展开，呈一拱形投影，其拱形下方透亮区，称主动脉窗。在窗内可见到气管分叉、主支气管和肺动脉。心前缘分为上、下两段。上段为右心房，下段为右心室的投影。心后缘上段为左心房，下段弧形外凸的为左心室的投影。正常时，左心室应与脊柱分开。在左心室下部与膈肌和脊柱之间构成的三角形透亮区，称为心后三角间隙。

4. 左侧位

心脏、大血管位于纵隔的前半部，分前、后两缘。心前缘自上而下为升主动脉、肺动脉段和右心室的投影。它们与胸壁之间呈一尖端向下的三角形透亮区，称胸骨后间隙。心后缘上部为左心房，下部为左心室构成。其边缘斜向前下方与膈形成锐角。心后缘最下段与膈上食管前之间有一小的三角形透亮区，称为心后食管前间隙。

（二）心脏形态

在后前位上，根据心脏纵轴与水平线夹角的大小，正常心脏分为三种形态。

1. 横位心

心脏纵轴与水平面的夹角小于45°时，称横位心，见于矮胖体形者。胸廓宽而短，膈肌位置高，心影横径大，心膈接触面延长，心胸比率常大于0.5。

2. 斜位心

心脏纵轴与水平面的夹角约为45°，心膈接触面适中，心胸比率约为0.5，心腰平直。见于身材匀称型，也是最常见的心型。

3. 垂位心

心脏纵轴与水平面的夹角大于45°，心膈接触面小，心胸比率小于0.5。见于瘦长体形者，肺动脉段较长而稍凸。胸廓狭长，膈肌位置低，心影狭小呈垂位型改变。

（三）心脏大小

测量心胸比率是确定心脏有无增大最简单的方法，即心脏最大横径与胸廓最大横径之比。正常成人心胸比率等于或小于0.5。

二、心血管造影表现

心血管造影不但可显示心脏、大血管的内腔解剖结构，还可以了解心功能的变化、血流动力学的改变及有无异常通道等。正常造影表现如下：

（一）腔静脉与右心房

正位时，上腔静脉位于上纵隔右侧，几乎垂直向下进入右心房上部，二者之间没有明显分界。侧位时，上腔静脉居中略偏前，位于气管前方。下腔静脉较短，位于后心膈角处，穿过膈肌后即进入右心房下部。右心房是一个椭圆形的心腔，位于脊柱的右缘。正位时右心缘下段完全由右心房所构成。侧位时，右心房位于心影中下方略偏后，居于右心室和左心房之间，右心房的后缘和上、下腔静脉连成一线。

（二）右心室与肺动脉

右心室在侧位居心脏前下方，与右心房部分重叠。正位时，居于中间，略呈直立的三角形。其右侧以三尖瓣与右心房相连，底部左侧为右心室的心尖部，两者之间即右心室流入道。自右心室尖部向上至肺动脉瓣，即右心室流出道。该段上部近肺动脉瓣区略呈锥管形，为右心室漏斗部，位于中线稍偏左侧。

肺动脉主干起自右心室漏斗部上端，两者之间分界为肺动脉瓣。肺动脉主干向左上斜行，其左缘构成左心缘第二号，即肺动脉段。其上端于脊柱左缘分成左、右肺动脉。侧位片，右心室漏斗部与肺动脉主干位于心前缘上部，呈弧形偏向后方略呈水平走行。左、右肺动脉近端相互重叠。

（三）肺静脉与左心房

近肺门处，两侧肺静脉汇合成较大的上、下肺静脉与左心房相连。右侧下肺静脉近端，多呈水平走行引入左心房。左心房在正位片上位于心脏上部，略偏左侧，呈横置的椭圆形，大部分位于心影内，仅左心耳向左前方凸出。侧位片，左心房位于心影后上部，呈椭圆形，前下方与左心室相延续。

（四）左心室与主动脉

左心室在心脏中是最大的腔，壁最厚，前后位呈斜置的椭圆形，位于心影的左半部，下端指向左下方，形成左心缘的心尖部。左心室上端有主动脉瓣附着于主动脉的起始部。自二尖瓣至心尖为左心室的流入道。自心尖至主动脉瓣为左心室的流出道，呈圆筒状，边缘光滑。侧位片，左心室位于左心房的下方，略呈三角形。主动脉起自左心室流出道上端，两者之间有主动脉瓣相隔，在瓣叶相对的主动脉根部有三个半圆形膨大，为主动脉窦。

（五）冠状动脉

正常时分左、右冠状动脉及其分支：左冠状动脉起自左冠状窦外侧壁，主干变化较大，长度从数毫米到 5 cm，大多为 1~2 cm，分前降支和回旋支，主要向左心室供血；右冠状动脉起自右冠状窦外侧壁，主干较长，分右圆锥支、心室支、心房支及后降支等。正常冠状动脉及其分支在造影片上自近端向远端缓慢移行变细，走行自然，轮廓光滑整齐。

三、CT 表现

（一）心脏标准体位

1. 横轴位：是最常用的标准体位，它清楚显示心脏和大血管结构。
2. 短轴位：垂直于二尖瓣到心尖连线的层面。它清楚显示左心室各壁心肌情况。
3. 长轴位：平行于室间隔和二尖瓣到心尖连线的层面。主要观察瓣膜（主动脉瓣和二尖瓣）、左心室流出道和心尖部情况。

（二）冠状动脉

正常冠状动脉分为左、右两支，起于主动脉窦，分布在心外膜下和心肌壁内、外并将血液运输到心脏毛细血管床的血管。冠状动脉检查常用三维容积重建、曲面重建、最大密度投影等后处理重建技术，观察血管的形态和解剖关系。

1. 左冠状动脉（left coronary artery，LCA）：走行于肺动脉干与左心耳之间，它的主干即左主干很短，0.5~2.0 cm。左冠状动脉一般分为前降支和左回旋支，两支间也可发出中间支。前降支向前下走行，旋支沿房室沟环绕向后。前降支（left anterior descending artery，LAD）沿途又可发出对角支、右心室前支、左圆锥支和前间隔支，供应部分左心室、右心室前壁及室间隔前 2/3 的血液。左回旋支（left circumflex artery，LCX）沿途发出钝缘支、左心室前支、左心室后支、左心房支、房间隔前支，供应左心房壁、左心室外侧壁、部分左心室前后壁。

2. 右冠状动脉（right coronary artery，RCA）：右冠状动脉走行于肺动脉主干根部和右心耳之间，通过心脏右缘至心脏膈面，在后室间沟与房室沟的交叉点附近分为左心室后支和后降支，右冠状动脉沿途发出后降支、左室后支、锐缘支、右圆锥支、右室前支、右房动脉，右冠状动脉供应右心房、右心室后壁与心脏膈面的大部分心肌。

四、MRI 表现

心脏检查与 CT 检查体位相同，有横轴位、长轴位、短轴位。

（一）心肌

心肌在自旋回波序列中，呈中等信号。右室壁较左室壁薄，厚度约左室壁的 1/3。正常左室壁厚在收缩期比舒张期至少增加 30%。

（二）心内膜

心内膜呈细线状，心内膜较心肌信号略高。

（三）瓣膜

瓣膜呈中等信号，在电影序列上清楚显示形态和功能。

（四）心包

心包在自旋回波序列中，呈线样低信号，厚度不超过 4 mm。

（五）冠状动脉

由于 MRI 空间分辨率低，冠脉显示尚不理想。

五、USG 表现

（一）M 型超声心动图常见波群与曲线

1. 心底波群

主动脉前后壁位于图像中央，呈两条平行的回声反射，其内可见主动脉瓣开放与关闭的纤细回声。心前区胸骨左缘第 3 肋间可探及此波群，自前至后依次为胸壁、右室流出道、主动脉根部及左房。在此图像上可清晰显示右室流出道有无增宽或狭窄，确定主动脉宽度，观察心房大小。

2. 二尖瓣波群

在胸骨左缘第 3~4 肋间探测，正常人二尖瓣前叶曲线呈双峰，依次称 A、B、C、D、

E、F、G。A、E 两峰位于心电图 P 及 T 波之后，分别表示心室缓慢充盈期（心房收缩所致的心室被动充盈期）和快速充盈期（心室舒张所致的心室主动充盈期），C 点位于第一心音处，表示二尖瓣关闭。D 在第二心音后等长舒张期之末，二尖瓣由此时起开放。

3. 心室波群

一般在第 4 肋间探及，自前至后依次为胸壁、右室前壁、室间隔、左心室腔与左心室后壁。该波群为测量左心室腔内径、室间隔和左心室后壁厚度的标准区。

4. 三尖瓣波群

胸骨左缘第 3~4 肋间探头声束向内偏斜可见此波群，呈双峰曲线，与二尖瓣相似，单位制表浅，依次见胸壁、右心室前壁、三尖瓣、右心房。

5. 肺动脉瓣波群

在胸骨左缘第 2~3 肋间可见，通常为后瓣曲线，收缩期开放，曲线向后；舒张期关闭，曲线向前。

（二）二维超声心动图常用的基本切面图像

1. 胸骨旁左心长轴观：此图能清晰显示右心室、左心室、左心房、室间隔、主动脉、主动脉瓣与二尖瓣等。

2. 胸骨旁短轴观：根据检查平面的不同高度，在心底短轴观，可显示主动脉根部及其瓣叶、左心房及左心耳、右心房、三尖瓣、右心室、肺动脉瓣、肺动脉近端、肺房沟及左冠状动脉主干等。在二尖瓣水平短轴观，可见左、右心室腔，室间隔与二尖瓣及瓣口等。对观察二尖瓣的形态、厚度、开放面积有重要作用。在乳头肌水平短轴观，可观察左心室、右心室大小，心壁活动与乳头肌状态等。

3. 心尖四腔观：在图像上室间隔起于心尖，向远端伸延。见房间隔，十字交叉位于中心处，向两侧伸出二尖瓣前叶和三尖瓣叶。二尖瓣口及三尖瓣口均可显示。由于室间隔、房间隔连线与二尖瓣、三尖瓣连线呈十字形交叉，将左、右心室，左、右心房清晰地分成四个腔室，故称四腔观。

4. 剑突下四腔观：此图所显示的房间隔光带与声束方向垂直，回声失落少，对诊断房间隔缺损的准确性较高。

5. 主动脉弓长轴观：探头位于胸骨上窝，可显示主动脉弓及其主要分支和右肺动脉等。

（三）频谱多普勒超声心动图检查

在进行检查时不同部位可记录多种有规律的频谱曲线。曲线横轴代表时间，纵轴代表频移大小或血流速度。从频谱曲线上可了解血流性质、方向、流速，量血流容量、估测压力差、测量狭窄瓣口面积以及判断反流和分流等。

1. 主动脉瓣口血流频谱：频谱出现于收缩期，位于基线下方，速度峰值位于频谱前半。

2. 肺动脉瓣口血流频谱：其形态与主动脉瓣口血流频谱类似，但其速度峰值位于频谱中央。

3. 二尖瓣口血流频谱：频谱出现于舒张期，呈双峰，位于基线上方。前一峰位于舒张早期，为左心室快速充盈期；后一峰位于舒张晚期，由心房收缩而产生。

4. 三尖瓣口血流频谱：与二尖瓣口者类似，只是速度偏低。

（四）彩色多普勒超声心动图

用彩色编码红、蓝、绿三基色显示血液频移信号。朝向探头的正向血流以红色代表，背离探头的负向血流以蓝色代表，湍流方向复杂多变，以绿色代表。速度愈快者彩色愈鲜亮，速度缓慢者彩色较暗淡，彩色多普勒血流成像不仅能清楚显示心脏大血管的形态结构与活动情况，而且能直观和形象地显示心内血流的方向、速度、范围、有无血流紊乱及异常通路等，故有人称之为非损伤性心血管造影法。正常二尖瓣口和三尖瓣口血流在心尖四腔位观和左心长轴观上显示，为舒张期朝向探头的红色血流信号，而左心室流出道和主动脉瓣口的血流显示，为收缩期背离探头的蓝色血液信号。肺动脉瓣口血流在心底短轴观上显示，为收缩期背离探头的蓝色血流信号。

第二节　异常影像学表现

一、异常 X 线表现

心脏大血管病变时，普通 X 线检查是根据心脏、大血管和肺循环的改变，结合病理生理的必然联系，综合分析、推断可能存在的病变及其病变部位、性质和程度。

（一）心脏形态的异常

一般指在后前位上心脏和大血管的形态改变，可分为二尖瓣型、主动脉型、普大型。

（二）各房室增大

心脏增大包括心肌肥厚与心腔扩大两方面，单纯凭 X 线平片不易绝对区别肥厚与扩大，但 X 线片上所见的心室增大常是由扩张所引起。

1. 左心室增大

X 线所能反映的心室增大大多已累及流入和流出道。左心室增大的 X 线表现：①后前位：左室段向左下延长，心尖部明显低于右心膈角，相反搏动点上移；左心缘变得膨凸，心影向左、向下扩展；有时左室段的上段膨凸非常明显，成为左心室大的一个重要征象。心脏增大明显时，心脏向右逆时针旋转，肺动脉段凹陷明显，主动脉弓开大，构成"主动脉型"心脏。②左前斜位：心脏后缘下段向后、向下膨凸，与脊柱阴影重叠。③左侧位：心后缘下段向后下膨凸，心后间隙缩小，食管与左心室之间的正常三角间隙消失，正常可见的下腔静脉被左心室掩盖而缩小或消失。

2. 右心室增大

右心室增大时，一般先向前，向左上增大，继之向下膨凸。右心室增大的 X 线表现：①后前位：肺动脉段平直或隆起，肺动脉段延长，相反搏动点下移，横径增宽；心尖可由右室构成，显示圆钝、上翘。右心室增大时，心脏发生顺时针旋转，主动脉弓缩小，肺动脉段凸出，构成"二尖瓣"型心脏。②左前斜位：心前缘下段向前膨凸，使心前间隙下部缩小，室间隔切迹向后上方移位。心后缘向后凸出，最凸出点位置较高，与左心室增大不同。③右前斜位：心前缘明显膨凸，心前间隙缩小或消失；肺动脉和漏斗部隆起。④侧位：心前缘与前胸壁接触面增大。

右心室增大常见于二尖瓣狭窄、肺源性心脏病、肺动脉狭窄、肺动脉高压、心内间隔缺损及法洛四联症等。

3. 左心房增大

左心房位于心脏的后上方，其后方紧贴食管，左、右支气管骑跨于其上。左心房增大主要发生于体部。左心房增大的方向一般先向后、向上，继之向左、右膨凸。左心房增大的 X 线表现：①后前位：于心脏阴影之内右上方可见一类圆形密度增高影，左心房继续增大向右膨凸见心右缘呈双重边缘，称"双心房影"；向左膨凸，左心耳增大突出于左心缘肺动脉段和左心室之间，并形成单独凸出之弧形影，左心缘出现四个弧段影。②右前斜位：左心房向后增大时，食管中段受压移位，据受压程度分轻、中、重三度。③左前斜位：心后缘上段左心房向后上膨凸，与左主支气管之间透明带消失，左主支气管向后上方移位并变窄。④侧位：左心房段向后压迫食管。

左心房增大主要见于二尖瓣病变和各种原因引起的左心衰。另外，先天性心脏病中动脉导管未闭及室间隔缺损也可见。

4. 右心房增大

右心房增大首先于心耳部，向右前方膨凸。但右心房增大在 X 线片上很难判断。右心房增大的 X 线表现：①后前位：右心房增大使右心缘向右凸出，且长度增加，右心房/心高比率大于 50%，上腔静脉扩张，右上纵隔阴影增宽。②左前斜位：右心耳增大，使心前缘上段向上膨凸延长，有时与其下的心室有"成角现象"。③右前斜位：心后缘下段向后膨凸。右心房增大见于右心衰竭、房间隔缺损、三尖瓣病变和心房黏液瘤等。

5. 心脏普遍性增大

在大多数心脏病变中，最后均能导致多个心腔增大，心脏普遍性增大。X 线表现：心影向两侧增宽，心脏横径增大，心前和心后间隙均缩小，服钡后食管呈普遍性受压移位。

心脏普遍性增大常见于累及全心的心肌损害、大量心包积液及风湿性多瓣膜病变等。

（三）主动脉的异常

主动脉的异常有主动脉增宽、伸长和迂曲；主动脉细小；主动脉位置异常；搏动改变及动脉壁钙化等。

（四）肺血管的改变

了解肺部 X 线表现对了解肺、心功能及疾病的诊断和预后有重要价值。

1. 肺充血

肺充血是肺动脉内血流量增多，也称肺血增多。见于以下两种情况：

（1）左向右分流先天性心脏病，如房间隔缺损、室间隔缺损、动脉导管未闭等。

（2）心排血量增加的疾病，如体循环的动静脉瘘、甲状腺功能亢进等。

X 线表现为：①两侧肺门阴影增大，肺动脉段凸出，右下肺动脉干扩张；②肺血管纹理增多、增粗，边缘清楚；③肺门血管搏动增强，透视下有时可见扩张性搏动，称"肺门舞蹈"；④肺野透亮度正常。

2. 肺少血

肺动脉血流量减少，也称肺血减少。见于以下三种情况：

（1）右心排血受阻或兼有右向左分流的先天性心脏病，如肺动脉狭窄、法洛四联症等。

（2）肺动脉阻力增加，压力升高，如原发性及各种重度继发性肺动脉高压。

（3）肺动脉分支本身的重度狭窄、阻塞性病变，如肺动脉血栓栓塞等。

X 线表现：①肺血管纹理变细，稀疏，肺野异常清晰；②肺门血管影变小，右下肺动脉变细或正常；③肺动脉段平直或凹陷，凸出者多为狭窄后扩张；④在严重肺少血时，肺门动脉显著缩小或消失，被无肺门形态的粗乱血管影所取代，肺野也有粗细不均的血管纹理或星网状纹理，是支气管动脉等体动脉所构成的侧支循环血管的表现。

3. 肺淤血

肺淤血是由于肺静脉血流回流受阻，使血液滞留在肺静脉系统内。有以下两种情况：

（1）左心房阻力增加，如二尖瓣狭窄、左心房内肿瘤等。

（2）各种原因所致的左心衰竭，及肺静脉阻力增加，如各种先天性、后天性疾病所致的肺静脉狭窄、阻塞等。

X线表现为：①上肺静脉扩张，自两侧肺门起始部向上走行的血管影，呈鹿角状；而下肺静脉收缩或正常，为肺血重分布的表现。②肺血管纹理普遍增多增粗，边缘模糊，以两肺中、下野明显伴小斑点状阴影。③肺门影增大亦较模糊，透视下缺乏搏动。④肺门透明度降低如同薄纱遮盖，与肺充血不同。

4. 肺循环高压

肺循环高压包括肺动脉高压与肺静脉高压，许多情况可能引起其中之一或二者同时存在。

（1）肺动脉高压：肺动脉压力升高，收缩压和平均压分别超过 4.00 kPa（30 mmHg）和 2.67 kPa（20 mmHg），称肺动脉高压。引起肺动脉高压的原因主要有：肺动脉血流量增加，左向右分流畸形，心排血量增加的疾患；肺小动脉阻力增加，多为肺血管分支本身的疾患；肺胸疾患，如肺气肿、肺纤维化等。

X线表现为：肺动脉段凸出；肺门增大；近肺门肺动脉分支扩张，外围的纹理纤细、稀少，形成肺门"残根"征；透视下见肺门血管搏动增强，右心室肥厚、增大。

（2）肺静脉高压：肺静脉压超过 3.33 kPa（25 mmHg）时，除有肺淤血，液体渗出在肺间质或（和）肺泡内，表现为肺水肿，可分为间质性肺水肿与肺泡性肺水肿。

间质性肺水肿：除有肺淤血的表现外，还有周围肺间隔线（Kerley 线，克氏线），为各种在不同部位的小叶间隔水肿增厚、积液投影的间隔线。常见有克氏 B 线，表现为肺下野近胸膜处 2~3 cm 长、1~2 mm 厚横行线状影。肺门模糊轻度增大，肺门附近较大支气管横断面可因周围水肿而管壁增厚。胸膜水肿和胸腔少量积液。间质性肺水肿和肺淤血为同一病理过程的不同阶段，有时难以截然分开。

肺泡性肺水肿：多为片状、均匀的密度增高影，边缘模糊，分布无特殊，但其分布与体位有关，主要在低垂的部位，具有分布与消散易变的特点。可表现为以两肺门为中心的"蝶翼状"，也可为广泛弥漫性分布，还可局限于某一叶、段。

（五）心血管造影异常

1. 心脏造影异常

心脏造影的异常所见主要有体积异常、交通异常、瓣膜异常、形态异常、位置异常。

2. 冠状动脉造影异常

冠状动脉造影异常有开口异常、异常交通、血管狭窄等。

二、异常超声、CT 和 MRI 表现

（一）心脏

超声、增强 CT 和 MRI 可显示心肌厚薄、心肌回声、密度和信号的改变、心肌运动的异常、心腔大小及心腔内回声、密度和信号的改变。

（二）心包

1. 心包缺损：超声、CT 和 MRI 均可显示心包缺损和可能合并的其他畸形。

2. 心包积液：正常心包腔含有 20~30 mL 液体。超声和 CT 扫描很容易发现心包积液，少至 50 mL 的液体即可检出。超声表现为在心脏周围出现液性暗区，其形态可随体位的改变而改变。CT 表现为一水样密度带环绕心脏，而使壁层心包与心脏的距离加大。渗出液在 MRI 的 SE 序列 T1WI 上呈低信号，血性积液或心包积血时，则可呈中、高信号，T2WI 上呈均匀高信号。

3. 心包增厚和钙化：心包厚度在 0~20 mm 部分增厚的心包内可出现钙化。超声示心包不均匀性增厚，回声增强。CT 扫描因其良好的密度分辨力而成为检测钙化最敏感的检查方法，并能准确定位钙化的部位和范围。MRI 可显示心包增厚，对钙化的显示不如 CT。

4. 心包新生物：增强 CT 扫描常更有利于观察心包肿瘤的大小和范围，并能区分是大量渗出所致的心脏压塞还是肿瘤直接侵犯心包合并腔静脉阻塞。MRI 所见为心包内异常信号团块影，SE 序列 T1WI 上为混杂信号，T2WI 呈高信号。

（三）大血管的异常

1. 位置的异常：CT 平扫和增强扫描与 MRI 均可显示大血管位置的异常。如逃走右锁骨下动脉、右位主动脉弓等。

2. 管径的异常：主动脉瘤二维超声心动图和 CT 扫描可直接显示出主动脉内径增大的

部位、范围和程度。而主动脉缩窄或狭窄则表现为管腔内径变小。MRI 可获取沿血管走行方向的切层，观察到血管全程管径的变化及主要分支受累的情况。

3. 回声、密度和信号的异常：血管壁的钙化，CT 表现为高密度影。CT 值可达 200 HU 以上。在主动脉夹层时，超声心动图主要表现为主动脉壁内血肿产生的内膜片以及由此形成的真假腔。CT 增强扫描可区分真假腔及内膜片。CT 平扫时还可见内膜片的钙化。MRI 血流信号的改变直接起因于血流速度的改变，如在主动脉夹层时因真假腔内血流速度不同而在 SE 脉冲序列扫描可见血管内流空信号的改变。

（四）冠状动脉的异常表现

CT 能清楚地显示冠状动脉的钙化及其程度，表现为动脉壁的高密度影。冠状动脉 CTA 和 MRA 可显示其主要分支的局限性狭窄。

第三节 不同成像技术的临床应用

一、X 线检查

（一）普通 X 线检查

从目前的临床应用上 X 线平片可以粗略判断心脏大小、外形的改变，观察心脏的搏动和肺血的改变。

1. 透视：透视可以观察心脏和大血管的位置、形态、轮廓及搏动情况。

2. 心脏摄片：常规投照分为后前位（患者前胸壁紧贴暗盒，X 线通过人体是从后到前的顺序，因此称后前位）、右前斜位、左前斜位和左侧位，从不同角度观察心脏各房室和大血管的改变，目前应用较少，多采用超声进行观察。

（二）心血管造影检查

心血管造影是指将造影剂注入心脏、大血管内，以观察心脏解剖结构、运动和血流状态及大血管病变的 X 线检查方法。造影同时常进行介入治疗。

二、CT 检查

心脏检查对 CT 设备要求高，目前应用的主要设备有多层螺旋 CT（multi detector computed tomography，MDCT）和电子束 CT（electron beam computed tomography，EBCT）。

（一）CT 设备

1. MDCT 是 1998 年开始生产，随着 64 排 CT 的普及，冠脉的图像质量和检查成功率明显提高。目前已经得到临床认可，越来越多的患者接受这种无创性的冠脉 CTA 检查。多层螺旋 CT 冠脉 CTA 是应用容积数据扫描、回顾性心电门控和 CT 增强扫描技术获取心脏的高分辨率图像数据，并通过相应的后处理软件对数据进行分析处理，以获取高分辨率的心脏和冠脉图像。对获得的原始信息进行三维容积再现、曲面重组和最大密度投影等图像重建。

2. 电子束 CT 又称超高速 CT（ultrafast computed tomography，UFCT）和电影 CT（cine CT），它具有较高的时间分辨率（50~100 ms），因为空间分辨率较低、造价昂贵，故尚未被广泛采用。

（二）MDCT 检查方法

MDCT 检查方法包括平扫和增强扫描，平扫常用于检查冠脉钙化，增强扫描用于心脏和冠脉的检查。其主要检查步骤如下：

1. 检查前控制心率，心率一般以 50~70 次/min 为宜，心率过快，可以服用 β 受体阻滞药（美托洛尔 25~50 mg），使用心电门控。心律失常影响图像质量，出现血管模糊、中断、阶梯状伪影。

2. 扫描前进行呼吸训练，按照呼吸指令，扫描过程中屏气同时胸壁保持不动。

3. 使用高压注射器，根据不同设备、患者体重，确定造影剂量和流速。

4. 扫描：一般先平扫，以进行冠脉钙化情况（钙化积分），然后采用造影剂示踪技术（Bolus tracking）或小剂量测试法（Test bolus）确定延迟时间。扫描后根据需要，进行不同参数的图像重建，以便后处理。

（三）MDCT 在心血管疾病中的应用

MDCT 主要应用于心脏冠状动脉系统疾病的诊断，评估心脏功能和心肌灌注情况，观察心脏瓣膜的运动和室壁的运动情况及全身血管的检查等。

三、MRI 检查

随着 MRI 硬件和序列等技术的发展，在心脏 MRI 检查方面得到迅速发展，其主要优势有一次 MRI 检查可以得到心脏形态、功能、灌注等多方面信息，可对心脏进行综合评价。

（一）检查序列

心脏 MRI 的基本检查序列可分为两大类，自旋回波（spin-echo，SE）序列及梯度回波（gradient-re-Calledech0，GRE）序列。根据图像中血流的信号特点，又分为黑血序列和亮血序列。黑血序列应用于心脏结构的检查，而亮血序列常应用于心脏功能、心肌灌注和心肌活性检查。

（二）成像方位

根据体轴，分横轴位、冠状位、矢状位；根据心轴，分短轴位、长轴位，包括两腔心和四腔心。

（三）心肌灌注成像

通过首过法和延迟法，观察造影剂通过心脏时的心肌信号强度变化、细胞内外间隙分布情况，判断心肌有无缺血和心肌活性。

四、USG 检查

超声心动图是一种既可观察心脏大血管的大小、形态和结构，了解心脏的收缩舒张功能和瓣膜的启闭活动，又能实时显示心血管内血流状态的检查方法。该方法包括 M 型超声心动图、二维超声心动图、频谱多普勒超声心动图和彩色多普勒超声心动图。M 型超声心动图有较好的时间分辨力，能精确地辨别瓣膜及室壁运动的时相。二维超声心动图有较好的空间分辨力，能清晰、直观、实时显示心脏各结构的空间位置、连接关系等，是超声心动图基本检查方法。多普勒超声心动图应用多普勒效应实现对心脏和血管内血流的时相、方向、速度和状态进行检测。对于某些先天性心脏病和后天性瓣膜病，超声检查可取代有创性心血管造影检查，直接指导临床治疗方法的选择。超声心动图检查除上述常规的检查方法外，还有以下一些特殊的检查方法：

（一）经食管超声心动图

该方法在评价左侧心瓣膜的形态与功能、诊断房间隔缺损、显示左心房及左心耳血栓与肿瘤、瓣膜赘生物、主动脉夹层等方面均优于常规经胸壁超声检查。

（二）心脏声学造影

根据造影途径、造影剂种类以及检查目的的不同分为右心声学造影、左心声学造影和心肌声学造影。右心声学造影是经周围静脉注入造影剂，用于心脏解剖结构的识别，确定先天性心脏病有无右向左分流以及分流的部位，如诊断左位上腔静脉、肺动静脉瘘、右向左分流的房间隔缺损等。左心声学造影是经外周动脉导管插入左心腔或主动脉，确定先天性心脏病有无左向右分流以及分流的部位，如房间隔缺损、室间隔缺损、动脉导管未闭等。心肌声学造影是经周围静脉注入造影剂，此类造影剂能够通过肺循环到左心，进入心肌微循环，帮助了解心肌的灌注情况，以判别心肌缺血、心肌梗死以及缺血心肌的存活性。右心和左心声学造影常用的声学造影剂有过氧化氢溶液、二氧化碳、生理盐水、声振葡萄糖等。心肌声学造影目前常用的是声诺维。

（三）心脏功能测定

主要用于左心收缩功能和舒张功能的测定。左心收缩功能的评价指标大致可归纳为流量指标、时间指标和泵功能指标，主要包括 SV、EF、FS、LVET、ICT 等。测量左心泵血功能时主要根据左心室内径的测值来推算左心室容量，再根据容量的变化求出心输出量，继而计算出射血分数。二维超声心动图能显示左心室的断面，对多个断面进行综合分析，可以对左心室功能做出比较全面的评价。多普勒超声方法可以计算各瓣口的血流速度，如乘以二维超声心动图测量的瓣口面积，可得到各瓣口的血流量。许多心脏疾病的早期主要表现为舒张功能障碍，超声心动图尤其是脉冲多普勒超声行动图可以无创地评价左心室舒张功能，评价指标可归纳为时间指标、速度指标和充盈分数，主要包括 E 峰加速时间、E 峰减速时间、E 峰峰值速度、A 峰峰值速度以及 E／A 等。

（四）介入性超声心动图

介入性超声心动图是指在超声引导下对某些心脏疾病进行检查、诊断和治疗。该方法包括心包穿刺及置管引流、心包活检及心包开窗术、心内膜心肌活检术、漂浮导管球囊定位、经皮球囊导管二尖瓣分离术等。

（五）血管内超声

血管内超声是指将尖端带有微型超声探头的导管插入血管内直接显示血管病变的检查方法。可用于了解血管壁的厚度及其病理特征、显示动脉粥样硬化斑块及血管壁上的血栓、评价冠状动脉成形术的治疗效果等。

第四节　风湿性心脏病

风湿性心脏病分为急性风湿性心肌炎和慢性风湿性瓣膜病。前者可累及心包、心内膜、心肌，以心肌受累最重，影像学检查缺乏特异性。后者为急性期后遗留下的慢性心脏瓣膜损害（包括纤维化、粘连、缩短、黏液样变和缺血性坏死等），导致瓣膜开闭功能障碍。病变可累及任何瓣膜，但是以二尖瓣受累最常见，其次为主动脉瓣和三尖瓣。本病多见于 20～40 岁的青壮年。

一、病理与临床表现

1. 二尖瓣狭窄（mitral stenosis，MS）最为常见。病理表现为瓣叶增厚，交界处粘连，开放受限，形成瓣口狭窄。二尖瓣狭窄使左心房压力增高，导致左心房扩大和肺循环阻力增加，最后产生肺循环高压。因右心负荷加重，使右心室肥厚、右心室腔扩大，最终导致右心衰竭。

患者主要临床表现为易疲劳、气短、心悸，重者可出现咯血、呼吸困难，下肢水肿及端坐呼吸，颊部发绀变色为典型的"二尖瓣面容"。查体：心尖部可闻及响亮舒张期杂音伴震颤，肺动脉瓣第二心音亢进，脉搏不规则。心电图有宽大的双峰 P 波，左心房增大，右心室肥厚。

2. 二尖瓣关闭不全（mitral insufficiem，MI）主要病理表现为瓣叶、乳头肌和腱索的缩短及相互粘连，使瓣膜不能正常关闭。二尖瓣关闭不全引起左心室收缩时血液向左心房反流，左心房、左心室均增大，继而导致肺循环高压。二尖瓣关闭不全往往继发于二尖瓣狭窄之后，并与之并存。

患者主要临床表现为乏力、气急、心悸及左心功能不全。查体：心尖部闻及粗糙的全收缩期吹风样杂音，向左腋中线传导，同时可扪及收缩期震颤，第一心音减弱，脉搏不规则。

3. 主动脉瓣狭窄（aortic stenosis，AS），患者的主动脉瓣叶相互粘连、融合，使瓣口开放受限，引起收缩期左心室后负荷增加，左心室壁代偿性肥厚，至失代偿期出现左心室扩大，心肌耗氧量增加，冠状动脉供血不足，最终导致充血性心力衰竭。

患者主要临床表现为呼吸困难、乏力、心绞痛和晕厥。查体：主动脉瓣区可闻及 DI 级以上向颈部传导的收缩期杂音，第二心音减弱，并可触及收缩期震颤。心电图示左心室高电压、肥厚，严重者可出现 T 波倒置（劳损型），偶有左束支传导阻滞。

4. 主动脉瓣关闭不全（aortic insufficiency，AI）常与二尖瓣病变并存。主动脉瓣环扩大，瓣叶缩短、变形，致主动脉瓣在舒张期不能正常关闭为其主要病理改变。由于舒张期主动脉血液向左心室内反流，使左心室容量负荷增加，致左心室扩大，最终亦引起左心衰竭。

患者主要临床表现为劳力性乏力、呼吸困难、心悸和心绞痛，晚期可出现心功能不全。查体：主动脉瓣区闻及舒张期哈气样杂音，第二心音减弱或消失；有"水冲脉""枪击音"和脉压差增大等周围血管征。心电图 7K 左心室高电压、肥厚。

二、影像学表现

（一）X 线平片

1. 二尖瓣狭窄：心脏呈"二尖瓣"型，可见上肺静脉扩张，下肺静脉变细，血管边缘模糊等肺淤血的表现，重者出现间质性肺水肿或肺循环高压的征象；主动脉结缩小，肺动脉段凸出；左心缘出现第 3 弓，支气管分叉角度增大，右心缘可见双心边影，均提示左心房增大；同时右心室增大，左心室较小。

2. 二尖瓣关闭不全：心脏呈二尖瓣型，肺淤血程度较单纯二尖瓣狭窄轻，左心房、左心室增大，心缘搏动增强，常伴右心室增大。

3. 主动脉瓣狭窄：心脏多呈主动脉型，主动脉结大，心腰凹陷，左心室增大，心尖圆隆，升主动脉中段局限性扩张。

4. 主动脉瓣关闭不全：主动脉瓣关闭不全多与主动脉瓣狭窄并存。心脏呈主动脉型，可有肺淤血，主动脉结凸出，左心房、左心室增大，主动脉及左心室搏动增强。

（二）超声心动图

1. 二尖瓣狭窄：二维超声心动图示舒张期二尖瓣开放受限，瓣叶增厚、钙化，左心房内常见附壁血栓，腱索增粗、缩短及融合；二尖瓣口缩小呈"鱼口状"或"一"字形，瓣口面积小于 2.5 cm^2。M 型超声心动图示二尖瓣前叶回声增粗、增强，EF 斜率减低，E 峰消失呈墙垛状，二尖瓣前、后两叶平行上移。多普勒超声心动图示瓣口有高速喷射血流，E 峰大于 1.5 m/s，舒张期有宽大的湍流频谱。彩色多普勒舒张期可见一束以黄色为主的五彩镶嵌血流信号，自左心房经狭窄的瓣口喷射进入左心室。

2. 二尖瓣关闭不全：二维和 M 型超声心动图表现为瓣叶增厚、有赘生物附着和钙化，收缩期瓣口不能闭合，左心房、左心室增大。多普勒超声心动图在二尖瓣口的左心房内有反向血流频谱。彩色多普勒显示左心房内有起自二尖瓣口的五彩镶嵌色反流束。

3. 主动脉瓣狭窄：二维超声心动图示瓣叶回声增强、增粗、钙化，开放受限，形态不规则，瓣口面积小于 $2.0\ cm^2$。M 型超声心动图可见主动脉瓣呈多层回声增强，室间隔及左心室壁增厚。彩色多普勒示收缩期主动脉瓣口可见五彩镶嵌血流束从主动脉瓣口喷射进入升主动脉。

4. 主动脉瓣关闭不全：二维超声心动图可见瓣膜关闭受限，瓣叶增厚、钙化，可见团块状赘生物回声。M 型超声心动图表现为舒张期主动脉瓣不能合拢，瓣叶间裂隙大于 3 mm。彩色多普勒超声心动图示舒张期有起自主动脉瓣的五彩镶嵌反流信号进入左心室流出道，可达心尖部。

（三）CT

CT 平扫可显示心脏各房室的形态及大小异常，瓣膜钙化；增强扫描可显示心腔内的附壁血栓，常见于左心房内，表现为低密度充盈缺损。

（四）MRI

1. 二尖瓣狭窄：心电门控自旋回波加权像可见左心房明显扩大和右心室肥厚，左心房内多呈中至高信号，为淤滞的血流所致；而左心房内的血栓则呈高信号。MRI 电影显示舒张期左心室内有起自左心房经二尖瓣口向左心室内喷射的无信号血流束。此外，还可见肺动静脉的扩张等肺循环高压的表现。

2. 二尖瓣关闭不全：T1 加权像显示左心房和左心室增大。MRI 电影显示收缩期左心房内可见起自左心室经二尖瓣口的低信号反流束，重者可延伸至左心房后壁。

3. 主动脉瓣狭窄加权像显示左心室壁呈向心性肥厚，信号均匀，升主动脉扩张，以中段为著，主动脉瓣叶增厚，信号强度较低。MRI 电影显示心室收缩期可见起自左心室、经主动脉瓣口向升主动脉内喷射的低信号血流束，根据该血流束的长度和宽度，可评估狭窄程度及跨瓣压差。

4. 主动脉瓣关闭不全：T1 加权像示升主动脉扩张，左心室扩大，可伴有室壁肥厚。MRI 电影显示心室舒张期可见起自主动脉瓣口、向左心室腔内反流的低信号血流束。

（五）X 线心血管造影

双斜位左心室造影显示二尖瓣狭窄者，心室舒张期二尖瓣口可见类圆形、边缘清楚的"圆顶状"充盈缺损，凸向左心室内，提示二尖瓣叶粘连，开放受限。二尖瓣关闭不全者，收缩期可见对比剂经二尖瓣口反流进入左心房。主动脉瓣狭窄者，心室收缩期主动脉瓣口不能正常开放，变形呈"鱼口状"或幕状，凸向升主动脉，血流经狭窄瓣口喷入升主动脉

（"喷射"征），升主动脉中段呈梭形扩张。主动脉瓣关闭不全者，心室舒张期可见对比剂自升主动脉经主动脉瓣口向左心室内反流。

第五节　肺源性心脏病

肺源性心脏病（pulmonary heart disease，PHD）是指胸肺疾病或肺血管病变引起的心脏病（简称肺心病），主要表现为肺动脉高压、右心室增大或右心功能不全，是我国的常见病、多发病之一。好发于 40 岁以上的中年人，男女发病率相近。

一、病理与临床表现

胸肺疾病和肺血管病变是肺心病的病因，以慢性支气管炎和肺气肿常见，支气管扩张、矽肺、弥漫性肺结核等亦可引起本病。近年来继发于血管病的肺动脉高压、肺心病有逐年上升趋势。

右心室肥厚是病理诊断肺心病的依据，以右心室流出道前壁厚度超过 5 mm 为标准。

患者主要临床表现为咳嗽、咳痰、心悸、咯血等；出现心肺功能不全时，可出现气急、发绀、呼吸困难、颈静脉怒张、肝大、腹水和下肢水肿。体检可见桶状胸，闻及干湿啰音、肺动脉瓣第二心音亢进和三尖瓣区收缩期杂音。心电图示肺性 P 波，右心室肥厚，右束支传导阻滞。

二、影像学表现

（一）X 线平片

X 线可见慢性胸肺疾病如慢性支气管炎、肺气肿、肺结核、矽肺、广泛胸膜增厚、胸部畸形等原发疾病的异常征象；心脏呈二尖瓣型，肺血增多，主动脉结正常，肺动脉段凸出，右下肺动脉扩张，横径大于 15 mm，外围肺血管细小；右心房、右心室增大。

肺血轻度增多，肺野透过度增加，膈肌低平，肋间隙增宽。主动脉结正常，肺动脉段凸出，右下肺动脉扩张，横径大于 15 mm，外围肺血管细小，右心室增大以流出道为主（箭号），在右前斜位像上显示得更清楚。

（二）超声心动图

二维及 M 型超声心动图示右心室扩大，右心室流出道增宽，右心室前壁增厚，厚度大于 5 mm，室间隔搏动幅度降低，肺动脉扩张，内径超过升主动脉。肺动脉瓣曲线 a 波低平，深度小于 2.0 mm。多普勒超声心动图示主肺动脉血流频谱峰值流速前移，血流加速时间缩短，速度加快，加速时间与射血时间比值缩短，可见肺动脉瓣及三尖瓣反流。

（三）CT

平扫可显示胸肺原发病变。增强扫描可见右心房、右心室扩大，肺动脉干及中心肺动脉扩张。

（四）MRI

心电门控自旋回波 T1 加权像清楚显示右心室及室间隔肥厚，肺动脉及其分支扩张，收缩期肺动脉内血液呈高信号，右心房亦可扩大，腔静脉扩张。MRI 电影在右心室收缩期和舒张期分别可见三尖瓣和肺动脉瓣的反流低信号，并可以观察右心室收缩—舒张功能及肺动脉的血流变化。

三、鉴别诊断

本病的 X 线平片检查主要应该与左向右分流的先心病（包括房间隔缺损、室间隔缺损等）相鉴别，它们共同具有肺血增多、二尖瓣型心脏、肺动脉段凸出和右心房室大的表现，鉴别要点是本病有原发胸肺疾病的所见，并注意结合病史。鉴别诊断困难时，可选择超声心动图或 MRI 检查，先心病可见心内畸形。

第六节　原发性心肌病

原发性心肌病并不少见，系指一组病因不明的心肌受累疾病，世界卫生组织将之主要分为扩张型、肥厚型和限制型三型，以及不能具体分类的过渡型。

一、扩张型心肌病

扩张型心肌病（dilated cardiomyopathy，DCM）在原发性心肌病中最常见，患者以青壮年居多。

（一）病理与临床表现

本病的主要临床表现为反复出现心力衰竭、心律失常或心脏扩大。根据受累部位扩张型心肌病可分为左室型（最常见）、右室型和双室型三个亚型。病理检查显示：受累心肌细胞肥大、变性，可有坏死和间质纤维增生，致心室收缩功能下降，舒张末期心室容量和压力增加，心室腔扩张，可并发附壁血栓。

（二）影像学表现

1. X 线平片：心脏多呈普大型或主动脉型，心脏搏动减弱，以心室段为主，心房段正常或增强。可有肺淤血或间质性肺水肿，主动脉结正常，心腰凹陷，可见各房室均大或左心室增大为主。上述 X 线表现无特征性，应注意结合其他临床资料，排除能引起上述改变的其他疾病后，才能做出本病的诊断。

2. 超声心动图：M 型和二维超声心动图均可显示各心腔扩大，多以左心室扩大最为显著（左室型）。室间隔和左心室壁的厚度正常，室壁运动普遍减弱，收缩期增厚率下降。

3. CT 和 MRI 增强扫描：可见心脏扩大，以心室为主，横径增大较长径明显。仅在左心室扩大为左室型，室间隔呈弧形凸向右室侧；仅右室扩大为右室型，室间隔凸向左室侧；左右心室均扩大者，室间隔位置及形态改变不显著，为双室型。心室壁密度或心肌信号强度无明显改变，室壁厚度基本正常，也可略薄或略厚，但室壁收缩期增厚率普遍下降，可消失；室壁运动普遍减弱，甚至消失。心室收缩功能明显受损，容积增加，射血分数和短轴缩短率等指标显著降低。多数患者合并心房扩大，右室型者，可见腔静脉扩张，左室型有主肺动脉扩张。心腔内可有附壁血栓。

本病通常无须行 X 线心血管造影检查。

（三）鉴别诊断

扩张型心肌病应与缺血性心肌病相鉴别，后者常累及左心室，也导致心腔扩大，但是室壁呈不均匀广泛变薄，变薄节段 MRI 呈低信号，室壁运动异常呈阶段性改变，为二者的鉴别诊断要点。必要时，还可进行 CTA 或 X 线冠状动脉造影检查，以排除冠心病。

二、肥厚型心肌病

肥厚型心肌病（hypertrophic cardiomyopathy，HCM）的发病率较扩张型心肌病低，病变局部心肌增厚。

（一）病理与临床表现

病变主要累及左心室，有的病例邻近室间隔的右室前壁亦可受累。病变呈广谱形式分布，可累及左心室任何节段，但以室间隔肥厚最为常见。其病理生理改变主要为左心室舒张功能受限，伴收缩功能增强，可并发二尖瓣关闭不全和左心房增大。

肥厚型心肌病按照其有无左室流出道狭窄及左心排血受阻，可分为梗阻型和非梗阻型两个亚型。判断心室壁肥厚以舒张末期肥厚部室壁厚度与正常室壁厚度（通常取左室后壁）的比值大于或等于 1.5 为诊断标准。

（二）影像学表现

1. X 线平片：心脏通常不大或仅左心室轻度增大，心脏搏动较强，肺血正常。

2. 超声心动图：M 型和二维超声心动图可直接测量心室壁厚度，发现心肌肥厚敏感，还可显示左心室流出道狭窄（小于 20 mm）以及收缩期二尖瓣前叶向前运动，多普勒超声可以计算狭窄前后的压差。

3. CT 和 MRI：CT 扫描必须应用含碘对比剂，而 MRI 的诊断效果更佳。肥厚型心肌病的 MRI 诊断要点主要有：舒张末期左室壁增厚，增厚心肌与左心室后壁的比值大于或等于 1.5，T1 加权像肥厚多呈均匀中等信号强度，T2 加权像可见中等信号中混杂点状高信号。左心室腔变形缩小，肥厚节段的室壁收缩期增厚率下降，但是室壁运动增强，收缩末期左心室腔的缩小和变形均较舒张期更明显。左心房多扩大，可合并二尖瓣轻度反流。有左室流出道狭窄时，收缩末期测量流出道内径小于 20 mm，电影 MRI 示左心室流出道内有低信号血流束。

三、限制型心肌病

限制型心肌病（restrictive cardiomyopathy，RCM）以心内膜心肌纤维化（endomyocardial fibrosis，EMF）为代表。

（一）病理与临床表现

病理上限制型心肌病病变累及心内膜和心肌，使心室顺应性下降、充盈受阻，房室瓣关闭不全，心室舒张期终末压高，心排血量减少，最终导致心力衰竭。心内膜心肌纤维化的纤维化病变累及流入道，尤其以心尖和房室瓣环下部为重，心内膜增厚，厚度可达 2.5 mm，乳头肌和腱索受累移位。心室流出道不受累，还可扩张。流入道内膜面可有附壁血栓，血栓和内膜均可发生钙化，呈斑片状。

根据受累部位不同心内膜心肌纤维化分为右室型、左室型和双室型三个亚型，以右室型较常见，双室型次之，左室型最少见。右室型者主要临床表现为肝大、腹水；左室型常有呼吸困难、胸痛等症状，双室型兼有二者的表现。

（二）影像学表现

1. X线平片。右室型，心脏呈普大型，右心房显著增大，上腔静脉扩张，肺血减少；左室型：X线平片所见与心脏瓣膜病二尖瓣狭窄类似，但是左心房增大不明显；双室型，心脏多明显增大，以右心房室为主，兼有上述两型的特点。

2. 超声心动图：可见右心房显著扩大，右心室流入道短缩，心尖闭塞，流出道扩张。

3. CT和MRI：除CT显示钙化较敏感外，MRI的诊断效果优于CT。MRI的主要表现如下：心室流入道短缩变形，心尖闭塞或圆隆，心室流出道扩张，心内膜面凹凸不平，可见低信号钙化灶。心室壁普遍增厚，以心内膜为主，右心室受累时，舒张末期右室壁厚度可达11 mm，大于或等于左室壁厚度，室壁运动减弱。心房高度扩张，心房内出现缓慢血流所致的中至高信号，收缩—舒张期心房内径几乎无变化。房室瓣反流，多为中至大量，以梯度回波电影MRI显示效果好，不仅能定性尚可行半定量分析。右室型可出现上下腔静脉扩张，左室型有主肺动脉扩张，双室型二者均有。本病常伴心包积液。

（三）诊断与鉴别诊断

限制型心肌病的临床表现、心电图改变，甚至心导管及心血管造影所见均与缩窄性心包炎相似，超声心动图也常常难以区分两者。CT和MRI可清楚显示正常心包，对二者的鉴别诊断有确证意义。

第七节　心脏黏液瘤和大血管病变

一、心脏黏液瘤

（一）概述

心脏黏液瘤既是心脏病又是肿瘤，属于心脏原发性肿瘤，占心脏所有良性肿瘤的40%、成人良性肿瘤的50%，而75%的黏液瘤位于左心房。

（二）临床与病理

本病可发生于各个房室，75%以上发生于左心房，瘤体呈白色或淡黄色，有狭短的蒂连于房壁或房间隔。开始会退守瓣孔，脱入二尖瓣孔时阻塞瓣叶启闭，产生与二尖瓣狭窄相似的病理改变，最终导致右心衰竭，而左心排血量减少；脱入三尖瓣孔时，产生与三尖瓣狭窄相似的病理改变，体循环淤血，最终导致左心衰竭；瘤块脱落形成栓子，可引起肺或体循环栓塞。

早期可无症状，阻塞瓣孔时，可有心悸、气促等，并迅速加重。偶尔动脉栓塞是黏液瘤最早的临床表现。左心房黏液瘤的体征酷似二尖瓣狭窄，心尖区可听到舒张期杂音、肺动脉区第二心音亢进，杂音亦可随体位变动而改变。右心房黏液瘤如阻塞三尖瓣孔，则在胸骨左缘下方听到舒张期杂音，并出现颈静脉怒张、肝大、腹水和周围水肿。

（三）影像学常规检查

X 线平片可用于筛选检查，有明确阳性征象者具有提示或初步诊断意义。超声简便易行应为首选，尤其是对于本病，可作为诊断依据。MRI 全面准确，更适合观察肿瘤的全面情况。心血管造影含 DSA，除有特殊适应证，现已很少应用。

1. X 线表现

黏液瘤以左心房黏液瘤最为常见。因此 X 线平片示有二尖瓣病变征象，其中 60% 为"典型"二尖瓣狭窄征象，以左心房、右心室增大为主。

2. 超声心动图表现

心腔内团块回声可低或强，形态多样，可规则或分叶状；异常回声团块规律性活动及其形态变化，以发病率最高的左心房黏液瘤为例，舒张期二尖瓣开放左心房内团块随血液落入瓣口，瘤体沿血流方向伸展变长，与血流方向垂直的径线变细变短；收缩期随心室压力上升，二尖瓣关闭被推入左心房，活动度大小取决于瘤蒂长短；CDFI 显示肿瘤周边的高速血流。

3. MRI 表现

MRI 可清楚显示腔内肿块的形态、大小、有无瘤蒂及附着部位。左心房黏液瘤有蒂附着于房间隔者居多，瘤体常见分叶状或比较平整，信号强度多呈中等，比较均匀，有的病例信号程度较高或较低，前者提示瘤组织水分较多，后者为纤维成分较多。收缩末期和扩张末期成像，可见肿块分别嵌入二尖瓣口或进入左心室或退回左心房腔内。

（四）诊断常规

1. 诊断要点

超声心动图可明确诊断。

2. 鉴别诊断

主要应与心腔内血栓、感染性心内膜炎的赘生物以及其他带蒂的良性肿瘤进行鉴别。

二、大血管病变

（一）主动脉瘤

胸腹主动脉的病理性扩张称主动脉瘤（aortic aneurysm，AA）。

1. 主动脉瘤的分类

（1）按病因分类

主要有动脉硬化性主动脉瘤、中层囊性坏死性主动脉瘤（马方综合征）、先天性主动脉瘤、创伤性主动脉瘤（多属假性动脉瘤）、感染性主动脉瘤。

（2）按动脉瘤的形态分类

①梭形动脉瘤，瘤体呈梭形，提示病变范围较广，中间部位的病情较重。

②囊状动脉瘤，主动脉壁呈局限性破坏，瘤体呈囊袋状偏侧凸出。

③混合型动脉瘤，多数在梭形动脉瘤基础上并发囊状凸出，少数为梭形和囊状动脉瘤分别发生于主动脉的不同部位。

（3）按动脉瘤所在的部位分类

可将动脉瘤分为升主动脉、主动脉弓和降主动脉三类。

（4）按动脉瘤的病理改变分类

①真性动脉瘤，瘤壁由发生病理损害的主动脉壁全层构成。

②假性动脉瘤，瘤壁由较厚的血栓构成，无主动脉壁的全层结构或仅有内膜面的纤维组织覆盖。

2. 主动脉瘤的临床表现

本病的主要症状为疼痛，多为钝痛，少数为胸腹部的剧烈疼痛。首先，主动脉升弓部动脉瘤的疼痛常位于胸骨后，弓降部动脉瘤的疼痛多向背部放射。其次，动脉瘤产生压迫症状，例如压迫气管及支气管，导致呼吸困难、咳嗽，严重者引起支气管炎、支气管扩张、肺不张及肺脓肿；压迫喉返神经，患者出现声音嘶哑和失声；压迫食管产生吞咽困难；压迫脊神经可引起下肢刺痛和麻木，个别人可致截瘫。升主动脉瘤合并主动脉瓣关闭不全者，可有劳累后心悸气短，晚期动脉瘤可破入气管或食管，导致大咯血或大呕血。

动脉瘤的体征有：胸部搏动性肿块，压迫上腔静脉产生上腔静脉阻塞综合征者，出现颈面部肿胀、发绀、颈静脉和胸壁静脉怒张等。有主动脉瓣关闭不全者，主动脉瓣听诊区可闻及舒张期杂音。压迫交感神经者，可有霍纳综合征。动脉瘤局部可闻及收缩期杂音。

3. 影像学表现

（1）X线平片

胸主动脉瘤主要表现为纵隔增宽或者出现与主动脉密不可分的肿块影，后者可呈梭形或囊状，透视观察其边缘有扩张性搏动，若升主动脉壁有钙化，则有利于梅毒性主动脉瘤的诊断。此外，还可显示气管、食管的受压、移位、变形，脊椎或胸骨的侵烛性骨质缺损等征象。

（2）超声心动图

M型和二维超声心动图可显示胸腹主动脉瘤，明确其部位、形态、范围，发现附壁血栓。但是难以确定主动脉瘤与其主要分支的关系，受声窗的限制，有时难以获得满意的图像。

（3）X线主动脉造影

既往，X线主动脉造影是诊断本病的确证性方法，可清楚显示主动脉瘤的部位、形态、范围，明确动脉瘤与主动脉分支血管的关系。若对比剂进入主动脉周围组织，则提示动脉瘤壁不完整。对升主动脉动脉瘤而言，还可明确是否累及主动脉窦和冠状动脉的充盈情况。但是该方法属于创伤性检查，不能显示主动脉及动脉瘤的壁，以及瘤腔内的附壁血栓，为其缺点。

（4）CT和MRI

普通CT增强扫描主要是人的体轴横断位图像，可显示主动脉瘤，测量瘤体径线，对瘤壁钙化和附壁血栓也十分敏感，但是显示动脉瘤与其主要分支血管的关系欠佳。MSCT为容积扫描，根据CTA的各种重建图像可准确、全面地显示本病的形态。

MRI不用对比剂即可获得与CT相当的诊断效果，结合应用造影增强MRA，总体上诊断效果优于CT。但是MRI对钙化不敏感。

目前，作为无创伤性检查方法，MSCT和MRI已经能取代X线血管造影成为本病确诊的检查方法。

4. 鉴别诊断

本病主要应该与主动脉夹层相鉴别，后者可见内膜片、真假腔，以此为主要鉴别要点。

（二）主动脉夹层

主动脉夹层（aortic dissection，AD）是各种病因所致主动脉壁中膜弹力组织和平滑肌病变，在高血压或其他血流动力学变化的促发下，内膜撕裂，血液破入中膜，将主动脉壁分为双层，形成主动脉壁间血肿，并进一步扩展的一种主动脉疾病。

1. 病理与临床表现

主动脉壁中膜血肿是本病的主要病理改变，约90%的病例在动脉内膜有一个破口，血肿将中膜撕裂、剥离，形成假腔并不断向远端延伸，可累及髂股动脉。部分由血栓闭塞破口或中膜内出血而无破口者，称主动脉壁内出血（intramural hemorrhage，IMH）。夹层可累及主动脉分支，由于假腔内压力较大，常继发主动脉破裂，导致患者死亡；或者在远端形成再破口，使血液向主动脉腔内引流、减压，而使患者存活。

患者主要临床表现为突发性撕裂性胸痛。查体：多血压升高，脉压差加大，可有一侧脉搏减弱或消失，主动脉瓣区可闻及舒张期吹风样杂音，胸锁关节或胸骨上窝触及搏动性肿块。若累及颈动脉可引起偏瘫、昏迷、反射异常等；累及腹腔动脉或肠系膜动脉时可引起恶心、呕吐、腹泻、腹胀等。心电图示左心室肥大，非特异性ST-T改变。

2. 影像学表现

（1）X线平片

急性主动脉夹层可见一侧或两侧上纵隔增宽，边缘模糊，若主动脉壁有钙化，可见钙化灶内移，心脏多呈"主动脉型"，左心室增大。慢性主动脉夹层示主动脉弓、降部普遍扩张，边缘清楚。透视见主动脉搏动减弱或消失。

（2）超声心动图

二维超声心动图可见主动脉腔内分离的内膜片，随血流摆动；主动脉分为真、假双腔，假腔内可见较强回声的血栓；可有心包和（或）胸腔积液。M型超声心动图可见主动脉根部扩大，主动脉壁由正常单条回声带变成两条分离的回声带。多普勒超声心动图示夹层双腔血流，通常假腔的血流速度较慢。经食管超声心动图显示降主动脉夹层的效果更佳，更容易显示破口，但是显示升主动脉病变的能力较差，须结合应用传统经胸超声心动图。

（3）CT

平扫示主动脉增粗，主动脉壁钙化内移，管壁增厚。可见并发的纵隔血肿、心包和（或）胸腔积液等征象。增强扫描能清楚显示真、假腔及假腔内的血栓，亚急性期主动脉夹层通常真腔较小，受压变形，密度较高，而假腔较大，密度较低。假腔内的低密度血栓无强化，多数能显示低密度线状内膜片分隔真假腔。CT通常难以显示主动脉夹层的破口。

（4）MRI

心电门控自旋回波T1加权像能清楚显示主动脉夹层的真、假腔，内膜片及破口，亚急性期主动脉夹层多数真腔较小，呈无信号或低信号，假腔较大，因血流缓慢呈等至高信号，真、假腔之间的线状等信号为内膜片，破口表现为内膜局限性中断。MRI 还可显示假腔内附壁血栓，呈中至高信号。MRI 亦能显示主动脉分支受累情况，发现其受压、变形、狭窄或因假腔剥离所致的管腔闭塞。

通常本病无须增强扫描。MRI 电影可清楚显示真腔血流经过内膜破口，喷射进入假腔，呈无信号或低信号血流束。此外，电影 MRI 可准确显示再破口的部位、大小和数目，为制订手术方案提供重要信息。当继发性主动脉瓣关闭不全时，电影 MRI 可显示起自主动脉瓣，向左心室反流的异常低信号血流束。目前，首次通过造影增强 MRA 一次扫描（几秒）即可获得本病的全面诊断信息，使 MRI 成为诊断本病的最佳影像学方法。

（5）X 线心血管造影

主动脉造影可显示动脉扩张，真假双腔，亚急性主动脉夹层通常真腔较小受压变形，假腔较大、显影较淡，假腔内的附壁血栓表现为充盈缺损。内膜片在真假腔对比剂的衬托下呈线状低密度影，可显示对比剂经内膜破口向假腔喷射。由于心血管造影属于有创伤检查方法，随着 CT 和 MRI 诊断价值的提高，目前在本病的应用已逐渐减少。

（三）大动脉炎

大动脉炎（aortic arteritbAA）是一种慢性进行性全动脉炎，我国北方常见，以年轻女性患病为主。

1. 病理与临床表现

本病主要累及大动脉的中膜，动脉壁弥漫增厚，常引起动脉管腔狭窄和阻塞，少数病例可引起管腔扩大和动脉瘤形成，但是多与狭窄和阻塞病变并存。显微镜下，动脉中膜的弹力纤维和平滑肌广泛断裂、破坏，同时有炎性细胞浸润和肉芽组织增生。动脉外膜亦见广泛纤维化，与周围组织粘连。本病好发于头臂动脉、胸腹主动脉和肾动脉，有 1/3~1/2 者累及肺动脉。

患者的临床表现主要有非特异性感染症状（发热、乏力、食欲不振、多汗、月经不调、血沉加快等）和动脉狭窄、阻塞和瘤样扩张引起的血压改变（狭窄近端高血压、远端低血压），动脉阻塞以远部位的无脉征和局部闻及血管杂音等。

按照病变累及部位，大动脉炎可分为：头臂动脉型、胸腹主动脉型、肾动脉型和肺动脉型。

2. 影像学表现

（1）X 线平片

胸降主动脉内收，搏动减弱甚至消失，主动脉弓及降主动脉边缘不规则，亦可见动脉的局限性瘤样扩张，动脉壁有线状钙化。同时，心脏（主要是左心室）有不同程度扩大。若病变发于肺动脉，患侧肺门缩小，受累肺野纹理稀疏、纤细，透过度增加。

（2）X线血管造影

X线显示受累动脉管腔狭窄、阻塞以及扩张（呈串珠状或动脉瘤样），可见侧支循环形成。

（3）CT和MRI

CT和MRI均能显示本病的上述异常改变，从而确定本病的诊断。

3. 鉴别诊断

（1）动脉粥样硬化

动脉粥样硬化多发于中老年人，男性多见，狭窄病变的边缘不规则，为鉴别诊断的要点。

（2）纤维肌性结构不良

纤维肌性结构不良多表现为受累动脉的串珠样狭窄，但是单发于肾动脉者难以与大动脉炎鉴别。

第八节　心包疾病

一、心包积液

心包积液（pericardial effusion，PE）指心包腔内的液体超过50mL，是心包病变的一部分。

（一）临床表现

患者可有乏力、发热、心前区疼痛等症状，疼痛仰卧时加重，坐位或俯卧位减轻。急性者积液量短时间内迅速增加，出现心包填塞症状，如呼吸困难、面色苍白、发绀、端坐呼吸等。

体检示心音遥远，颈静脉怒张、静脉压升高，血压及脉压均降低。

心电图示T波低平、倒置或低电压。

（二）影像学检查方法的选择

X线平片可用于检查中至大量PE，但其诊断价值不如超声心动图，一般不用于诊断少量 PE。超声心动图目前已成为诊断 PE 首选和最重要的影像学方法，以 M 型超声心动图（ME）和 2DE 方法最适用，尤其后者，可准确判定 PE 量的多少。MRI、CT 是诊断 PE 的辅助方法，发现 PE 敏感，对 PE 的定位准确。

（三）病理生理基础

心包腔内的液体分为漏出性和渗出性，前者常见于心功能不全，后者常见于心包炎的渗出期。

PE 可引起心包腔内压力升高，达到一定程度时，可压迫心脏导致心室舒张功能受限，使心房和体、肺静脉回流受阻，进而心房和静脉压力升高，心脏收缩期排血量减少，有的可出现心脏压塞。

（四）影像学征象

1. X 线平片表现

（1）少量 PE。

X 线可无异常发现。

（2）大量 PE。

①多数病例肺血管纹理正常，部分病例可伴有不同程度的上腔静脉扩张。

②心影向两侧扩大，呈"普大"型或球形，心腰及心缘各弓的正常分界消失，心膈角变钝；短期内（数日到两周）心影大小可有明显的变化。

（3）心缘搏动普遍减弱以至消失，主动脉搏动可正常（透视下观察）。

2. CT 表现

少量 PE 多位于左室后侧壁或右房侧壁的外方；中量 PE，除在上述部位外，多位于右室前壁前方或左室心尖部下外方。平扫，PE 为沿心脏轮廓分布、紧邻脏层心包脂肪层的环形低密度带，依部位不同此低密度带的宽度有所变化。增强扫描，可清楚地显示 PE。

3. MRI 表现

心包脏、壁层间距增宽；积液因性质不同，在 T1WI 上信号各异，在 T2WI 上呈高信号。

4. 超声心动图表现

（1）少量 PE：于房室沟及左心室后壁心外膜与壁层心包膜间液性暗区小于 15mm。

（2）中、大量 PE：左心室后壁液性暗区厚度分别在 15~20mm 之间及大于 25mm，且于心脏的外侧前和后方均可见带状分布的液性暗区。

二、缩窄性心包炎

缩窄性心包炎（constrictive pericarditis，CPC）是比较常见的心血管疾患之一。

（一）临床表现

呼吸困难、腹胀或（和）浮肿伴心悸、咳嗽、乏力、胸闷等为常见症状。体检可发现颈静脉怒张、腹水、奇脉、心音低钝和静脉压升高（>0.375kPa）等。心电图示肢体导联QRS波群低电压、T波低平或倒置及双峰P波等。

（二）影像学检查方法的选择

1. X线平片仍是诊断CPC常用的检查方法。其可显示心包钙化和体、肺循环淤血等情况，对评估病变程度亦有一定帮助。

2. 超声心动图目前已成为诊断CPC最重要的检查方法。其在显示心包增厚、评价心功能，特别对房室沟缩窄与二尖瓣狭窄的鉴别诊断方面起决定作用。

3. CT和MRI是诊断CPC常用的辅助检查方法。二者均可直接显示心包结构及其异常增厚、粘连；CT对检测钙化敏感；MRI可观察心腔形态及运动功能，鉴别CPC与限制型心肌病尤佳。

（三）病理生理基础

心包脏层与壁层粘连，出现不同程度的增厚，重者可达20mm以上。心包增厚一般以心室面为著，右心房室侧较左心侧增厚更明显，而大血管根部较轻。

CPC的心包异常增厚，首先限制心脏的舒张功能，使体、肺静脉压力升高，静脉回心血量下降，心排血量降低，继而亦可限制心脏收缩功能，导致心力衰竭。

（四）影像学征象

1. X线平片表现

（1）心脏大小正常或轻度增大，少数亦可中度增大；两侧或一侧心缘僵直，各弓分界不清，心外形常呈三角形或近似三角形。

（2）心脏搏动减弱、甚至消失（透视下观察）。

（3）部分患者可见心包钙化，呈蛋壳状、带状、斑片状等高密度影，多分布于右室前缘、膈面和房室沟区。个别病例仅有钙化而无功能上的心包缩窄，应结合临床及其他影像学资料综合判断。

（4）多数患者可见上腔静脉或（和）奇静脉扩张，仅少数患者肺血正常，肺淤血和间质性肺水肿常见。

（5）胸腔积液和不同程度的胸膜增厚、粘连。

2. CT 表现

（1）平扫：心包不规则增厚（厚度大于4mm），脏壁层界限不清，部分可见钙化灶。

（2）增强扫描：左右心室内径缩小，室间隔僵直，心室内径收缩舒张期变化幅度明显下降，提示心室舒张功能受限；部分患者出现腔静脉扩张，左右心房扩大和继发的肝脾肿大、腹水及胸腔积液等征象。

3. MRI 表现

除不能直接显示钙化灶外，其作用基本与 CT 相似。MRI 电影可显示室间隔摆动。

4. 超声心动图表现

（1）ME：左心室后壁舒张早期速率提高，中晚期活动平直；室间隔运动异常；心包壁层回声增宽，厚度常大于3mm。

（2）2DE：心室舒张受限，双心房扩大；室间隔不规则地左右摆动；心包缩窄部位回声浓密，可出现杂乱回声。

（五）诊断与鉴别诊断

缩窄性心包炎与风心病二尖瓣狭窄相鉴别：超声心动图有助于鉴别。若 X 线检查示房室沟环状钙化，可进一步行 CT 及 MRI 检查，有助于缩窄性心包炎的诊断。

第九节　冠状动脉粥样硬化性心脏病

冠状动脉粥样硬化性心脏病（coronary atherosclerotic heart disease，CAHD）简称冠心病，是一种严重危害人民身体健康的常见病、多发病。随着我国膳食结构的改变，动物性脂肪摄入增加，冠心病的发病率有逐渐增高的趋势。

一、临床表现

（一）临床症状

患者常有阵发性胸痛，多为胸骨后区，亦可累及心前区或放射至左臂，常与劳累情绪变化有关；一般疼痛持续 30s 至 15min，静息 2~5min 或舌下含硝酸甘油后几分钟缓解。一旦发生左心衰竭，可有呼吸困难、咳嗽、咯血及夜间不能平卧等。严重者可发生猝死。

（二）体征

心绞痛未发作时，患者一般无异常体征。心绞痛发作时，可闻及第三心音或第四心音；若有室间隔破裂或乳头肌功能不全时，可于胸骨左缘第 3~4 肋间或心尖部闻及粗糙的收缩期杂音。

（三）心电图

ST 段压低或升高或（和）T 波倒置，亦可为室性期前收缩、左束支和左前分支阻滞或心肌梗死等改变。

二、影像学检查方法的选择

1. X 线平片一般不用于检查冠心病，但对左心衰竭、心室壁瘤、室间隔破裂或（和）乳头肌断裂功能失调的诊断及心肌梗死病情和预后的估计都有一定的价值。

2. MDCT 或双源 CT 用于冠心病的筛选诊断。CT 平扫可测定冠状动脉钙化；CT 增强扫描能够显示冠状动脉斑块的形态、管腔狭窄、有无肌桥等，判断冠状动脉搭桥术（coronary artery bypass graft CABG）后桥血管以及冠状动脉介入治疗后的开通情况，可显示冠状动脉及桥血管的立体结构，对诊断、介入及外科治疗、术后复查等都有重要意义。对比增强电影扫描可用于分析左心室整体和节段功能，包括左心室收缩/舒张末期容积、射血分数以及心肌重量等均可做定量分析。

3. 超声心动图是冠心病的辅助检查方法。其能够直接显示冠状动脉异常、心肌缺血和心肌梗死的异常变化，还可动态、反复地评价冠心病患者的心功能变化；血管内超声成像（intra vascula ultrasound，IVUS）技术可了解冠状动脉斑块的形态、结构和与管腔的关系并直接测定冠状动脉血流显示管壁和管腔的病变，还可分析粥样斑块组织学性质、判断斑块的稳定性。TEE 能准确地评价冠状动脉左主干的狭窄程度及血流梗阻情况，且能清楚地显示心尖部室壁瘤等。

4. MRI 检查临床应用较少。SE 脉冲序列横轴位和短轴位像，可全面显示心肌梗死病理改变，急性心肌梗死可进行 Gd-DTPA 增强以提高病变的显示率；MRI 电影可用于评价心功能，室壁运动状态显示室壁瘤或室间隔破裂等并发症；造影增强结合快速扫描技术可评价心绞痛的患者心肌血流灌注和鉴别心肌活力；采用静息 MRI 药物负荷或运动试验可显示心肌缺血；冠状动脉 MRA 能够显示冠状动脉三主支的近中段。

5. 冠状动脉造影至今仍是明确冠状动脉狭窄程度、部位和范围的主要检查方法。主要用于：冠心病外科和介入治疗适应证的选择；不典型心绞痛须进一步明确诊断而决定治疗方针者；50 岁以上拟行心脏瓣膜替换术及主动脉病变手术等或疑有心绞须除外冠心病者；其他冠状动脉病变或畸形，如冠状动脉瘘、某些复杂先天性心脏病根治术前须了解冠状动脉起源或分布异常等；可为经皮冠脉成形术（percutaneous transluminal coronary angioplasty，PTCA）和 CABG 的治疗提供重要信息。

6. SPECT 心肌灌注显像负荷试验。对冠心病心肌缺血、梗死的检测、预后评估及治疗方案的选择均有一定的临床价值。其可以动态观察左心室心肌血流的恢复情况以及再狭窄所致的心肌再缺血。

7. 18F–脱氧葡萄糖（FDG）PET 心肌代谢显像。是鉴别存活心肌与坏死心肌的"金标准"。

8. 光学相干断层成像（OCT）技术。因具有极高的分辨率，可以精确显示冠状动脉粥样硬化斑块的微结构特性。在识别易损斑块、指导介入治疗及评价其治疗效果等方面，均有重要的应用价值。

三、病理生理基础

动脉粥样硬化性病变主要在内膜，主要分布于心外膜下的大动脉，近端多于远端。动脉粥样硬化斑块引起的冠状动脉狭窄是 CAHD 的基本病变，冠状动脉狭窄最常见于前降支，其次为回旋支、右冠状动脉及左冠状动脉主干。

管腔狭窄程度分为四级：管腔狭窄小于 25% 为 Ⅰ 级；管腔狭窄 26%～50% 为 Ⅱ 级；管腔狭窄 51%～75% 为 Ⅲ 级；管腔狭窄大于 76% 为 Ⅳ 级。

当狭窄>50%时，部分患者于运动时可导致心肌缺血；冠状动脉完全闭塞时发生心肌梗死。若缺血或梗死面积较大、累及乳头肌或室间隔时可引起室壁瘤、MI 或室间隔破裂。

（一）影像学征象

1. X 线平片表现

（1）不合并高血压的心绞痛患者

心肺常无异常改变。

（2）冠心病心肌梗死（或继发心室壁瘤）

①半数以上的患者心肺无异常改变。

②少数患者有心影增大，以左心室增大为主；出现不同程度的肺静脉高压——肺淤血、间质或（和）肺泡性肺水肿征象，提示左心衰竭。

（3）心室壁瘤

可见左室缘局限性膨凸；左心室"不自然"增大；左室缘搏动异常——搏动减弱、消失或反向；左室壁钙化；左室缘纵隔——心包粘连。

（4）心肌梗死后室间隔破裂

可见心影短时间内增大，以左心室增大最显著；肺血增多或（和）肺淤血及肺水肿。

2. CT 表现

（1）冠状动脉平扫：CT 值超过 130HU 的面积大于 $2mm^2$ 诊断为钙化，钙化多呈沿冠状动脉走行的斑点状、条索状高密度影，亦可呈不规则轨道形式或整条冠状动脉钙化。可做钙化的定量分析。

（2）冠状动脉增强 CT：可通过横轴位图像、三维重建图像（VRT、MPR、MIP 等）多角度分析冠状动脉管腔情况，包括斑块定位、定性（软斑块、钙化斑块、混合斑块）、斑块大小、累及范围、狭窄或闭塞程度、支架及桥血管通畅情况等。同时可了解心脏大小、心肌灌注情况、主动脉管壁情况等。典型的冠状动脉粥样斑块表现为凸出于管腔的附壁充盈缺损，中低密度、可伴或不伴钙化（软斑块），或表现为管壁明显增厚、狭窄，如果管腔狭窄大于 50%，则可基本上诊断为冠心病。

3. MRI 表现

（1）心肌梗死

第一，陈旧性心肌梗死：梗死室壁可出现：①节段性变薄；②心肌信号强度减低，在 T2WI 上更明显；③收缩期增厚率异常；④运动异常。

第二，急性心肌梗死：梗死区心肌信号增强，在 T2WI 上更明显；若信号强度变化不明显，增强后梗死心肌可见延迟强化；梗死室壁节段性变薄和运动减弱。MRI 心肌灌注显像示梗死区变薄，呈低信号区；延迟扫描，该区域信号增强。

第三，左室室壁瘤：左室多增大；左室壁节段性变薄范围大且运动异常；室壁瘤部收缩期增厚率消失且信号异常，并常可见附壁血栓。

（2）冠状动脉狭窄

对大于 50% 的冠状动脉狭窄可做出判断。

4. 冠状动脉造影表现

（1）冠状动脉粥样硬化

①管腔边缘不规则，半圆形"充盈"缺损以及不同程度偏心性狭窄及完全阻塞，为动脉粥样硬化斑块溃疡、龛影形成（复杂斑块）所致。

②冠状动脉痉挛，可见于狭窄的冠状动脉和造影正常的冠状动脉。

③冠状动脉瘤样扩张或动脉瘤形成。

④冠状动脉血栓、栓塞及阻塞再通。

⑤侧支循环形成。

（2）左心室造影

主要观察左心室运动功能；二尖瓣、主动脉瓣功能；有无室壁瘤、附壁血栓及室间隔破裂等。

5. **超声心动图表现**

（1）冠状动脉：管壁回声不均匀、不规则、不对称，常可见斑片状强回声；管腔狭窄或闭塞。

（2）心肌缺血或（和）心肌梗死：①心肌缺血、心肌梗死均可见局部室壁运动异常（运动减弱、无运动和矛盾运动），前者在症状消失后可恢复正常，后者常可见局部室壁膨出。②心肌缺血、心肌梗死均可见室壁收缩期增厚率减低。

（3）室壁瘤：常发生于心尖部，可见局部室壁膨出、变薄，且回声不均；膨出的室壁呈矛盾运动。

（4）室间隔破裂：常可见肌部室间隔连续性中断或隧道样缺损。D-EchO 可见左向右分流的高速血流信号。

（5）左心室附壁血栓：突向左心室腔内的形态不规则的异常团块样不均匀回声，多位于室壁瘤区。

6. **核素检查表现**

（1）心肌缺血：运动负荷试验和再分布或静息心肌灌注呈可逆性灌注缺损。

（2）心肌梗死、心肌顿抑：运动负荷试验和再分布或静息心肌灌注呈不可逆性灌注缺损。

7. **光学相干断层扫描技术**（Optical coherence tomography，OCT）

识别易损斑块，精确测量斑块纤维帽；识别稳定性斑块、血栓、钙化、夹层、能通过钙化后的组织清晰显像，能观察支架及支架表面的内膜增生和支架内再狭窄等。

（二）诊断与鉴别诊断

冠心病与扩张型心肌病鉴别：心血管造影有助于确诊（见表 7-1）。

表 7-1　冠心病与扩张型心肌病的心血管造影的鉴别诊断

冠心病		扩张型心肌病
冠状动脉病变	狭窄或阻塞	无
心脏房室大小	正常或左心室增大	全心中至重度增大，左心室为著
左心室功能	正常或节段性室壁运动异常（减弱、消失、矛盾运动等）	运动功能普遍减弱
二尖瓣	正常或不同程度的反流	多合并反流

第八章　妇产科疾病超声诊断应用

第一节　概述

一、解剖与生理概述

女性内生殖器官包括阴道、子宫、输卵管及卵巢，后两者称为附件。

（一）女性内生殖器官解剖

1. 阴道

阴道位于子宫下方，上端包绕宫颈，下端开口于阴道前庭后部。阴道分前壁、后壁、上下两端；阴道壁由黏膜、肌层和纤维层构成，有很多横向皱襞称阴道皱襞，具有较大伸展性；阴道黏膜色淡红，表面为复层鳞状细胞所覆盖；阴道黏膜受性激素影响有周期性变化。幼女及绝经后妇女的阴道黏膜菲薄，皱襞少，伸展性小，易受创伤和感染。

环绕子宫颈周围的腔隙称阴道穹窿，后穹窿顶端与子宫直肠陷凹紧邻，为腹腔最低部分。当子宫直肠陷凹有积液时，可经阴道后穹窿穿刺或引流。

2. 子宫

子宫位于下腹小骨盆腔中央、膀胱与直肠之间。正常成人子宫呈倒置梨形，长 7~8cm，宽 4~5cm，厚 2~3cm，重量 40~50g；子宫腔容量约为 5mL。

子宫分为子宫底、峡部及子宫颈。子宫位于两侧输卵管口之间的部分称为子宫底，子宫底两侧为子宫角；子宫下部呈圆柱状的结构即为子宫颈，子宫颈部与宫体相连部分稍狭细，称子宫峡部，在非孕期长约 1cm。宫体与宫颈的比例因年龄而异，一般婴幼儿期为 1:2，青春期为 1:1，生育期为 2:1，绝经后为 1:1。

子宫壁由内向外依次为内膜、肌层及浆膜层。内膜自青春期开始随卵巢激素发生周期性变化增殖与脱落，形成月经；肌层由平滑肌构成，浆膜层即覆盖于子宫的腹膜脏层。腹膜脏层沿宫壁下行至阴道后穹窿上部时，折向后上方覆盖直肠形成一腹膜凹陷，即子宫直肠陷凹。

子宫腔呈上宽下窄的三角形。子宫峡部上端为解剖学内口，下端为组织学内口，即宫颈内口，因黏膜组织在此处由内膜转变为宫颈黏膜。宫颈管黏膜上皮细胞呈高柱状，黏膜层内有许多腺体，能分泌碱性黏液，形成宫颈管内黏液栓。宫颈阴道部则为鳞状上皮覆盖，表面光滑。

子宫位置由一系列子宫韧带固定，通常子宫略呈前倾前屈位。

子宫血供主要来自子宫动脉。子宫动脉起自髂内动脉，于腹膜后沿盆侧壁下行，距宫颈约 2cm 处从前上方横行穿越输尿管到达子宫外侧缘，分支供应子宫。子宫动脉进入子宫肌层后分支行于外 1/3 肌层内，继而发出垂直分支，进入子宫内膜后弯曲形成螺旋动脉。

3. 卵巢

卵巢为女性生殖腺，产生卵子和激素。卵巢左右各一，位于子宫底后外侧、盆腔侧壁髂内动脉和髂外动脉分叉处的下方。

卵巢呈扁椭圆形，正常成年妇女卵巢大小约为 4cm×3cm×1cm，重 5~6g。绝经后卵巢可缩小至生育期卵巢体积的 1/2。

卵巢由卵巢皮质及髓质构成，皮质位于外层，是卵泡所在区域，由数以万计的始基卵泡及致密结缔组织构成；卵巢髓质为卵巢中心部位，内含疏松结缔组织及丰富血管。卵巢表面并无腹膜覆盖，而由一层纤维组织构成的白膜覆盖。

卵巢血供来自卵巢动脉及子宫动脉卵巢支。卵巢动脉于肾动脉起点稍下方起自腹主动脉，沿腰大肌前方下行至骨盆腔，越过输尿管进入卵巢门供应卵巢。子宫动脉上行至子宫角处分出卵巢支供应卵巢。

4. 输卵管

输卵管为一细长弯曲的管状结构，左右各一，是卵子与精子受精的场所。输卵管位于子宫底两侧，走行于阔韧带上缘，其位置移动度较大。

输卵管全长 8~14cm，由内向外分为间质部、峡部、壶腹部及伞部。间质部又称壁内部，位于子宫壁内，长约 1 cm，管腔狭小；峡部位于间质部外侧，长 2~3cm，管壁较厚、管腔小；壶腹部长 5~8cm，管腔较大，卵细胞常在此受精；伞部是输卵管末端，长约 1.5cm，开口于腹腔，呈漏斗状，漏斗周缘有许多指状凸起称为输卵管伞，有"拾卵"作用。

（二）女性内生殖器官生理

1. 卵泡的生长发育

卵泡生长发育过程经历了始基卵泡、窦前卵泡（或次级卵泡）、窦状卵泡（或三级卵泡）和成熟卵泡四个阶段。

始基卵泡形成于胚胎 4 个月至生后 6 个月时，为最基本的生殖单位；其发育至形成窦前卵泡约需 9 个月；窦前卵泡继续生长发育主要受卵泡刺激素（FSH）调控，其发育至窦状卵泡约需 70d。必须在促性腺激素刺激下，窦状卵泡才能继续发育成为排卵前卵泡，即成熟卵泡，需时约 15d。

2. 卵巢周期

卵巢为女性的生殖腺，育龄妇女卵巢生理功能主要包括：①每个月排出一个有受精能力的卵细胞，卵巢结构和功能发生周期性变化，即卵巢周期；②分泌性激素，维持早期胚胎发育。卵巢周期分为卵泡期、排卵期、黄体期。

（1）卵泡期：指卵泡发育至成熟的阶段（月经周期第 1～14d）。育龄妇女每月发育一批卵泡，一般只有一个优势卵泡成熟并排卵，其余卵泡在其发育的不同阶段退化，称之为卵泡闭锁。

（2）排卵期：在垂体释放的促性腺激素（LH）的刺激及卵泡内各种水解酶、纤溶酶、前列腺素等共同作用下，卵泡破裂，卵母细胞及包绕它的卵丘颗粒细胞一起被排出，称为排卵，多发生在月经周期第 14 日。排卵可由两侧卵巢轮流发生，也可由一侧卵巢连续发生。

（3）黄体期：排卵后至月经来潮前为黄体期（月经周期第 15～28 日）。排卵后卵泡液流出，卵泡壁内陷，卵泡颗粒细胞和泡膜细胞向内侵入形成颗粒黄体细胞和泡膜黄体细胞，周围由卵泡外膜包绕；同时基底膜外的毛细血管及纤维母细胞迅速增殖，并穿入基底膜内。一般在排卵后 5d 内先后形成血体及黄体，排卵后的 7～8d，黄体体积和功能达到高峰，直径 1～2cm，外观色黄。

若卵子未受精，垂体促性腺激素进一步下降，黄体在排卵后 9～10d 开始退化，黄体细胞逐渐萎缩，血管减少，周围结缔组织与成纤维细胞侵入并取代黄体，外观色白，称之为白体。退化的黄体转变为白体需 8～10 周的时间。黄体功能衰退后激素分泌功能减退，月经来潮，卵巢中新的卵泡发育，开始新的卵巢周期。

3. 月经周期

子宫内膜的周期性变化。正常育龄妇女生殖系统呈周期性变化，以子宫内膜的变化最为突出。每月子宫内膜脱落一次，即为月经周期，平均时间长为 28d。月经周期是下丘脑-垂体卵巢轴功能的反复表现及生殖道靶器官子宫内膜结构功能周期性变化的结果。

子宫内膜在结构上分为基底层和功能层。基底层与子宫肌层相连，对月经周期中的激素变化无反应；功能层靠近宫腔，由基底层再生而来，随卵巢激素变化而呈现周期性变化，根据其组织学变化分为增殖期、分泌期和月经期。

（1）增殖期：月经周期第5~14d，月经期后子宫内膜仅余基底层，在卵巢卵泡期雌激素的作用下，内膜逐渐开始修复，内膜腺体和间质细胞呈增生状态。

月经周期第5~7d为增殖早期，子宫内膜较薄；月经周期第8~10d为增殖中期，间质水肿明显，腺上皮细胞增生活跃，腺体数目增多、增粗、增长，螺旋动脉逐渐发育；月经周期第11~14d为增殖晚期，内膜进一步增厚，表面高低不平，腺体更长呈弯曲状，组织水肿更明显，螺旋动脉呈弯曲状，管腔增大。

（2）分泌期：月经周期第15~28d，与卵巢黄体期相对应。排卵后卵巢黄体继续分泌雌激素及孕激素，在孕激素作用下，子宫内膜呈分泌反应。

排卵后第1~5d，即月经周期第15~19d，子宫内膜继续增厚，腺体更长，弯曲更明显，间质水肿，螺旋动脉继续增生、弯曲；月经周期第20~23d，子宫内膜厚度达高峰，并呈锯齿状，间质高度水肿，螺旋动脉进一步增生、弯曲；月经周期第24~28d，卵巢黄体退化，螺旋动脉迅速增长，也更弯曲。

（3）月经期：月经周期第1~4d。由于雌、孕激素撤退，螺旋动脉阵发性痉挛及扩张，远端血管及组织缺血坏死，内膜功能层崩解脱落出血，形成月经。

二、超声检查技术

二维及彩色多普勒超声成像技术的发展，使超声检查成为妇科疾病不可替代的首选影像检查；高分辨率的经阴道超声又在很大程度上提高了超声检查对妇科疾病的诊断能力。超声诊断的准确性与合理选择检查方法有很大关系。

（一）经腹超声检查法

经腹超声扫查范围广泛、切面及角度灵活，能够完整显示盆腔器官全貌，是最常用的妇科超声检查方法之一。适用于所有要求盆腔超声检查的妇女。

其局限性包括易受腹壁厚度、膀胱充盈程度及肠道胀气等因素影响。

1. 检查前的准备

受检者须饮水500~1000mL，使膀胱充盈。膀胱充盈以中度为适宜（充盈膀胱达子宫底部或宫底上方1~2cm处）。

2. 检查体位

受检者常规取平卧位。

3. 仪器

选用凸阵探头，探头中心频率多为3.5MHz。对于较瘦患者或儿童患者，也可应用高频的腔内探头或线阵探头直接置于腹壁进行扫查。

4. 检查方法

（1）暴露下腹部，涂抹适量耦合剂，探头直接置于腹壁皮肤进行扫查。

（2）首先进行子宫矢状切面扫查，于子宫矢状切面上测量子宫长径、前后径及内膜厚度。

（3）将探头旋转90°进行横切面扫查，测量子宫横径；观察子宫及两侧附件情况，并测量卵巢大小。注意卵巢位置变化较大，卵巢最大切面多在盆腔斜切面上获得。

（4）扫查过程中根据病灶或感兴趣区域灵活移动探头，改变扫查方向与角度，以获得病灶及感兴趣区域的最佳图像。

5. 检查技巧

（1）强调膀胱充盈要适度。膀胱过度充盈时，盆腔正常器官被向后推移，不在最佳观察区域内，且可使子宫受压变形；同时患者因膀胱过度充盈而非常不适。膀胱充盈不佳时，无法推开肠管，导致盆腔脏器因肠气干扰不能清楚显示。

（2）扫查范围要大，以避免漏诊位置较高的病变。

（3）观察肿物与周围脏器关系时，应充分利用探头加压、移动连续扫查、嘱患者改变体位等手法进行观察，以了解肿物与周围脏器间的活动情况。

（二）经阴道超声检查法

经阴道超声检查（TVUS）是将超声探头置入阴道内进行超声检查，也是目前最常用的妇科超声检查方法之一。由于经阴道探头频率高，与盆腔器官更接近，图像分辨率佳，能更好地显示子宫、卵巢及盆腔肿块的结构特征及血流情况，且不受肠腔气体干扰和腹壁声衰减的影响，适用于能进行经阴道检查的所有患者，特别是对后位子宫、宫腔内病变（如内膜病变、黏膜下肌瘤、妊娠物残留等）、异位妊娠、辅助生育技术监测卵泡以及对老年患者、肥胖患者等，TVUS 均明显优于经腹超声检查；此外，TVUS 引导下穿刺也是目前介入性超声最常用的方法。

其局限性包括经阴道探头频率高，穿透力有限，聚焦深度小于10cm，对较大盆腔肿块或位置较高的卵巢难以显示，须结合经腹超声检查观察。

对无性生活者、阴道畸形、阴道炎症、老年性阴道明显萎缩患者及月经期不应进行TVUS。

1. 检查前的准备

受检者检查前须排空膀胱。

检查者备好阴道探头及避孕套。对阴道出血患者，确因诊断需要必须进行 TVUS 时，检查者应准备好消毒避孕套。

2. 检查体位

受检者常规取膀胱截石位。必要时用枕头垫高臀部或嘱受检者将手置于臀部下以抬高臀部。

3. 仪器

选择经阴道腔内探头，探头中心频率多为 7.5MHz。

4. 检查方法

（1）阴道探头顶端涂适量耦合剂，套上一次性乳胶避孕套，并确保避孕套与探头间无气泡存在。

（2）操作者右手持探头，左手轻轻分开阴唇，将探头缓慢置入阴道内，探头顶端抵达阴道穹窿部。子宫后位时探头置于后穹窿，前位时置于前穹窿。

（3）扫查时利用旋转、倾斜、抽送等基本手法对盆腔内结构进行矢状切面、横切面及斜切面扫查。于子宫矢状切面上测量子宫长径、前后径及子宫内膜厚度；将探头旋转 90°，于横切面测量子宫横径。

（4）然后将探头移向子宫左侧或右侧，扫查左、右附件区，观察双侧卵巢及周围附件区情况。卵巢位置变化较大，应转动探头多切面寻找，并于卵巢最大切面上测量卵巢大小。

（5）扫查过程中根据病灶或感兴趣区域灵活移动探头，改变扫查方向与角度，进行多切面扫查，以获得病灶及感兴趣区域的最佳图像。同时要注意子宫直肠陷凹及附件区有无积液。

5. 检查技巧

（1）探头置入阴道后，可以参照膀胱位置进行定位，通过子宫与膀胱的位置关系判断子宫为前位、中位或后位。

（2）检查过程中，可采用推拉、移动探头的方式推开肠管，并可利用探头推动或加压观察肿物的软硬度，与周围组织结构间的相互移动性等。

（3）病灶或脏器位置较高时，可用左手在腹壁加压，使病灶更接近阴道探头。

6. 注意事项

（1）月经期一般应避免进行 TVUS，如确因诊断需要必须对子宫出血或月经期妇女进行经阴道超声检查时，应注意无菌操作。

（2）阴道探头应定期消毒。

（三） 经直肠超声检查法

经直肠超声检查法是指将腔内探头置于直肠内进行超声检查的方法。主要用于男性前列腺疾病诊断。妇科方面用于经腹超声检查图像显示不清但又不能进行经阴道检查的患者，如处女膜未破、阴道畸形或老年性阴道萎缩等。

1. 检查前的准备

检查前受检者须排空大小便。一般采用检查前晚服用泻药的方法（如服用酚酞2片），检查当天早上空腹，必要时还可于检查前加用两支开塞露。

2. 检查体位

受检者取左侧卧位，左腿伸直、右腿屈曲。有时也可采用膀胱截石位。

3. 仪器

采用经直肠探头，多数仪器经直肠探头与经阴道探头为同一探头。探头频率与经阴道探头一致。

4. 检查方法

探头套好乳胶避孕套后，应在避孕套上加适量耦合剂作为润滑剂，以方便将探头置入直肠内。扫查方法和观察顺序与经阴道扫查相似。

（四） 经阴道介入性超声

经阴道超声引导下进行盆腔穿刺可增加定位的准确性，避免损伤。

治疗性穿刺适用于卵巢内异症囊肿（巧克力囊肿）治疗、辅助生殖中穿刺取卵、未破裂型异位妊娠局部药物治疗、卵巢单纯性囊肿穿刺治疗及盆腔脓肿、输卵管积水治疗等。

穿刺并发症包括误穿大血管形成血肿、肠管损伤，如慢性盆腔炎或子宫内膜异位症常与肠管粘连，穿刺不慎时可能损伤肠管；操作者应严格掌握TVUS引导下盆腔穿刺术的适应证与禁忌证，严格操作规程，防止并发症发生。

三、正常超声表现

（一） 子宫

1. 形态、位置

子宫位于膀胱后方，矢状切面呈倒置梨形，宫底横切面近似三角形，体部横切面呈椭圆形。

根据长轴切面上宫体与宫颈、宫颈与阴道的相对位置关系判断子宫的倾、屈角度。正常子宫呈前倾前屈位，即宫颈与阴道、宫体与宫颈均形成向前的倾斜角度。过度前屈子宫指宫体与宫颈间向前夹角小于90°。后位子宫的后倾后屈子宫指宫颈倾斜向后、宫体与宫颈角度亦向后，若宫体与宫颈向后的纵轴角度小于90°则为过度后屈子宫。

2. 声像图表现

（1）宫体：子宫体为均质实性结构，肌层呈均匀低回声。矢状切面上呈倒置梨形，宫底横切面呈倒三角形，两侧为宫角，宫体横切面呈椭圆形。

（2）内膜：宫腔居中，呈线状强回声，宫腔线周围为内膜回声层。内膜回声随月经周期改变。①月经期：内膜厚度1~4mm，回声不均，宫腔内可见无回声区。②增殖期：内膜受雌激素作用增生变厚，厚度4~8mm，呈中等回声；有时可见内膜基底层呈线状强回声而功能层呈低回声，与宫腔线的强回声一起形成"三线征"。③分泌期：内膜在孕激素作用下继续增厚，厚度7~14mm，血管增殖、腺体分泌，内膜功能层回声增强，使内膜全层呈较均匀一致的强回声。

由于子宫肌层的收缩，增殖期和分泌期TVUS时常见内膜涌动现象。

（3）子宫颈：宫颈肌层也呈均匀低回声，但回声水平一般较宫体肌层强。宫颈管位于宫颈中央、纵切呈梭形，回声常偏低。前位、中位子宫的宫颈在宫体的下方，而后位子宫的宫颈则位于宫体的上方，此时容易将子宫颈误诊为子宫前壁肌瘤等，应注意识别图像。

3. DFI 表现

（1）TVUS时多可见子宫外1/3肌层内的弓形动、静脉。放射状动脉在生育年龄妇女可能显示，而内膜的螺旋动脉生理情况下仅在分泌晚期或早孕时显示。

（2）子宫动脉：宫颈水平两侧可显示子宫动、静脉，子宫动脉沿子宫体侧缘上行，同时向子宫肌层发出第一级分支弓形动脉，弓形动脉发出垂直于子宫长轴、辐射状分布的放射状动脉，放射状动脉进入子宫内膜，弯曲呈螺旋状称螺旋动脉。子宫动脉血流频谱特征非妊娠期表现为高速高阻型血流，妊娠期血流阻力随孕周增加渐下降。

4. 子宫大小测量

以清楚显示子宫轮廓及宫腔线为标准矢状切面，测量子宫长径和前后径；测量子宫横径时应先找到宫底最大切面（呈三角形，左右为宫角），然后将探头稍向下移，即两侧宫角处横切面的稍下方（呈椭圆形），显示子宫底内膜后，测量子宫最大横径。

育龄妇女子宫正常参考值：子宫长径为6.0~8.5cm，横径为3.0~5.0cm，前后径为2.0~4.0cm；经产妇子宫各径线均较未产妇及初产妇大约1cm。需要指出的是，关于子宫大小不同书籍间描述有一定差异，对于育龄妇女子宫正常参考值可以简单记忆为 7cm×5cm×3cm。

5. 绝经后子宫的超声表现

绝经后子宫体萎缩变小，但宫颈缩小不明显；子宫肌层回声可不均或回声减低，浆膜下肌层内有时可见斑点状或短条状强回声，为弓状动脉钙化所致。绝经后子宫内膜萎缩变薄，呈线状，内膜正常参考值为小于 5mm。

（二）卵巢

1. 形态、位置

卵巢位于子宫底后外侧，盆腔侧壁髂内、外动脉分叉处的下方，借卵巢固有韧带连于子宫角。矢状切面上卵巢位于充盈膀胱的后外侧。卵巢位置变化较多，一般采用经阴道扫查时在髂内动脉前方容易寻找到卵巢，辨认卵巢最主要的结构特征是卵巢实质内有卵泡回声；但绝经后妇女的卵巢无卵泡，辨别较困难。

卵巢为椭圆形实质性器官，月经周期中卵巢的大小可有变化，主要是卵巢内卵泡发育和排卵所致。

2. 扫查技巧

卵巢位置变化较多，须熟练掌握扫查技巧。

（1）经腹超声检查时，可将探头置于检查侧的对侧，以充盈膀胱做透声窗检查卵巢。若经腹超声不能显示卵巢，应进行 TVUS，一般可以清晰显示卵巢。

（2）TVUS 时，将探头侧向盆壁，于髂血管附近容易获得卵巢斜冠状切面图像；双侧卵巢往往不在同一平面上，须移动探头分别观察。

（3）子宫不在中线而偏于一侧时，同侧卵巢也往往向上移位，应在较高位置寻找。后位子宫时卵巢往往偏于腹侧并与宫体同一水平，须改变探头方向多角度扫查方可显示。

3. 声像图表现

卵巢呈扁椭圆形，周围皮质呈低回声，皮质内可见大小不等、边界清楚、壁薄的圆形无回声区，为卵泡回声；卵巢中央部为髓质，因不含卵泡而回声略高。由于卵泡内含有卵泡液，有一定张力，成熟卵泡可凸向卵巢表面，有时成熟卵泡内可见一小而薄壁的无回声区，为卵丘回声。

卵泡大小随月经周期变化，月经第 5d 起超声图像可显示卵泡，于一侧或两侧卵巢内见 1~2 个或数个小卵泡；随着月经周期推移，卵泡渐增大，当一侧卵巢内出现直径达 1.3cm 以上的卵泡并迅速发育者，为优势卵泡，而其他小卵泡则逐渐萎缩。优势卵泡的生长速度为 1~2mm/d，直径达 1.8~2.5cm 时即成为成熟卵泡。

排卵为一瞬间过程，超声难以直接观察到卵泡破裂的过程，但可根据间接征象判断是否排卵。①优势卵泡消失；②血体形成，卵泡破裂后迅速缩小，并由于血液充盈形成血体结构，内为不凝血，表现为卵巢皮质内边界不清、壁稍厚的混合回声区；③CDFI 显示卵巢血体周围环状血流信号，为低阻型血流频谱；④盆腔积液，由于卵泡液流出，一侧卵巢周围或子宫直肠陷凹可见少量积液。

黄体的声像图表现：排卵后血体大约持续 72h，随着颗粒细胞或卵泡膜细胞长入而形成黄体。黄体的声像图表现根据排卵后血体内出血量和时间等有较大变化，超声常见为壁稍厚的无回声区，无回声区内部有点状或网状回声，CDFI 特点为无回声区周边见环绕的低阻血流；有时因为出血量较多可表现为类实性结构，应注意鉴别。月经后期若无妊娠，黄体萎缩，体积缩小。若黄体增大，直径大于 2.5cm 时即为黄体囊肿，黄体囊肿直径有时可达到 6.0cm 甚或更大。

4. 卵巢的 CDFI 特点

正常卵巢内血流随卵巢不同功能期呈周期性改变，TVUS 可较准确评价卵巢血供情况。月经周期第 1~7d，双侧卵巢内血流很少；从第 9d 开始进入卵巢活动期，优势卵泡发育，卵巢血流开始丰富；黄体形成后黄体周围血管增生，囊壁上血管明显扩张，形成环绕黄体的低阻血流。

5. 卵巢大小测量

卵巢测量应包括三径线，即长径、横径、前后径。找到卵巢最大长轴切面，测量卵巢长径及前后径；将探头旋转 90°，获得卵巢最大横切面，测量卵巢横径。正常卵巢体积在生育年龄最大，绝经后逐渐缩小。育龄妇女卵巢正常参考值约为 4cm×3cm×1cm。

（三）输卵管

由于输卵管细而弯曲，位置不固定，周围被肠管遮盖，正常情况下不能清楚显示。当盆腔积液或腹水时，输卵管被无回声的液体所衬托，可以清晰地显示，表现为边界回声稍强的弯曲管状结构，下方常可见卵巢回声。

第二节 子宫疾病

一、子宫先天发育异常

子宫先天性发育异常是生殖器官发育异常中最常见的，临床意义亦比较大。受某些因素影响，两侧副中肾管在演化过程的不同阶段停止发育，形成各种子宫发育异常，包括子宫未发育或发育不全（无子宫、始基子宫、幼稚子宫）、两侧副中肾管会合受阻（残角子宫、双子宫、双角子宫）以及副中肾管会合后中隔吸收受阻所致的纵隔子宫等。

（一）子宫未发育或发育不全

1. 病理与临床

（1）先天性无子宫：两侧副中肾管向中线融合形成子宫，如到中线前即停止发育，则无子宫形成；先天性无子宫常合并先天性无阴道；卵巢可正常。临床表现为原发闭经，但第二性征正常。

（2）始基子宫：两侧副中肾管向中线融合后不久即停止发育，导致子宫发育停留在胎儿期，子宫很小且多数无宫腔或虽有宫腔但无内膜。无月经。

（3）幼稚子宫：青春期以前的任何时期，子宫停止发育，导致青春期后子宫仍为幼儿时期的大小。幼稚子宫临床表现为原发闭经、痛经、月经量过少、不孕等。

（4）单角子宫：一侧副中肾管发育完好，一侧未发育所致。发育完好的一侧形成单角子宫，该侧有一发育正常输卵管。约65%合并残角子宫畸形，常伴同侧肾发育异常。

临床表现包括痛经或原发不育等；妊娠时可能引起流产或难产。

（5）残角子宫：一侧副中肾管发育正常（发育侧子宫），另一侧副中肾管中下段在发育过程中停滞，形成不同程度的残角子宫。表现为发育侧子宫旁一小子宫及其附件，小子宫有纤维组织束与发育侧的单角子宫相连。

残角子宫类型：残角子宫可分为无内膜型及有内膜型，后者根据其内膜腔与发育侧宫腔是否相通分为有内膜相通型与有内膜不相通型。当内膜有功能的残角子宫与发育侧子宫腔不相通时，月经来潮后即出现周期性下腹疼痛症状，经血逆流至腹腔可发生子宫内膜异位症。

残角子宫妊娠：残角子宫妊娠早期多无症状，有症状时与输卵管间质部妊娠相似。由于残角子宫壁肌层发育不良，肌壁较薄，不能随胎儿生长而相应增长；如未能及时发现和诊断，随着胚胎生长发育，常在妊娠 3~4 个月时自然破裂，引起大出血危及孕妇生命，因此，及时诊治非常重要。

2. 超声表现

（1）先天性无子宫：纵切或横切扫查时下腹部均探查不到膀胱后方的子宫图像。常合并无阴道，双侧卵巢表现可正常。

（2）始基子宫：子宫表现为一很小的条索状低回声结构，子宫长径小于 2.0cm，宫体、宫颈分界不清；无宫腔回声线及内膜回声。双侧卵巢表现可正常。

（3）幼稚子宫：子宫各径线均明显小于正常，前后径（子宫厚径）小于 2.0cm，宫颈相对较长，宫体与宫颈之比为 1:2；内膜薄。双侧卵巢表现可正常。

（4）单角子宫：子宫外形呈梭形，横径较小，宫腔内膜呈管状，向一侧稍弯曲，同侧可见正常卵巢。当二维超声上子宫横径小或位置偏于一侧时应怀疑到单角子宫。事实上，二维超声上较难诊断单角子宫，而必须依靠三维超声才能做出较明确的诊断。

（5）残角子宫：①盆腔内见一发育正常子宫：其一侧可见一低回声包块，回声与子宫肌层相似，但与宫颈不相连。易与浆膜下肌瘤混淆。②内膜不相通型残角子宫：月经初潮后即形成残角子宫腔积血，表现为一相对正常子宫的一侧有中心为无回声的囊实性包块。③残角子宫妊娠：正常子宫一侧上方见圆形包块，内见胎囊及胎芽，周围可见肌层回声；较大时见成形胎儿，但宫壁较薄。因此，超声特点为发现偏向一侧盆腔的妊娠包块，另一侧见相对正常的子宫。妊娠囊周围内膜层与正常宫颈管不相通。正常子宫腔内可见厚的蜕膜回声（内膜增厚）或假孕囊回声。

3. 临床价值

超声检查是诊断子宫未发育或发育不全的主要影像检查方法。由于此类畸形患者常因合并先天性无阴道，或有阴道但处女膜未破（无性生活）而不能进行经阴道超声检查，因此，经直肠超声检查法是此类子宫发育异常的最佳检查途径，对临床诊断帮助很大。

此外，残角子宫妊娠是需要特别引起注意的，避免漏、误诊的关键是要提高对此种异位妊娠的认识。

（二）两侧副中肾管会合受阻

1. 病理与临床

（1）双子宫：两侧副中肾管发育后未完全会合，形成两个分离的子宫体和宫颈，附有各自的输卵管。常伴有阴道纵隔或斜隔。双子宫的宫颈可分开或相连。

双子宫可无临床症状，月经正常，妊娠期分娩过程可无并发症。有症状者表现为月经过多、痛经、易流产、胎儿宫内发育迟缓（UGR）等。

（2）双角子宫：两侧副中肾管已大部会合，但子宫体仍有部分会合不全，子宫体在宫颈内口水平以上的某一部位分开，导致子宫两侧各有一角凸出，称双角子宫。

双角子宫妊娠结局较差，有较高的流产率、早产率。

（3）弓状子宫：为子宫底部未完全会合，宫底部中央区有轻度凹陷的宫壁向宫底、宫腔轻微凸出，是最轻的一种子宫发育异常。

2. 超声表现

（1）双子宫：可见两个完全分开的子宫，横切面观察尤为清楚，两子宫间有深的凹陷，均有内膜、肌层和浆膜层；多可见横径较宽的双宫颈，两个宫颈管回声彼此相邻但完全分开。偶也可为双子宫、单宫颈。

（2）双角子宫：子宫外形异常，上段分开、下段仍为一体，横切面上可见两个分开的宫角，中间凹陷呈"Y"形或马鞍形，宫腔内膜回声也呈"Y"形。三维超声表现：三维超声冠状切面可以直观显示子宫底中央的凹陷及两侧的子宫角，整个子宫外形呈"Y"形或呈蝶状、分叶状；宫腔内膜也呈"Y"形或蝶状。

（3）弓状子宫：子宫外形、轮廓正常或仅宫底处略凹陷；子宫横切面见宫底部肌层增厚，此特点在三维超声冠状面上显示更清楚，可见宫底部内膜呈弧形内凹；若在三维超声冠状面上于两侧宫角内膜处做一连线，计算宫底处子宫内膜弧形内凹的垂直距离（内凹的深度），弓状子宫时此深度小于1cm，这一点有助于部分纵隔子宫相鉴别。

3. 临床价值

超声检查是子宫先天性发育异常首选检查方法及主要诊断手段，特别是三维超声成像大大提高了超声对子宫发育异常的诊断能力，对临床帮助很大。

（三）两侧副中肾管会合后中隔吸收受阻

1. 病理与临床纵隔子宫

两侧副中肾管会合后，中隔吸收的某一过程受阻，使中隔完全性或部分性未吸收，即形成不同程度的子宫纵隔，称纵隔子宫，是最常见的子宫发育异常。子宫外形、轮廓正常。

纵隔子宫分为两种类型：①完全纵隔子宫，纵隔由子宫底直至子宫颈内口或外口，未吸收的中隔将子宫腔完全分为两半，即有两个子宫腔；此型常伴有阴道纵隔。②不完全纵隔子宫，纵隔终止于子宫颈内口以上任何部位。

纵隔子宫可导致不育、自然流产、习惯性流产、宫颈功能不全、早产、IUGR等。

2. 超声表现

（1）二维超声表现：①子宫外形、轮廓正常，但宫底横径较宽；②横切面时见两个宫腔内膜回声，间以一带状低回声，即中隔回声；③若纵隔延续至宫颈，见两个完整的宫腔内膜回声，为完全纵隔子宫；若两侧内膜回声在宫腔中部或下部会合，则为不完全纵隔子宫。

（2）三维超声表现：①纵隔（中隔）三维超声成像的冠状面图像上子宫体中央可见一清晰的与子宫肌壁回声相似的低回声带（纵隔），自子宫底部向下延伸达到（完全纵隔子宫）或未达到宫颈（不完全纵隔子宫）。三维超声不仅可以清晰显示宫腔中的纵隔长度，鉴别完全性与不完全性纵隔子宫，还可以显示纵隔的形态、厚度等。②内膜，由于完全纵隔子宫的纵隔达到宫颈，因此，宫腔内膜回声呈很深的"V"形或彼此平行；不完全纵隔子宫的纵隔未达到宫颈，宫腔下段为一个宫腔，因此，宫腔内膜回声呈"Y"形，两内膜所成夹角常小于 $90°$。

3. 鉴别诊断

（1）子宫发育异常与子宫肌瘤的鉴别：①双子宫可能误诊为子宫肌瘤，子宫肌瘤向外凸使子宫外形改变也可能误诊为双子宫。鉴别要点是子宫肌瘤结节内无宫腔内膜回声，回声水平通常较正常子宫肌层回声低。②残角子宫时，由于有一相对正常的子宫回声，可能将残角子宫误诊为子宫浆膜下肌瘤或阔韧带肌瘤，应仔细观察其回声水平与子宫肌层的一致性与子宫相连情况及有无内膜回声。

（2）双角子宫与双子宫的鉴别：双角子宫表现为子宫底中央凹陷，呈两个形状完整的宫角（常呈锐角，有时膀胱可见"V"形切迹），宫体仍有部分是融合的；而双子宫则见两个完全分开的完整宫体，两宫体间常见肠管回声。

（3）双子宫与纵隔子宫的鉴别：前者外形为两个完全分离的子宫，后者外形正常或仅宫底处略凹陷，易于鉴别。

（4）双角子宫与纵隔子宫的鉴别：双角子宫内膜形态与部分纵隔子宫很相似，尤其需要仔细鉴别。双角子宫外形异常，子宫底中央明显凹陷，呈双角表现，而纵隔子宫宫底形态正常或略凹陷，可资鉴别。

（5）弓状子宫与部分纵隔子宫的鉴别：两者的子宫外形、轮廓均呈正常表现或宫底轻度凹陷，二者的鉴别诊断须依靠三维超声成像。三维超声冠状面上于两侧宫角内膜处做一连线，计算宫底处子宫内膜弧形内凹的垂直距离（内凹的深度），弓状子宫此深度小于1cm；而部分纵隔子宫此深度大于 1cm。

4. 临床价值

（1）经阴道探头更靠近子宫，对双角子宫、残角子宫、纵隔子宫及一些复杂子宫畸形观察更佳；经腹超声可以观察整个子宫外形、轮廓，对双子宫等外形的观察会更全面。因此，二者结合可提高对子宫畸形的诊断准确性，避免漏诊或误诊。

（2）三维超声成像提供子宫冠状面，能更准确、直观地显示宫腔内膜结构，较好地对纵隔子宫进行分型判断，为手术治疗提供可靠参考资料，是纵隔子宫最佳的诊断手段。

（四）先天性阴道斜隔综合征

1. 病理与临床

阴道斜隔综合征指双子宫、双宫颈时，阴道内隔膜自宫颈一侧斜行附着于阴道壁一侧（阴道斜隔），影响该侧宫腔、宫颈通畅性；多伴有斜隔侧的泌尿系畸形（肾阙如）。

临床表现为初潮后痛经、下腹部坠痛、白带多、有异味或经期延长等。

2. 超声表现

（1）横切面显示两个完全分离的子宫体回声，两侧子宫可对称或大小不一；两宫腔内均见宫腔内膜回声；一侧宫腔（斜隔侧）常伴有明显积液（积血）。

（2）一侧（斜隔侧）子宫下方见一边界清楚的无回声区，内见稀疏至密集的点状回声，其上方可见与之相连的宫颈及宫体回声，有时可见包块与宫颈管及宫腔内积血的相连关系，该包块即为阴道内斜隔上方积血所致的囊性包块。

（3）腹部检查见一侧肾阙如，多为宫腔积血侧（斜隔侧）肾阙如。

（4）经会阴超声检查可观察阴道内斜隔走行及其至宫颈外口距离等。

3. 鉴别诊断处女膜闭锁

也可表现为宫颈下方囊性包块，但阴道斜隔综合征有双子宫畸形，并伴一侧宫腔积液、一侧肾阙如。经会阴超声有助明确阴道内斜隔的诊断。

4. 临床价值

超声检查以其准确、快捷、实时、无创等优势成为本病的首选诊断方法。超声不仅能显示子宫及宫颈的数目、形态、阴道积血情况，还能准确诊断肾阙如。

（五）三维超声在子宫发育异常中的诊断作用

二维超声特别是经阴道二维超声可以提供子宫、宫颈、附件区域及部分阴道的清晰图像，在女性生殖道发育异常中的诊断价值是不容置疑的，但由于二维超声无法显示子宫冠状切面，在一定程度上限制了其对子宫发育异常的诊断能力。三维超声成像是对二维超声的一个很好补充。

三维超声成像的子宫冠状切面可显示整个子宫外形轮廓、宫腔内膜回声及宫腔形态，操作可重复性强，能更清晰、直观、立体地观察子宫及内膜的空间位置关系，较准确地对子宫先天性发育异常进行分类及鉴别诊断。国内外文献报道，三维超声对子宫发育异常的诊断敏感性和特异性均较高（92%～100%），能为临床治疗和手术提供更为准确的信息。特别是对纵隔子宫、双角子宫、弓形子宫等在二维超声检查上不易鉴别的子宫发育异常，三维超声有较强的诊断与鉴别诊断能力，是目前诊断子宫发育异常的最佳影像检查方法之一，值得推广应用。

二、子宫肌层病变

（一）子宫肌瘤

1. 病理与临床

子宫肌瘤是女性生殖器官中最常见的良性肿瘤，育龄妇女中发生率高达20%～25%。子宫肌瘤发生原因尚不清楚，多数学者认为与长期和过度雌激素刺激有关。

根据子宫肌瘤与子宫肌壁的关系可分为三类。①肌壁间肌瘤：最多见，肿瘤位于子宫肌层内，周围有正常肌层受压形成的假包膜包绕。②浆膜下肌瘤：肌壁间肌瘤向子宫表面方向发展，大部分凸出于子宫表面，肌瘤表面仅覆盖一层浆膜；当肌瘤向外生长，形成仅有一蒂与子宫相连时，称带蒂浆膜下肌瘤。③黏膜下肌瘤：靠近宫腔的肌壁间肌瘤向宫腔方向生长，使肌瘤大部分或完全凸向宫腔内，肌瘤表面覆以子宫内膜。

肌瘤大小不一，大者可达10cm以上，使子宫明显增大、变形；小者仅黄豆大小，不改变子宫形态；数目上，子宫肌瘤常多发，甚至可达几十上百个。

病理上，子宫肌瘤为实性肿瘤，质地较子宫硬，表面并无包膜，但有肌瘤压迫周围肌纤维所形成的假包膜；肌瘤供血主要来自假包膜；肌瘤切面可见瘤内平滑肌组织排列致密，呈旋涡样或编织样结构。

临床症状与肌瘤生长部位、大小、数目及并发症相关。①小的肌瘤多无症状，由超声检查发现。②经量增多、经期延长是子宫肌瘤最常见的症状，最易发生于黏膜下肌瘤和多发肌壁间肌瘤。③腹部包块多见于较大的浆膜下肌瘤或肌壁间肌瘤较大时。④肌瘤恶性变时，表现为短期内迅速增大，伴有阴道不规则出血，若绝经期后肌瘤不缩小，反而继续增大时，尤应警惕。

妊娠期子宫肌瘤：妊娠期子宫血供丰富，肌瘤组织充血、水肿、肌细胞肥大，因此，妊娠时肌瘤常见增大（少部分肌瘤妊娠期可无明显变化）；肌瘤变性也常见于妊娠合并的肌瘤，妊娠期特别要注意肌瘤的红色样变性，这是一种特殊类型的肌瘤坏死，可能由于子宫肌瘤增长较快，瘤体内的血供受阻，引起肌瘤充血、水肿，进而缺血、坏死，坏死区域血红蛋白至血管壁渗透到瘤组织内而产生红色，故称红色样变性。其多发生在 6cm 以上的妊娠期肌瘤，患者可有发热、腹痛并伴有呕吐，局部明显压痛及白细胞增多。此外研究发现，早孕期肌瘤会增加流产危险性。

2. 超声表现

（1）声像图特点：①子宫肌瘤以低回声为主，回声可不均匀，有时可见肌瘤特有的螺旋样回声排列；部分肌瘤后方回声有衰减或伴声影，使瘤体后边界显示欠清；肌瘤较大发生坏死、囊性变时，出现明显回声不均区域或无回声区。②肌瘤伴钙化时，于肌瘤内见灶状、团块状、半环状或环状强回声区，后方伴声影，有时整个肌瘤呈中强回声为弥漫性钙化的表现。肌瘤钙化更多见于绝经后。③肌壁间小肌瘤并不引起子宫形态与大小的明显变化；较大肌壁间肌瘤使子宫体积增大，宫腔线可因肌瘤受压、变形、移位；较大肌瘤及多发肌瘤常向子宫表面凸出，使子宫形态失常，表面凹凸不平。

（2）CDFI 表现：肌瘤病灶周边的假包膜区域常可见半环状、环状或条状血流；肌瘤内部的彩色血流信号多分布在病灶周边区域，表现为病灶周边区域内条状或星点状散在分布的血流信号。

（3）黏膜下肌瘤的超声特点：宫腔内见低回声或中等回声区，使宫腔内膜回声受压移位；完全凸向宫腔内的黏膜下肌瘤表现为宫腔内实性低回声病灶，内膜回声则包绕在病灶周围。最好用经阴道超声观察，以鉴别黏膜下肌瘤与内膜息肉等。宫腔生理盐水造影对鉴别黏膜下肌瘤与内膜息肉很有帮助，并可以确定肌瘤的准确位置及肌瘤向宫腔内凸出的百分比，为临床选择宫腔镜下切除或其他手术方式提供较大帮助。

（4）浆膜下肌瘤的超声特点：表现为向子宫表面明显凸出的低回声区，边界清、形态规则；或表现为完全位于子宫外但有蒂与子宫相连的低回声包块，多数情况下可通过经腹或 TVUS 的仔细观察找到肌瘤与子宫相连的蒂部，且 CDFI 下可发现肌瘤的血供来自子宫。

（5）妊娠期肌瘤红色样变性：超声表现以低回声为主，间以不规则无回声的混合回声区，为囊实性包块的特点。

（6）绝经后肌瘤：多数肌瘤在绝经后趋于稳定或缩小，但较常见钙化。这种钙化多由于肌瘤营养缺乏所致，钙化有时可仅表现为肌瘤回声弥漫性增强，并无声影。此外，激素替代治疗的绝经后妇女，其肌瘤可能增大。绝经后患者肌瘤快速增大时，应警惕肌瘤恶变或子宫肉瘤的可能性。

3. 鉴别诊断

（1）子宫腺肌瘤：子宫肌瘤与子宫腺肌瘤的鉴别，不论临床还是超声上都比较困难，须仔细判断。①包膜回声：子宫肌瘤有假包膜，边界较清楚，占位效应较明显；而腺肌瘤无包膜，无明显占位效应，病灶与周围肌层分界不清。②部位、数目和大小：子宫肌瘤可发生于子宫各部位，多发、数目不等，大小不一，小者仅数毫米，大者可达10cm以上；而腺肌瘤多发生于子宫后壁，以单发为主，平均大小在4cm左右。③内部回声：肌瘤以低回声、等回声为多见，多数回声较均匀，可伴钙化；而腺肌瘤多以稍强回声多见，内部回声明显不均，见条索状或短线状强回声，有时可见小囊性区域，不伴钙化。④子宫形态：肌瘤因部位及数目不同，常致子宫表面形态不规则或凹凸不平，腺肌瘤多数不凸出于子宫表面或仅轻度凸出。⑤CDFI：肌瘤周边可见环绕或部分环绕血流信号，而腺肌瘤并非真正的肿瘤，周边血供不丰富，内部血供可稍丰富，有时可见正常血管穿行。值得注意的是约有半数子宫腺肌症患者同时合并子宫肌瘤，这两种疾病常同时存在增加了鉴别诊断的难度。

（2）卵巢肿瘤：带蒂浆膜下肌瘤完全向外生长，可能误诊为卵巢实性肿瘤，特别是肌瘤内部发生缺血、变性坏死、钙化等改变时，其声像图表现呈现多样化，更易误诊为卵巢肿瘤。鉴别要点是弄清楚肿块与子宫的关系，如能找到浆膜下肌瘤与子宫相连的蒂，则可明确诊断；TVUS对蒂的观察优于经腹超声，仔细观察肿物内血流情况及血供的来源，尽量寻找蒂部血流，有助二者的鉴别；但TVUS观察范围有限，必须结合经腹超声以避免漏诊远离子宫的带蒂浆膜下肌瘤。当然，找到同侧正常卵巢结构也是鉴别诊断的要点。

（3）内膜息肉：黏膜下肌瘤须与内膜息肉鉴别。黏膜下肌瘤多为低回声区，内膜受压移位；而内膜息肉回声多为中强回声，若在月经周期的增殖期观察，内膜息肉的中强回声周边有低回声的增殖期内膜包绕，易于鉴别；此外，CDFI也有助二者的鉴别，息肉常见滋养血管自蒂部伸入病灶中央，而黏膜下肌瘤则以周边血流为主。

（4）子宫畸形：双角子宫或残角子宫有时可能误诊为子宫肌瘤。鉴别要点是双角子宫或残角子宫回声与子宫肌层回声一致，且可见宫腔内膜回声，而子宫肌瘤的回声较正常子宫肌层回声低，且无宫腔内回声。

4. 临床价值及注意事项

超声检查是子宫肌瘤诊断与随诊的最佳影像检查，准确、详细的超声报告对临床制订手术方案有很大帮助。超声诊断子宫肌瘤时须注意以下几点：

（1）子宫肌瘤的超声报告应尽量详细描述肌瘤大小、位置、数目以及血流情况等。近子宫表面的小肌瘤仅使子宫轮廓轻度变形，应注意观察避免漏诊；CDFI评价肌瘤血流对临床决策有一定帮助。

（2）浆膜下肌瘤的蒂部通常有丰富血流信号，由子宫进入肿块内，应仔细寻找肿块与子宫连接部有无蒂，并不断改变声束与扫查角度，若能显示一支或数支血流由子宫穿入肿块内，即可判断其为浆膜下肌瘤。

（3）对小肌瘤的识别，对浆膜下、黏膜下及变性肌瘤等较复杂情况的观察以及寻找肌瘤的蒂与血供来源等，TVUS 都明显优于经腹部超声；但对巨大肌瘤、多发较大肌瘤，须经腹超声才能更全面观察。

（二）子宫腺肌症

1. 病理与临床

正常情况下，子宫内膜覆盖于子宫体腔面，如某些原因，使子宫内膜在子宫内膜区域以外的其他部位生长，即称为子宫内膜异位症。根据其发生的部位不同，可分为腹膜子宫内膜异位症、卵巢子宫内膜异位症及子宫腺肌症。

子宫肌腺症指子宫内膜组织（包括腺体和基质组织）弥漫性或局灶性侵入子宫肌层内形成的一种病症，是子宫内膜异位最常见的形式之一。这种异位的子宫内膜随雌激素水平变化产生周期性少量出血，形成弥漫性分布的局部微小囊腔。如入侵的子宫内膜仅局限于子宫肌层的某一处，形成一局灶性的内膜异位病灶，则称为子宫腺肌瘤。近年来子宫肌腺症的发病率呈不断上升趋势，已成为妇科常见病、多发病，特别是由于其与不育密切相关，正日益受到临床重视。

大体病理上，子宫均匀性增大、质硬，且很少超过孕 12 周大小。一般为弥漫性生长，即弥漫型子宫腺肌症，多累及后壁；剖面上子宫肌壁明显增厚且硬，肌层组织内见增粗的肌纤维和微小囊腔，腔内可含有陈旧性积血。子宫腺肌瘤则表现为局灶性病灶，与子宫肌瘤易自肌层内剥出的特点相反，很难将腺肌瘤自肌层内剥出。

子宫腺肌症镜下表现为子宫肌层内异位内膜小岛，内膜小岛由典型的子宫内膜腺体与间质组成，伴有周围纤维组织增生。

子宫肌腺症多见于 30~45 岁的妇女，主要临床症状包括进行性痛经、月经量增多、经期延长及不育。

妇科检查时发现子宫均匀性增大、质地较硬，有时有压痛。子宫腺肌瘤的局部结节触诊也较硬。

2. 超声表现

（1）弥漫型子宫腺肌症：①子宫呈球形弥漫性增大；前后壁肌层常呈不对称性增厚，多为后壁增厚更明显；或仅表现为后壁或前壁的明显增厚。②受累肌层回声增强、明显不均，见紊乱的点状或条索状强回声，间以蜂窝状样小低回声区，有时也可见散在的小无回声区，仅数毫米。③后方常伴有放射状或栅栏状细条淡声影。

（2）子宫腺肌瘤：子宫肌层内局灶性不均质中等回声区，边界不清，回声结构特点与弥漫性子宫腺肌症相似，病灶处子宫可有局限性隆起。

（3）子宫腺肌症常合并卵巢内异症：受累卵巢有内膜异位囊肿的相应表现。

3. 鉴别诊断

（1）弥漫性子宫腺肌症与子宫多发肌瘤：子宫肌瘤表现为子宫内多个大小不等的低回声结节，与子宫肌层分界较清，且子宫增大伴形态轮廓改变，见多个凸起；而子宫腺肌症时子宫呈弥漫性增大、饱满，外形轮廓规则，肌层呈弥漫性不均质回声，根据这些超声特点不难鉴别弥漫性子宫腺肌症与子宫肌瘤。

（2）子宫腺肌瘤与子宫肌瘤：对育龄妇女、有进行性痛经、病灶边界欠清、内部回声明显不均或见小囊者应首先考虑子宫腺肌瘤。

4. 临床价值及注意事项

（1）根据声像图表现，结合临床病史、症状、体征及妇科检查，超声可对大多数子宫腺肌症做出判断，特别是对有典型声像图表现的弥漫性子宫腺肌症，超声完全可以做出较明确的诊断。因此，超声在子宫腺肌症的诊断中正发挥着越来越重要的作用。

（2）TVUS 能清楚观察子宫内部回声结构，有利于发现微小的囊性病灶，且 CDFI 观察也优于经腹超声，诊断困难时应进行 TVUS 检查，尤其是对过度肥胖、术后盆腔脏器粘连所致的解剖结构不清或肠胀气等患者，应采用此检查方法。

（3）部分子宫腺肌症患者同时合并子宫肌瘤，给诊断带来困难，应仔细观察子宫形态、回声及 CDFI 表现，并结合临床资料综合判断。

（4）误、漏诊原因包括：①对子宫腺肌病超声特征认识不足；②仅采用经腹超声检查，加上受肠气、肥胖等因素干扰，导致漏、误诊；③满足单一的诊断，对腺肌症常与子宫肌瘤同时存在的情况缺乏足够了解；④对局灶性腺肌瘤的声像图特征观察不充分，未能仔细辨认其边界及内部回声。应进行全面、仔细、多方位的扫查，并结合临床综合判断以减少漏诊和误诊。

（三）子宫肉瘤

1. 病理与临床

子宫肉瘤是一组起源于子宫平滑肌组织或子宫肌层内结缔组织的子宫恶性肿瘤。多发生于 40~60 岁绝经期前后的妇女。

子宫肉瘤组织学成分复杂，包括子宫平滑肌、内膜间质、结缔组织、上皮或非上皮等成分。分类繁多，且分类仍未统一。有学者按发生部位分为子宫平滑肌肉瘤、子宫内膜间质肉瘤、淋巴肉瘤等；按组织来源又主要分为间质来源及上皮与间质混合来源的混合型两类，间质来源包括子宫平滑肌肉瘤及内膜间质肉瘤，上皮与间质混合来源常见的如恶性中胚叶混合瘤（又称为恶性苗勒管混合瘤，即子宫癌肉瘤）。

大体病理上，肿瘤体积较大，多位于肌壁间，可有较清楚假包膜或呈弥漫性生长，与肌层完全分界不清；切面呈鱼肉样，肌瘤典型的螺旋样或编织样结构消失；瘤内常见出血、坏死。

阴道不规则出血为其最常见临床症状。表现为月经不规律或绝经后阴道出血；下腹疼痛也是较常见的症状，这是肿瘤增大迅速或瘤内出血、坏死或肿瘤穿透子宫壁所致；下腹部常可扪及腹部包块；其他症状包括压迫症状（如尿频、尿急或尿潴留、大便困难、下肢水肿）。

子宫肉瘤虽罕见，但恶性程度高，较早血行转移以及复发率高，预后差。

2. 超声表现

（1）二维超声表现：①典型表现为子宫内形态不规则（或呈分叶状）、边界不清、回声不均的混合回声包块，内部回声为不规则无回声、低回声或中强回声相间分布，有时呈蜂窝样或网格样表现；②病灶以单发多见，少数表现为多发病灶；③病灶质地较软，探头加压可见变形；④子宫正常肌层变薄或受侵犯。

（2）CDFI：典型表现为内部及周边较丰富的血流信号，不规则且方向紊乱（杂乱彩色血流）；可探及高速低阻型动脉频谱。

3. 鉴别诊断

（1）子宫肌瘤：①子宫肌瘤形态规则，呈圆或椭圆形，而子宫肉瘤形态不规则；②子宫肌瘤以实性为主，见旋涡样回声结构，而子宫肉瘤多以囊实性包块为主，呈蜂窝样；③肌瘤边界清晰，肉瘤则边界模糊；④肌瘤的 CDFI 呈周边分布，边缘或可见环状或半环状血流，而肉瘤内部可见丰富血流，且多见杂色血流。

（2）子宫内膜癌：子宫内膜间质肉瘤可表现为位于黏膜下的病灶，须与子宫内膜癌进行鉴别。内膜癌多呈宫腔内不均匀中强回声，病灶内很少见无回声区。而黏膜下子宫内膜间质肉瘤一般多呈息肉状或实性肿物，回声不均匀常见病变坏死液化形成的无回声区。但文献报道约半数分化较好的内膜间质肉瘤可以局限于内膜层，呈内膜不均匀增厚，超声上很难与Ⅰ、Ⅱ期内膜癌鉴别，诊断性刮宫有助明确诊断。

4. 临床价值

影像学检查仍是子宫肉瘤主要的术前诊断方法，超声为首选检查方法。根据超声表现及其他影像学检查结果，结合临床症状、体征及诊断性刮宫，可在术前对一部分病例做出诊断。

三、子宫内膜病变

（一）子宫内膜息肉

1. 病理与临床

子宫内膜息肉是妇科常见疾病，其形成可能与炎症、雌激素水平过高相关。大体病理上，息肉可单发或多发，呈卵圆形或舌形向宫腔内凸起；病灶小者仅 1~2mm，一般体积多在 1cm 以下，最大者可达 5cm，充满整个宫腔；息肉质地柔软，表面光滑，呈粉红色；有蒂，蒂粗细、长短不一，蒂较长时息肉可凸向宫颈管或阴道内；息肉表面可有出血坏死，亦可合并感染。子宫内膜息肉由子宫内膜腺体及间质组成，表面被覆一层立方上皮或柱状上皮；息肉中央部分形成纤维性纵轴，内含血管。

临床上，本病可发生于青春期后任何年龄，常见于 35~50 岁妇女。较小息肉常无临床症状。较大者或多发者常见症状为：①月经改变，如月经过多、经期延长、月经淋漓不尽等。②阴道不规则出血，如经间出血或血性白带；③绝经后阴道出血；④息肉凸入宫颈管或阴道内时，易发生坏死、感染等，引起不规则出血及脓性分泌物。

2. 超声表现

（1）二维超声表现：①典型单发内膜息肉表现为宫腔内中强回声或中等回声区，与肌层分界清楚，呈卵圆形或舌形，回声常不均；②宫腔内膜线局部变形或消失；③增殖期内膜呈低回声时观察，可见息肉的中等回声与正常内膜的低回声分界清楚；④多发内膜息肉则更多表现为子宫内膜回声增厚、不均，见多个中强回声区，与正常内膜分界欠清；⑤合并宫腔积液时，则形成自然的宫腔造影表现，内膜息肉显示清晰。

（2）超声检查时机：由于增殖晚期与分泌期子宫内膜明显增生，声像图上表现为中强回声，与息肉回声相近，超声上难以清楚显示内膜息肉；增生早期子宫内膜较薄且呈低回声，与内膜息肉回声差别较大，此时检查，内膜息肉易于为超声检出。因此，超声检查较合适的时机是月经干净后第 1~7d。

（3）少数息肉病灶内可见多个小无回声区，为腺体扩张囊性变的表现，常见于绝经后妇女的内膜息肉。

（4）CDFI：典型表现为自息肉蒂部伸入息肉中央区的短条状彩色血流信号。

3. 鉴别诊断

内膜息肉须与黏膜下肌瘤、内膜增生、内膜癌等子宫内膜病变鉴别。

（1）黏膜下子宫肌瘤：①黏膜下子宫肌瘤多呈圆形，而息肉以椭圆形多见；②肌瘤多以低回声为主，较明显球体感，后方可伴衰减，而息肉呈中等或中强回声，不伴衰减；③肌瘤致内膜基底层变形或中断，息肉时内膜基底层完整无变形。生理盐水宫腔超声造影有助明确诊断。

（2）子宫内膜增生：多表现为内膜均匀性增厚，宫腔线居中，不难与息肉鉴别。但当内膜增生表现为内膜不均匀性增厚时，则较难与多发小息肉鉴别。内膜囊性增生也难以与内膜息肉的囊性病变区分。

（3）子宫内膜癌：内膜癌的内膜回声明显不均、与肌层分界不清，CDFI 可见内膜癌病灶内及受浸润肌层处有丰富的彩色血流信号。但息肉体积较大且形态不规则、回声不均匀时难以与内膜癌鉴别。

4. 临床价值

超声检查是子宫内膜息肉的首选影像检查方法，经阴道超声观察内膜更清晰，对于具有典型超声表现的息肉病灶，经阴道超声多可明确诊断。生理盐水宫腔超声造影对子宫内膜病变鉴别诊断有很大价值，有助鉴别内膜息肉、黏膜下肌瘤、内膜增生及内膜癌，当然，确诊仍进行须宫腔镜检查和刮宫病理检查。

（二）子宫内膜增生症

1. 病理与临床

子宫内膜增生指发生在子宫内膜的一组增生性病变，是由于内源性或外源性雌激素增高引起的子宫内膜腺体或间质增生；其具有一定的癌变倾向，子宫内膜增生、不典型增生和子宫内膜癌，无论是形态学还是生物学上都呈一连续演变的过程。但研究表明，绝大多数子宫内膜增生是一种可逆性病变或保持长期良性状态，仅少数发展为癌。

病因学上，内源性雌激素刺激包括：①不排卵见于青春期、围绝经期或内分泌失调、多囊卵巢综合征等，卵巢不排卵时子宫内膜持续性受到雌激素作用，无孕激素拮抗。②肥胖。③内分泌功能性肿瘤。外源性雌激素刺激包括：①雌激素替代疗法，若替代疗法仅用雌激素则会刺激内膜增生，须同时联合应用孕激素以避免内膜增生。②三苯氧胺等抗雌激素作用的药物应用，在雌激素低的条件下，三苯氧胺又有微弱的类似雌激素作用。

大体病理上，一般可见子宫内膜普遍增厚，可达 0.3cm 以上（指内膜实际厚度，而超声测量的为双层内膜厚度），表面光滑、柔软。

组织学上一般将子宫内膜增生分为单纯增生、囊性增生、腺瘤样增生及不典型增生，按病变程度不同，不典型增生又可分为轻、中、重三度。重度不典型增生有时与内膜高分化腺癌较难鉴别。

子宫内膜增生可发生于任何年龄段，青春期、生殖期、围绝经期或绝经期均可发生，以大于40岁更多见。而子宫内膜不典型增生主要发生在生育年龄段妇女。月经异常是本病突出症状之一，以不规则出血为最常见，一般为无排卵性功血；因内分泌失调造成长期不排卵使此类患者生育力低、不育。

2. 超声表现

（1）子宫内膜增厚：生育年龄段妇女内膜厚度大于15mm；绝经后妇女的内膜厚度大于5mm。内膜增厚常为弥漫性，也可为局灶或不对称性增厚。

（2）内膜回声：内膜呈均匀强回声，宫腔线清晰、居中；有时回声不均匀，见小囊性区域，为囊状扩张的腺体，又称内膜囊性增生。

3. 鉴别诊断

（1）内膜息肉：①内膜息肉表现为宫腔内中强回声区，一个或多个，宫腔线不清或变形；内膜增厚则多表现为均匀强回声，宫腔线居中。②可选择在月经干净后1~7d进行超声检查，此时内膜处于增殖期，易于识别息肉的中强回声；但对于月经异常不规则出血的患者，有时则较难鉴别内膜增生与息肉。③CDFI上如可见滋养血管自蒂部伸入息肉内则可能有一定帮助。④绝经后妇女的内膜息肉较难与内膜增生鉴别。⑤宫腔生理盐水超声造影检查可鉴别内膜增生息肉并明确诊断。

（2）子宫内膜癌：多发生于绝经后妇女，常有阴道不规则出血。超声检查见局部或弥漫性宫腔内不均匀性中强回声区；但早期内膜癌可仅表现为内膜不均匀性增厚，与单纯内膜增生难以鉴别；诊断性刮宫是明确诊断的最佳检查方法，绝经后阴道出血妇女内膜厚度大于5mm时，应进行诊断性刮宫诊刮（以避免漏诊内膜癌）。

4. 临床价值

超声检查是子宫内膜增生首选的影像检查方法。经阴道超声能够更好地观察内膜病变，特别是对绝经后妇女应强调采用经阴道超声评价。宫腔生理盐水造影在进一步评价内膜病变方面价值较大，有助鉴别局灶性病变和弥漫性异常。

但超声检查难以鉴别内膜增生与早期内膜癌、增生与小息肉等，均须通过诊断性刮宫及病理检查来明确诊断。

（三）子宫内膜癌

1. 病理与临床

子宫内膜癌又称为子宫体癌，是女性生殖器官最常见恶性肿瘤之一，仅次于子宫颈癌，占女性生殖道恶性肿瘤的20%~30%。过去20年中子宫内膜癌的发病率呈明显上升趋势。发病率升高与内外环境因素可能均有关。

可以肯定雌激素和内膜癌的发生有密切关系，雌激素长时期持续刺激，引起子宫内膜的过度增生、不典型增生，进而发生内膜癌。

子宫内膜癌的危险因素包括肥胖、糖尿病、高血压，三者可能与高脂饮食有关，而高脂饮食与子宫内膜癌有直接关系。其他危险因素包括：多囊卵巢综合征；月经失调；分泌雌激素的卵巢肿瘤如颗粒细胞瘤、卵泡膜细胞瘤等；外源性雌激素。

大体病理上，子宫内膜癌表现为癌组织局灶性或弥漫性侵犯子宫内膜组织，局灶性者病变多位于子宫底部和宫角，后壁较前壁多见。早期局部病灶表现为内膜表面粗糙，可无明确肿物表现；当肿块向宫腔内生长时，形成凸向宫腔的菜花状或息肉状肿块。

内膜癌虽可发生于任何年龄，但平均年龄在 55 岁左右。主要表现为阴道不规则出血或绝经后出血。

由于 50%～70% 患者发病于绝经之后，因此，绝经后出血是最常见的症状；未绝经者，则表现为不规则出血或经量增多、经期延长等。其他症状还包括阴道异常分泌物。

2. **超声表现**

（1）子宫内膜增厚：绝经后妇女未用激素替代疗法时，若子宫内膜厚度大于 5mm，视为内膜增厚。子宫内膜癌的早期病灶可仅表现为内膜轻度增厚，且回声尚均匀，难与内膜增生鉴别，须诊断性刮宫。若内膜厚度小于 5mm，内膜癌的可能性小。

（2）病灶回声特性：子宫内膜癌病灶局灶性或弥漫性累及宫腔，回声表现为局灶性或弥漫性不均匀中强回声或低回声；中央出现坏死出血时可呈低回声或无回声区。内膜癌病灶形态通常不规则。病灶较大时，子宫肌层受压变薄。

（3）病灶边界：内膜癌病灶可以有清楚的边界。但当肿瘤浸润肌层时病灶与肌层分界不清，局部受累肌层呈低而不均匀回声，与周围正常肌层界限不清。

（4）当病灶位于宫颈内口附近或累及宫颈，或癌肿脱入宫颈管引起阻塞时，可出现宫腔积液。

（5）CDFI 病灶内可见较丰富点状或短条状血流信号，有肌层浸润时，受累肌层局部血流信号也可增加。

3. **鉴别诊断**

（1）内膜增生：①内膜增生时内膜多呈较均匀性增厚，而内膜癌回声则不均匀、不规则；②内膜增生时增厚内膜与肌层分界清，而内膜癌累及肌层时分界不清；③内膜癌病灶及受浸润的肌层内有较丰富的血流信号，对鉴别诊断也有较大帮助。当然，早期子宫内膜癌与内膜增生在超声上是较难鉴别的。

（2）晚期子宫内膜癌偶尔须与多发性子宫肌瘤鉴别。多发性子宫肌瘤结节周边可见假包膜，子宫内膜回声正常，而晚期内膜癌内膜增厚明显，与肌层分界不清。

内膜癌的超声诊断与鉴别诊断应密切结合临床病史，对有不规则阴道出血的中老年妇女，尤其是绝经后妇女，超声发现内膜增厚、回声异常时应高度警惕子宫内膜癌的可能性。

4. 临床价值

经阴道超声是目前评价子宫内膜癌最好的检查途径，尤其对绝经后妇女强调采用经阴道超声评价内膜癌。但尽管如此，早期子宫内膜癌与内膜增生及息肉的鉴别仍比较困难，必须进行诊断性刮宫才能明确诊断。因此，诊断性刮宫（诊刮）仍是目前临床获得内膜癌病理诊断及制订治疗方案的必要手段。

四、子宫颈癌

（一）病理与临床

子宫颈癌是最常见的妇科恶性肿瘤之一，其发病率有明显地域差异，在发展中国家其发病率仍居妇女恶性肿瘤第一位，而在欧美等发达国家中其发病率远低于乳腺癌。

早婚、性生活过早、性生活紊乱、多产等是宫颈癌的高危因素，也与患者经济状况、种族及环境等因素有一定关系。近年研究发现，人乳头状病毒（HPV）感染与宫颈癌发病有密切关系，HPV 感染也成为宫颈癌的主要危险因素。

病理学上，宫颈上皮内瘤变（CIN）是一组与宫颈浸润癌密切相关的癌前病变的统称，包括宫颈不典型增生及宫颈原位癌，反映了宫颈癌发生中连续发展的过程，即宫颈不典型增生（轻、中、重）—原位癌—早期浸润癌—浸润癌的一系列病理变化。

宫颈癌好发部位在宫颈管单层柱状上皮与宫颈外口鳞状上皮间的移行区域。宫颈浸润癌中 90% 为鳞状细胞癌，约 5% 为腺癌，其余 5% 为混合癌。

大体病理上，宫颈浸润癌可分为四种类型：外生型、内生型、溃疡型及宫颈管型，前三种类型常向阴道内生长，阴道窥器检查时容易观察到病灶。后一种类型病灶发生于宫颈管内，多为腺癌，可向上累及宫体。

临床表现上，宫颈癌早期常无症状。宫颈浸润癌的主要症状包括：①接触性出血。②阴道排液，早期为稀薄水样液，晚期合并感染时可见脓性恶臭白带。③肿瘤侵犯周围器官时可出现尿道刺激症状、大便异常、肾盂积水等。妇科检查时可见宫颈肥大、质硬及宫颈口处肿物。

子宫颈细胞学检查，特别是薄层液基细胞学（TCT）是早期宫颈癌诊断的必要手段。

子宫颈癌的分期如下：

0 期：即原位癌（CIS），肿瘤仅局限于宫颈上皮内。

Ⅰ期：病变局限于子宫颈部位。依肿瘤侵犯程度分Ⅰa与Ⅰb两期。

Ⅱ期：病变超出宫颈，但未达盆壁。阴道浸润未达阴道下 1/3。

Ⅲ期：病变浸润达盆壁，阴道浸润达阴道下 1/3。

Ⅳ期：病变浸润已超出真骨盆，或已浸润膀胱、直肠（Ⅳa），甚至发生远处转移（Ⅳb）。

（二）超声表现

首先须指出，声像图上并不能显示宫颈不典型增生与宫颈原位癌，而且宫颈浸润癌早期因病灶较小，宫颈大小、形态，宫颈管梭形结构等仍可无异常表现；随着肿瘤增大，宫颈形态学改变较明显时，超声检查特别是经阴道超声检查有助宫颈浸润癌及病变范围与宫旁浸润情况的判断。宫颈浸润癌的超声表现包括以下几点：

1. 宫颈增大，宫颈管回声线中断。

2. 宫颈区域可见实性肿物，外生型肿瘤表现为宫颈外口处呈不均质低回声的实性肿物；内生型肿瘤则表现为宫颈肌层内不规则低回声区，与周围组织分界不清，有时可见蟹足状表现；宫颈腺癌时可见宫颈管回声弥漫性增强（较宫颈肌层回声强），呈实体性结构。

3. 侵犯周围组织的表现：宫颈癌侵犯阴道时，阴道与宫颈分界不清，阴道缩短；侵犯宫体时，子宫下段内膜和肌层与宫颈界限不清；侵犯膀胱时，可致膀胱后壁回声连续性中断或可见肿物向膀胱内凸起，与宫颈分界不清；肿物压迫输尿管时，可致肾输尿管积水。宫旁转移时则表现为子宫颈两侧混合回声包块。

需要注意的是，对向阴道内生长的宫颈浸润癌，经阴道超声检查时可能出现接触性出血，应注意尽量小心操作、动作轻柔，避免接触性出血，特别是较多量的出血。

4. CDFI：宫颈肿块内见丰富血流信号，呈散在点、条状或不规则状；可见低阻型动脉频谱，RI 可<0.40。

（三）鉴别诊断

目前，临床有很好的辅助检查手段来诊断子宫颈癌，即子宫颈细胞学检查（TCT），因此，宫颈癌的诊断并不困难。超声上需要与宫颈浸润癌鉴别的主要是宫颈炎性改变，如慢性宫颈炎、宫颈肥大等。慢性宫颈炎可表现为宫颈增大、变硬，但无肿物的局灶性表现，可助鉴别。慢性宫颈炎与早期宫颈癌的鉴别仍主要依靠宫颈细胞学检查。

（四）临床价值

①超声检查尤其是经阴道超声检查对了解宫颈癌病灶的浸润范围及盆腔内转移情况有很大临床价值，如了解宫腔内、膀胱、直肠受侵及宫旁受侵等情况，为临床分期及治疗提供帮助；②对宫颈管型宫颈癌，经阴道超声结合彩色多普勒超声检查（CDFI）可对宫颈管病变做出较早期诊断，有较大的临床价值；③宫颈癌放射治疗（放疗）期间，超声随诊观察、评价宫颈癌病灶大小的变化、血流改变等有很大临床价值。

CT、磁共振（MRI）及正子放射断层摄影（PET）检查对了解子宫颈癌周围脏器浸润情况也有帮助。

第三节 卵巢疾病

一、卵巢瘤样病变

卵巢瘤样病变是指一组病因、病理、临床表现各异的疾病，多发生于生育年龄段妇女。根据世界卫生组织（WHO）的分类，卵巢瘤样病变主要包括滤泡囊肿、黄体囊肿、黄素化囊肿、内膜异位囊肿、多囊卵巢、卵巢冠囊肿等。

（一）滤泡囊肿

1. 病理与临床

滤泡囊肿是由于卵泡不破裂，滤泡液聚集所形成的卵巢单纯性囊肿，是最常见的卵巢生理性囊肿。正常生理情况下卵泡发育为成熟卵泡并排卵，若卵泡不破裂排卵，致卵泡液积聚则形成囊状卵泡，当其直径大于 2.5cm 时即称为滤泡囊肿。滤泡囊肿多发生于单侧且单发，表面光滑，向卵巢表面局部隆起，囊壁薄而光滑，内含液体清亮。滤泡囊肿直径多小于 5cm，少数达 7~8cm 甚至 10cm 以上。

患者一般无自觉症状，由妇检或超声检查偶尔发现。囊肿 4~6 周可自然吸收、消失。个别患者由于持续性卵泡分泌雌激素，可引起子宫内膜增生及功能性子宫出血，偶可见滤泡囊肿破裂或扭转所致急腹症。

2. 超声表现

（1）滤泡囊肿声像图表现呈典型单纯性囊肿的特点：于一侧卵巢上可见无回声区，边界清楚、光滑，壁薄，后方回声增强，多数直径小于 5cm，但少数较大，甚至大于 10cm。

（2）生理性囊肿在生育年龄妇女常见，尤其是年轻女性。多数在 1~2 个月经周期消失（最多 4~5 个月经周期），因此，随诊观察囊肿变化非常重要。常间隔 6 周复查，观察到囊肿缩小以至消失，可明确诊断。

（3）CDFI：内部无血流信号。

3. 鉴别诊断

（1）卵巢内异症囊肿（巧囊）：经阴道超声检查时巧囊内常见密集点状回声，且巧囊不会在数月内自行消失，因此，随诊观察可资鉴别。

（2）卵巢冠囊肿：也具有单纯性囊肿的特点，但其不是生理性囊肿，不会自行消失。

（3）黄素囊肿：发生在妊娠期或滋养细胞肿瘤时以及辅助生殖促排卵治疗时。

4. 临床价值

超声不仅是卵巢滤泡囊肿的首选检查方法，也是随诊的最好方式。多数患者可通过超声及超声随诊得到准确诊断，从而避免进行其他不必要的影像检查。

（二）黄体囊肿

1. 病理与临床

黄体囊肿也属生理性囊肿，是黄体吸收失败或黄体出血所致，较滤泡囊肿少见，也多单侧发生。正常或妊娠期黄体直径小于 2cm，若黄体直径达 2~3cm，称囊状黄体；直径大于 3cm 时则称黄体囊肿，囊肿直径很少大于 5cm，偶可达 10cm。黄体囊肿常伴有出血，因此，黄体腔内多为褐色液体或凝血块。多数在 1~2 个月经周期自行消失。

临床上，黄体囊肿多发生于生育年龄段妇女，一般无明显自觉症状，患者可能诉月经延迟，常在行妇检或超声检查时发现囊肿。

卵巢黄体或黄体囊肿破裂：可由于性交、排便、腹部受撞击等外力引起，也可自发性破裂。由于黄体囊肿位于卵巢表面，张力大，质脆而缺乏弹性，内含丰富血管，发生破裂时，极易出血，血液积聚于盆腹腔，刺激腹膜引起腹痛，这是黄体囊肿破裂易致急腹症，而成熟卵泡排卵并不是引起急腹症的原因。应该充分认识到卵巢黄体或黄体囊肿破裂是妇产科较常见的急腹症之一，以避免漏、误诊。其临床症状主要表现为月经中后期腹痛，疼痛程度不一，出血多者可伴休克。一般无阴道出血。文献报道，多数黄体破裂发生于黄体囊肿。

2. 超声表现

（1）黄体囊肿超声表现变化较大，取决于囊内出血量多少及出血时间长短。无出血的黄体囊肿声像图表现与滤泡囊肿相似；出血性黄体囊肿囊壁稍厚，囊内见网状中强回声及散在点状回声；或可见血凝块的团块状中等回声等各种血液不同时期的表现。于月经周期的不同时期（如两周后或6周后）随诊可明确诊断，随诊观察可见囊内回声改变，囊肿缩小以至消失。

（2）CDFI：囊壁可见环状血流信号，频谱呈低阻型；囊内无血流信号。

（3）黄体囊肿破裂时，早期可仍为黄体囊肿的回声表现，TVUS可见卵巢包膜不完整；随之出现卵巢囊性或混合性包块，包块边界不清；或表现为附件区一囊实性包块，内见边界不清的卵巢及黄体回声。临床表现为急腹症，易误诊为宫外孕破裂。

3. 鉴别诊断

（1）卵巢肿瘤：黄体囊肿出血时呈混合回声表现，须与卵巢肿瘤鉴别。鉴别要点：黄体囊肿出血时见网状、点状及团块状回声，随诊观察时可见囊内回声变化较大，囊肿大小也呈缩小趋势，且囊内无血流信号等，均有助鉴别。

（2）黄体囊肿破裂的鉴别诊断：超声上黄体囊肿破裂应与宫外孕、急性盆腔炎、卵巢囊肿或肿瘤扭转相鉴别。①宫外孕：卵巢黄体囊肿破裂腹痛均发生于月经中后期且往往在性生活等外力作用后，血绒毛膜促性腺激素（HCG）阴性；而宫外孕一般有停经史及不规则阴道出血，血绒毛膜促性腺激素（HCG）升高，经阴道超声上可见宫外孕形成的附件包块与卵巢相邻但能分开，内大多可探及低阻型血流。密切结合临床与超声表现，一般不难鉴别。②急性盆腔炎：常有发热、腹痛、白带增多，血白细胞升高等急性感染表现，盆腔内混合回声包块形态不规则，边界不清，后穹窿穿刺为非血性液体，卵巢多未见明显异常等可资鉴别。

4. 临床价值

超声检查不仅是黄体囊肿的首选检查方法，也是最好的随诊方式。多数患者可通过超声及超声随诊得到准确诊断。

（三）卵巢子宫内膜异位囊肿

1. 病理与临床

卵巢子宫内膜异位症是指具有生长功能的子宫内膜组织异位到卵巢上，与子宫腔内膜一样发生周期性的增殖、分泌和出血所致的囊肿。由于异位到卵巢的子宫内膜没有一个自然引流的途径，从而在局部形成一个内容物为经血的囊性包块，因其内容物似巧克力，又称巧克力囊肿，简称巧囊。卵巢子宫内膜异位是内膜异位症最常见的形式，约80%的子宫内膜异位症累及卵巢。

卵巢内异症多发生于育龄妇女，以 30~45 岁为多见，与异位到子宫肌层的内异症（子宫腺肌症）一样，卵巢内异症的发病率近年来也呈明显上升趋势，成为妇科的常见病、多发病，也是女性不育的重要原因之一。其发生学说包括子宫内膜种植学说、体腔上皮化生学说、转移学说等，其中以种植学说最被广泛认同，认为子宫内膜及间质组织细胞随月经血通过输卵管逆流进入盆腔，种植到卵巢和盆腔腹膜上。

卵巢内异症囊肿可单侧发生，也常可双侧发生，大小从数毫米到十几厘米不等，多数大小在 5~8cm，囊壁厚薄不均。

临床表现上卵巢内膜异位症的主要症状包括慢性盆腔痛、痛经、性交痛、月经量多以及不育等，其中痛经是最常见症状，病变侵及子宫直肠窝、宫骶韧带时，疼痛可放射到直肠、会阴及后腰背部；囊肿破裂则导致急腹症。一部分患者的临床症状不甚明显或没有症状，由超声检查发现病灶。

近年来发现卵巢内膜异位症与不育的关系越来越密切，约有 1/3 不明原因的不育患者腹腔镜检查到内膜异位症病灶，而在内膜异位症病例中则有半数左右合并不育。

2. 超声表现

（1）典型巧囊的超声表现为边界清楚的附件区囊性包块，包块内充满密集均匀的点状回声，这一特征性表现在经阴道超声图像上显示率高，图像更清晰。少部分巧囊经腹部及经阴道超声均显示内部为完全性无回声，且壁薄而光滑，与单纯囊肿，如滤泡囊肿难以鉴别。

（2）巧囊的囊壁常较厚，壁上有时可见点状或条状中强回声，部分巧囊肿内可见分隔；巧囊内部也常可见局灶性中等或中强回声（为血凝块的实性回声，CDFI 无血流信号）。

（3）CDFI：巧囊内无血流信号，仅可在囊壁上见部分环状或条状血流信号。

（4）巧囊的大小、回声特性随月经周期可能有变化，诊断时应结合临床与声像图特征综合判断。

3. 鉴别诊断

（1）巧囊虽有较典型的超声表现，但单纯囊肿伴囊内出血、畸胎瘤、卵巢上皮性肿瘤、盆腔脓肿等均可能表现为囊肿内充满均匀点状回声；而巧囊内血凝块的实性回声也须与卵巢肿瘤的壁上结节鉴别。

巧囊与其他病变的鉴别要点：①出血性黄体囊肿：出血性囊肿内常见网状、条索状或较粗的点状低回声，不均匀；而巧囊内多为均匀细腻的点状回声。随诊观察囊肿大小与回声的变化是鉴别出血性囊肿与巧囊的关键，出血性黄体囊肿多发生于月经周期的中后期，间隔 2~6 周复查大小与回声变化较大。②畸胎瘤：点状回声水平高于巧囊，并常伴有声影的团块状强回声可资鉴别。③卵巢上皮性肿瘤：卵巢壁上的实性结节，CDFI 可见血流信号。④盆腔脓肿：不同时期的盆腔脓肿都可以有类似于内膜异位症囊肿的超声表现，但是二者临床表现完全不同，盆腔脓肿临床常有发热、下腹疼痛与明显压痛等急性感染的症状。

（2）巧囊有时呈类实性表现，须与卵巢实性肿瘤相鉴别，可以通过经阴道超声 CDFI 观察其内的血流信息，不能确诊时，进行超声造影将对诊断帮助很大，可以明确病灶内有无血供，超声造影上巧囊为内部完全无血供的囊性包块，而卵巢实性肿瘤则为内部有血供的实性肿物。

4. 临床价值

超声检查是巧囊首选的检查方法。多数患者可通过超声表现、临床症状、体征以及超声随诊得到明确诊断。

经阴道超声可更好地观察到病变内部回声结构及病灶内血流信息，在巧囊的鉴别诊断中发挥着非常重要的作用，如显示巧囊内部典型的均匀细腻的点状低回声、出血性囊肿内部典型的网状回声等，经阴道超声均明显优于经腹超声。

（四）卵巢冠囊肿

1. 病理与临床

卵巢冠囊肿指位于输卵管系膜与卵巢门之间的囊肿，目前认为其组织来源包括间皮、副中肾管及中肾管来源。以生育年龄妇女多见，为良性囊肿，但也偶有腺癌样恶变的报道。病理上，囊肿多为 5cm 左右，但也可大至 15cm 以上，单发，壁薄光滑，内为清亮液体。临床常无自觉症状，囊肿较大时可扪及包块。

2. 超声表现

位于一侧卵巢旁，为典型单纯性囊肿的表现，呈圆形或椭圆形，单房、壁薄，双侧卵巢可见正常。囊肿偶可以扭转和破裂。

3. 鉴别诊断

应与卵巢其他单纯囊肿（如滤泡囊肿）鉴别。典型卵巢冠囊肿表现为附件区圆形或椭圆形单房囊肿，常可见完整卵巢声像图，随诊观察时不会自行消失；经阴道超声检查时用探头推之可见囊肿与卵巢分开。而滤泡囊肿时卵巢图像不完整或显示不清，且随诊观察可见自行消失。

4. 临床价值

卵巢冠囊肿多数可通过超声发现，并通过超声随诊得到较明确诊断。

（五）卵巢黄素囊肿

1. 病理与临床

卵巢黄素囊肿指卵泡壁上卵泡膜细胞在大量绒毛膜促性腺激素（HCG）刺激下黄素化、分泌大量液体而形成的囊肿。可见于：①滋养细胞疾病，如葡萄胎、恶葡、绒毛膜癌等；②正常妊娠、双胎、糖尿病合并妊娠、妊娠高血压症等产生过多 HCG 的情况；③促排卵时治疗引起卵巢过度刺激，其卵巢的多囊性改变同黄素囊肿。

卵巢黄素化囊肿常为双侧性，数厘米大小。大多无临床症状，可自行消退。

2. 超声表现

卵巢黄素化囊肿具有典型卵巢单纯性囊肿的回声特点，即圆形或椭圆形无回声区，壁薄，光滑，边界清；可表现为单侧或双侧、单房或多房。

3. 鉴别诊断

须与其他卵巢单纯性囊肿鉴别，密切结合临床资料一般不难鉴别。

4. 临床价值

卵巢黄素化囊肿多数通过超声发现及明确诊断。

（六）多囊卵巢综合征

1. 病理与临床

多囊卵巢综合征（PCOS）是以慢性无排卵、闭经或月经稀发、不育、肥胖、多毛及双侧卵巢多囊性改变为特征的临床综合征；是育龄期妇女无排卵最常见的原因。关于 PCOS 的发病机制，至今尚不十分清楚，认为可能与促性腺激素分泌异常、代谢异常、肥胖、卵巢内分泌失调、高雄激素水平以及遗传等有关，主要内分泌特征包括 LH/FSH 比例增大、雄激素过高等。

大体病理上，60%~70%PCOS 患者表现为双侧卵巢对称性增大，少数病例卵巢无增大或仅单侧增大，切面显示卵巢白膜明显增厚，白膜下一排囊性卵泡，数个至数十个不等，直径 0.2~0.6cm。镜下见白膜增厚、卵巢间质和卵泡膜细胞增生。

PCOS 主要为青春期发病，临床表现包括：①月经失调，为长期不排卵所致，表现为月经稀发、量少或继发闭经，偶见功能性出血；②不育，系慢性无排卵所致；③多毛，多毛常见于口唇、下颌颊侧、下腹、耻上、股内侧，并伴有痤疮；④肥胖，约半数患者有不同程度的肥胖；⑤双侧卵巢增大，呈对称性，比正常卵巢大1~3倍，⑥激素测定：H/FSH>3，血清睾酮升高、高胰岛素血症等。

2. 超声表现

（1）PCOS的典型超声特点：①双侧卵巢增大（但约30%PCOS患者卵巢体积可正常）；②双侧卵巢内见多个小卵泡，沿卵巢周边部呈车轮状排列，卵泡大小0.2~0.8cm，每侧卵巢最大切面卵泡数目大于10个；③卵巢表面见强回声厚膜包绕；④卵巢中央的卵巢基质回声增强。

（2）经阴道超声可更好地观察小卵泡情况，若观察到卵巢基质回声增强也是一个较敏感而特异的诊断指标。

（3）少数PCOS患者上述卵巢的超声表现仅为单侧性。

3. 鉴别诊断

根据PCOS卵巢的特征性超声表现，并密切结合临床资料，一般较易与其他病变鉴别。

4. 临床价值

超声检查是PCOS首选的影像检查方法，其典型超声表现也是PCOS诊断的最佳指标之一，根据卵巢的特征性表现，结合临床表现与生化检查，一般可以对多囊卵巢做出较明确诊断。

经阴道超声不受患者肥胖的影响，在PCOS诊断中起着重要的作用，如其显示PCOS小卵泡及基质情况即明显优于经腹超声，可提高PCOS的诊断准确性。

二、卵巢上皮性肿瘤

卵巢肿瘤是女性生殖系统常见肿瘤，其中恶性肿瘤约占卵巢肿瘤的10%。卵巢恶性肿瘤是仅次于宫颈癌和子宫内膜癌的女性生殖道第三大癌瘤，恶性程度高、死亡率高，尽早发现、及时手术与治疗是提高卵巢癌生存率的关键。

卵巢肿瘤组织类型繁多而复杂，以上皮性肿瘤最为多见，约占所有原发卵巢肿瘤的2/3、卵巢良性肿瘤的50%、原发卵巢恶性肿瘤的85%~90%。上皮性肿瘤又分为良性、交界性、恶性肿瘤；根据细胞类型，上皮性肿瘤分为浆液性肿瘤、黏液性肿瘤、子宫内膜样肿瘤、透明细胞瘤等。良性上皮性肿瘤包括囊腺瘤、乳头状囊腺瘤等；恶性包括囊腺癌、乳头状囊腺癌、腺癌等。

卵巢上皮性肿瘤多发生于40~60岁，很少发生于青春期前。

（一）卵巢浆液性肿瘤

卵巢浆液性肿瘤是卵巢上皮性肿瘤中最常见的，占卵巢肿瘤的 30%~40%，而恶性浆液性肿瘤约占卵巢癌的 50%。卵巢浆液性肿瘤包括：①良性浆液性肿瘤；②交界性浆液性肿瘤；③浆液性乳头状囊腺癌。其中良性约占 70%。

1. 良性浆液性肿瘤

（1）病理与临床：主要有囊腺瘤及乳头状囊腺瘤两种。大体病理上为囊性肿物，大多单侧发生，直径 1~20cm，单房或多房；囊内壁无明显乳头或有简单乳头者为囊腺瘤；有较复杂乳头者为乳头状囊腺瘤。囊的内壁、外壁均光滑，多数囊内含清亮的浆液，少数也可能含黏稠液。

可发生于任何年龄，但以育龄期多见。小者无临床症状，大者可及下腹包块或有压迫症状、腹痛等。

交界性浆液性肿瘤：9%~15%的浆液性肿瘤为交界性。肿瘤外观与良性浆液性囊腺瘤或乳头状囊腺瘤相似，唯乳头结构更多而细密复杂，且体积较大，可伴腹水。镜下表现为交界性肿瘤的细胞核特点。

（2）超声表现：①单纯性浆液性囊腺瘤，肿块呈圆形或椭圆形无回声区，边界清楚，单房多见，囊壁薄而完整、内壁光滑，囊内含清亮透明浆液或略浑浊囊液；直径大小多在 5~10cm，较黏液性囊腺瘤小。②浆液性乳头状囊腺瘤，单房或多房囊性肿物，边界清楚，囊内见单个或多个内生性和（或）外生性乳头状凸起。囊内液体多为完全性无回声区，当囊内为浑浊囊液时，无回声区内可充满点状回声。CDFI 显示乳头上可见少许血流信号。③交界性浆液性乳头状囊腺瘤的表现与上述相似，但乳头可能更多、更大，CDFI 可能显示乳头上较丰富血流信号。

（3）鉴别诊断：①单纯性浆液性囊腺瘤与其他单纯性卵巢囊肿表现相似，一次超声检查有时鉴别较困难，可结合临床并通过随诊观察大小变化等加以区别。滤泡囊肿属生理性囊肿，多会自行消失；卵巢冠囊肿位于卵巢旁；黄素囊肿多与高 HCG 状态有关。②浆液性乳头状囊腺瘤须与巧囊等鉴别，巧囊内或壁上的实性回声 CDFI 上无血流信号，乳头状囊腺瘤的乳头上可见血流信号，超声造影可帮助明确诊断。

（4）临床价值：超声是良性浆液性肿瘤较为可靠的首选影像检查方法。

2. 浆液性乳头状囊腺癌

（1）病理与临床：浆液性乳头状囊腺癌是最常见的卵巢原发恶性肿瘤，好发于 40~60 岁。肿瘤直径 10~15cm，常以形成囊腔和乳头为特征，切面为囊实性，有多数糟脆的乳头和实性结节。囊内容物为浆液性或浑浊血性液。

临床上，早期常无症状而不易发现，后期随着肿瘤增大扪及包块或出现腹水时才被发现，对高危人群的重点普查有助早期发现卵巢肿瘤。

（2）超声表现：①常表现为多房性囊实性混合回声肿块，囊壁及分隔较厚且不规则及厚薄不均；内部回声呈多样性，实性回声不均质、不规则，囊内壁或隔上可见较大乳头状或不规则状实性回声团块向无回声区内凸起。②常合并腹水。③CDFI 于囊壁、分隔及肿瘤实性部分均可探及丰富的低阻血流信号，RI 值常小于 0.5。

（3）鉴别诊断：见后述卵巢良恶性肿瘤的鉴别。

（4）临床价值：超声检查是诊断卵巢肿瘤的首选检查方法，能发现附件区肿物，判断其为实性、囊性或囊实性肿块，并能对肿物良、恶性做出一定判断，为临床诊治提供较充分的依据。应充分利用超声检查这一便捷手段，结合生化检查，如 CA125 检测等，对高危人群重点普查，以助早期发现卵巢肿瘤。

（二）卵巢黏液性肿瘤

卵巢黏液性肿瘤亦是卵巢常见的上皮性肿瘤。良性黏液性囊腺瘤约占卵巢良性肿瘤的20%，恶性黏液性肿瘤约占卵巢癌的 15%。

1. 黏液性囊腺瘤

（1）病理与临床：①良性黏液性囊腺瘤，大体病理上，肿瘤为囊性，呈圆形，体积可巨大；表面光滑，切面常为多房性，囊壁薄而光滑，有时因房过密而呈实性。囊腔内充满胶冻样黏稠的黏液，乳头少，但少数囊内为浆液性液。②交界性黏液性囊腺瘤，较交界性的浆液性肿瘤少见。大体病理与黏液性囊腺瘤或囊腺癌很难区别。一般体积较大，切面多房性，有时囊壁较厚，有囊内乳头。

（2）超声表现：常为单侧性，囊肿较大，直径 15~30cm，多数为多房性，且分隔较多，囊壁及分隔光滑而均匀；囊内无回声区中充满较密或稀疏点状回声（由于黏液物质引起）。少数可见乳头状凸起。

（3）鉴别诊断：与卵巢囊性畸胎瘤鉴别。①肿瘤大小，卵巢畸胎瘤中等大小，黏液性囊腺瘤则多见较大；②肿瘤内部回声，畸胎瘤内可见团块状强回声区，后方有衰减或声影，囊内可见脂液分层。黏液性囊腺瘤的无回声区内多见充满较密或稀疏点状回声（也可表现为单纯性无回声区），分隔较多，后方回声增强，无声影等，可资鉴别。

（4）临床价值：超声是良性黏液性肿瘤较为可靠的首选影像检查方法。

2. 黏液性囊腺癌

（1）病理与临床：大体病理上肿瘤切面多房性，囊腔多而密集，囊内壁可见乳头，囊内见实性区及实性壁内结节。囊液为黏稠黏液或血性液，但有约 1/4 囊内含浆液性液。

临床症状、表现与浆液性癌相似，一般表现为腹部肿物、腹胀、腹痛或压迫症状。晚期出现恶病质、消瘦等。

（2）超声表现：①超声表现与浆液性囊腺癌相似，不同的是黏液性囊腺癌的无回声区内可充满密集或稀疏点状回声（黏液）。②部分黏液性囊腺瘤包膜穿透或破裂后，发生腹膜种植，形成腹腔内巨大囊肿，又叫腹膜假性黏液瘤。超声表现为腹水，腹水内有特征性点状回声和无数的小分隔，充满盆腹腔，这种情况也可发生在阑尾和结肠的黏液瘤。

（3）鉴别诊断：参见后述卵巢良、恶性肿瘤的鉴别中相关内容。

（4）临床价值：参见浆液性囊腺癌。

（三）卵巢子宫内膜样癌

1. 病理与临床

子宫内膜样癌占卵巢癌的 16%～31%，约 1/3 为双侧性；大体上肿物为囊实性或大部分为实性，大多数为直径 10～20cm，囊内可有乳头状凸起，但很少有表面乳头。如囊内含血性液则应仔细检查是否有子宫内膜异位囊肿。其镜下组织结构与子宫内膜癌极相似。

临床表现包括盆腔包块、腹胀、腹痛、不规则阴道出血、腹水等。

2. 超声表现

声像图表现类似卵巢乳头状囊腺癌，以实性为主的囊实性肿块，肿瘤内有许多乳头状凸起和实性回声。

3. 鉴别诊断

需要指出的是术前超声很难做出卵巢癌组织类型的判断。良恶性鉴别见后述卵巢良、恶性肿瘤鉴别的相关内容。

本病可能为子宫内膜异位囊肿恶变，也可与子宫内膜癌并发，因此，当发现囊实性类似囊腺癌的肿块时，若有内异症囊肿病史或同时发现子宫内膜癌，应注意子宫内膜样腺癌的可能。

4. 临床价值

参考浆液性囊腺癌。

三、卵巢性索间质肿瘤

卵巢性索间质肿瘤包括由性腺间质来源的颗粒细胞、泡膜细胞、纤维母细胞、支持细胞或间质细胞发生的肿瘤，性索间质肿瘤的很多类型能分泌类固醇激素，从而导致临床出现相应的内分泌症状，如月经紊乱、绝经后出血等，有助于临床诊断，但最终诊断要根据肿瘤的病理形态。

（一）颗粒细胞瘤

1. 病理与临床

卵巢颗粒细胞瘤属低度恶性的卵巢肿瘤，是性索间质肿瘤的主要类型之一；约75%以上的肿瘤分泌雌激素。自然病程较长，有易复发的特点。

大体病理上，肿瘤大小不等，圆形、卵圆形或分叶状，表面光滑；切面实性或囊实性，可有灶性出血或坏死；少数颗粒细胞瘤以囊性为主，内充满淡黄色液体，大体病理上似囊腺瘤。

颗粒细胞瘤可分为成人型及幼年型，成人型约占95%，而幼年型约占5%。幼年型患者可出现性早熟症状。

成人患者好发年龄为40~50岁妇女及绝经后妇女，主要临床症状包括月经紊乱、绝经后阴道不规则出血；其他临床症状包括盆腔包块、腹胀、腹痛等。

颗粒细胞瘤的临床症状与肿瘤分泌雌激素相关，幼女发病（幼女型）可出现性早熟；生育年龄段妇女可出现月经紊乱、月经过多、经期延长或闭经等症状；而绝经后妇女表现为绝经后阴道出血，甚至出现月经周期；高水平雌激素的长期刺激使子宫内膜增生或出现息肉甚至癌变，还会出现子宫肌瘤等。

2. 超声表现

（1）颗粒细胞瘤可以为实性、囊实性或囊性，因而声像图表现呈多样性。小者以实性不均质低回声为主，后方无明显声衰减。大者可因出血、坏死、囊性病变而呈囊实性或囊性，可有多个分隔而呈多房囊实型，有时表现为实性包块中见蜂窝状无回声区；囊性为主包块可表现为多房性或大的单房性囊肿。

（2）CDFI：由于颗粒细胞瘤产生雌激素，使瘤体内部血管扩张明显，多数肿瘤实性部分和分隔上可检出较丰富血流信号。

（3）子宫：肿瘤产生的雌激素可导致子宫内膜增生、息肉甚至内膜癌表现。

3. 鉴别诊断

（1）实性的卵巢颗粒细胞瘤须与浆膜下子宫肌瘤鉴别：肌瘤内部回声一般无囊腔，且多数情况下可发现蒂或通过CDFI观察发现浆膜下肌瘤与子宫间血流的密切关系；颗粒细胞瘤内部常见小囊腔回声，结合临床资料一般可以鉴别。

（2）多房囊实性的卵巢颗粒细胞瘤与其他卵巢肿瘤，如浆液性囊腺癌、黏液性囊腺瘤/癌等较难鉴别：典型浆液性囊腺癌囊壁及分隔厚而不均，囊内实性回声不规则，常见乳头状结节；黏液性囊腺瘤/癌囊内有含黏液的密集云雾状低回声。而颗粒细胞瘤囊内分隔有时呈蜂窝样或网络状，形态相对规则，囊壁及分隔尚光滑，无乳头状结节凸入囊腔。须结合临床资料综合判断，但多数情况下鉴别仍困难。

（3）囊肿型颗粒细胞瘤内含清亮液体回声且壁薄，须与囊腺瘤甚或卵巢单纯性囊肿鉴别；多数情况下鉴别较困难，须密切结合临床资料综合判断。

4. 临床价值

超声检查有助于本病的诊断，是必不可少的影像检查方法。

（二）卵泡膜细胞瘤

1. 病理与临床

卵泡膜细胞瘤基本为良性肿瘤，也有分泌雌激素的功能。多中等大小且质实，瘤细胞含脂质使肿瘤切面呈黄色，间以灰白色的纤维组织。

卵泡膜细胞瘤好发于绝经前后，约65%发生在绝经后，几乎不发生在月经初潮之前。临床症状与颗粒细胞瘤非常相似，雌激素增高引起的功能性表现尤为明显，包括月经紊乱、绝经后阴道出血等。

需要注意的是，卵泡膜细胞瘤分泌雌激素的功能并不如颗粒细胞瘤明显，部分患者可无雌激素增高引起的症状。

卵泡膜细胞瘤与卵巢纤维瘤常混合存在，故有泡膜纤维瘤之称。

2. 超声表现

（1）肿物以实性低回声或中等强回声为主，呈圆形或卵圆形，边界清楚；伴出血、坏死，囊性病变时可见无回声区；偶可见钙化灶。

（2）卵泡膜细胞瘤中纤维组织成分较多时，实性包块后方常伴回声衰减；细胞成分多、纤维成分少时，以均匀低回声为主，后方不伴回声衰减；肿物囊性变时则后方回声呈增强效应。

（3）CDFI：肿瘤内部血流一般不丰富，但有时也可见血流较丰富者。

（4）少部分病例伴胸腔积液、腹水。

3. 鉴别诊断

（1）子宫浆膜下肌瘤：向子宫外生长，可仅有细蒂与子宫相连，可以通过经阴道彩色多普勒显示细蒂及肿块血供来源，从而判定肿块来自子宫；如能探及卵巢，且肿物与卵巢分离，则浆膜下肌瘤可能性大。肌瘤的内部旋涡状回声表现也有助鉴别诊断。

（2）卵巢纤维瘤：亦是性索间质肿瘤常见的类型，与卵泡膜细胞瘤存在连续组织学谱系，故两者声像图不易区分。由于纤维细胞含量不同声像图有一些区别，如卵泡膜细胞瘤后方回声衰减程度较轻，而纤维瘤则衰减更明显。

（3）卵巢恶性肿瘤：大量腹水、盆腔包块及 CA125 升高是卵巢癌的典型临床表现，但卵巢卵泡膜细胞瘤有时也有类似表现，这种情况下无论临床还是超声都难以与卵巢恶性肿瘤鉴别。超声上卵巢恶性肿瘤以囊实性为主、形态不规则、内部血流丰富有助鉴别诊断。

4. 临床价值

卵泡膜细胞瘤声像图表现有一定特点，超声检查有助于本病的诊断，是常规的影像检查方法。

（三）卵巢纤维瘤

1. 病理与临床

卵巢纤维瘤发生率明显高于泡膜细胞瘤，约占卵巢性索间质肿瘤的 76.5%。肿瘤呈圆形、肾形或分叶状；质实而硬，表面光滑，有包膜。切面白色、灰白或粉白色编织状。镜下形态与一般纤维瘤相同。

临床上，卵巢纤维瘤多发于中、老年妇女。主要临床症状包括腹痛、腹部包块以及由于肿瘤压迫引起的泌尿系症状等。特别是卵巢纤维瘤多为中等大小、光滑活动、质实而沉，易扭转而发生急性腹痛。有相当的病例并没有临床症状，于体检及其他手术时发现或因急性扭转来就诊。

少部分卵巢纤维瘤可能合并腹水或胸腹水，称麦格综合征（Meig's 综合征，指卵巢肿瘤合并胸腹水），肿瘤切除后胸腹水消失。

2. 超声表现

（1）为圆形或椭圆形低回声区（回声水平常较子宫肌瘤更低），边界轮廓清晰，常伴后方衰减。有时难与带蒂的子宫浆膜下肌瘤或阔韧带肌瘤鉴别。

（2）须指出的是：卵泡膜细胞瘤与卵巢纤维瘤都起自卵巢基质，即使病理上都可能很难将二者鉴别开来，有大量泡膜细胞的肿瘤确定为卵泡膜细胞瘤，而泡膜组织很少但有大量纤维细胞时定义为泡膜纤维瘤或纤维瘤，泡膜细胞瘤可产生雌激素，而纤维瘤罕见产生雌激素，因此常无症状。纤维瘤较大时可合并胸腹水，即 Meig's 综合征。

（3）CDFI：卵巢纤维瘤内可见走行规则的条状血流。

3. 鉴别诊断

（1）子宫浆膜下肌瘤：大多数情况下，可以发现浆膜下肌瘤与子宫相连的蒂，鉴别较易；不能观察到蒂时，若见双侧正常卵巢，也可以判断浆膜下子宫肌瘤的可能性大，若同侧的卵巢未显示则卵巢纤维瘤可能性大。

（2）卵巢囊肿：少数质地致密的纤维瘤，声像图上回声极低，尤其经腹扫查时可表现为无回声样包块，可能误诊为卵巢囊肿。经阴道超声仔细观察后方增强特征及病灶内有否血流信号可帮助明确诊断。

4. 临床价值

卵巢纤维瘤的声像图表现有一定特点，超声检查有助于本病的诊断，是首选而常规的影像检查方法。

四、卵巢生殖细胞肿瘤

卵巢生殖细胞肿瘤发病率低于上皮性肿瘤，占原发性卵巢肿瘤的第二位，其中95%为良性。大多数生殖细胞肿瘤来源于胚胎期性腺的原始生殖细胞，包括畸胎瘤、无性细胞瘤、卵黄囊瘤（内胚窦瘤）、胚胎癌等。

（一）成熟性畸胎瘤

1. 病理与临床

成熟性畸胎瘤即良性畸胎瘤，肿瘤以外胚层来源的皮肤附件成分构成的囊性畸胎瘤为多，故又称皮样囊肿，是最常见卵巢肿瘤之一。占卵巢肿瘤的10%~20%，卵巢生殖细胞肿瘤的97%。

大体病理上，肿瘤最小的仅1cm，最大者可达30cm或充满腹腔，双侧性占8%~24%；肿瘤为圆形或卵圆形，包膜完整光滑；切面多为单房，亦可多房性。囊内含黄色皮脂样物和毛发等。囊壁内常有一个或数个乳头或头结节。头结节常为脂肪、骨、软骨，可见到一个或数个完好的牙齿长出，偶可见部分肠、气管等结构。镜下头结节处可见多胚层组织，但外胚层最多。

成熟畸胎瘤可发生在任何年龄，但80%~90%为生育年龄妇女。通常无临床症状，多在盆腔检查或影像检查时发现。肿瘤大者可及腹部包块。并发症有扭转、破裂和继发感染。扭转和破裂均可导致急腹症发生。

2. 超声表现

成熟性畸胎瘤的声像图表现多样，从完全无回声到完全强回声均有，特征性表现与其成分密切相关。

（1）皮脂部分表现为密集的细点状中强回声，而毛发多表现为短线状回声或团块状强回声。以皮脂和毛发为主要成分者表现为强回声区间以少部分无回声、无回声区内团块状强回声、整个肿物完全呈强回声。瘤内有时可见牙齿或骨骼的灶状强回声，后方伴声影，也是成熟性畸胎瘤的表现特征。

（2）肿物多呈圆形或椭圆形，表面光滑，形态规则，但常见边界不清，特别是肿物后方伴衰减时，后壁很难显示。

（3）有时可见脂-液平面，为特表现特征之一。

（4）少数成熟性畸胎瘤表现为多房性，内壁或分隔上可见单个或多个低回声或强回声结节样凸起，病理上称头节，可为牙齿、骨骼或其他组织的化生，因此，结节凸起后方可伴声影。

（5）CDFI：肿物内部无血流信号，偶可于壁或分隔上见规则的短条状血流。

（6）有时仍可见患侧的部分卵巢结构（卵巢组织）。

3. 鉴别诊断

成熟性畸胎瘤的声像图表现较典型，鉴别较容易。但仍须与下列疾病相鉴别。

（1）卵巢巧克力囊肿：巧囊可能与良性囊性畸胎瘤混淆，须仔细观察。畸胎瘤内密集点状回声的回声水平常高于巧囊，且常见有后方声影的团状强回声。

（2）卵巢出血性囊肿：囊内回声水平较畸胎瘤低。

（3）盆腔脓肿：临床有腹痛、发热等急性感染症状，不难与畸胎瘤鉴别。

特别需要注意的是：畸胎瘤可能被误认为肠道内气体回声而漏诊，应仔细观察肠管蠕动，必要时嘱患者排便后复查。

4. 临床价值

超声检查是成熟性畸胎瘤最佳影像检查方法，可以使绝大多数成熟性畸胎瘤的诊断得以明确；当肿瘤较小，尚不具备手术指征时，超声检查也是随诊的主要手段。其他影像检查，如 CT 检查也有助于本病的诊断。

（二）未成熟性畸胎瘤

1. 病理与临床

卵巢未成熟畸胎瘤即恶性畸胎瘤，较少见，仅占卵巢畸胎瘤的 1%~3%。未成熟中除三胚层来的成熟组织外还有未成熟组织，最常见的成分是神经上皮。

大体病理上，大多数肿瘤为单侧性巨大肿物。肿瘤多数呈囊实性，实性部分质软，肿瘤可自行破裂或在手术中撕裂。可见毛发、骨、软骨、黑色脉络膜及脑组织等，但牙齿少见。

未成熟畸胎瘤多见于年轻患者，平均年龄 17~19 岁。常见症状为腹部包块、腹痛等；因腹腔种植率高，60% 有腹水。血清 AFP 可升高。

2. 超声表现

未成熟畸胎瘤病理上以神经外胚层多见，如脑及神经组织；毛发、皮脂则较少见，牙齿、肠襻、骨骼等器官样结构也很少见，因此，声像图表现可无特异性。

（1）常为囊实性包块，无回声区内可见呈"云雾样"或"破絮状"实性中等回声，有时可见伴声影的团状强回声（钙化）。

（2）部分型未成熟畸胎瘤，与成熟囊性畸胎瘤并存，因此，可合并成熟囊性畸胎瘤的特征性声像图表现，给鉴别带来困难。

（3）CDFI：肿瘤内实性区域可显示血流信号，可见低阻力血流，RI<040。

3. 鉴别诊断

（1）成熟性畸胎瘤：未成熟性畸胎肿瘤物更大，且短期内增大明显，内部无毛发、皮脂、牙齿、骨骼等成熟性畸胎瘤常见组织结构的特征性声图像表现，且 CDFI 上常见血流信号；而成熟性畸胎瘤内无血流信号，有助鉴别。年轻患者，包块迅速增大，超声上表现为囊实性肿物，实性成分呈"云雾样"表现等，应考虑到卵巢未成熟畸胎瘤的可能性。

（2）其他卵巢恶性肿瘤：由于未成熟性畸胎瘤的超声表现特征性不强，鉴别较困难，须密切结合临床资料判断。

4. 临床价值

超声检查有助于本病的诊断，是必不可少的影像检查方法。

（三）无性细胞癌

1. 病理与临床

卵巢无性细胞瘤来源于尚未分化时的原始生殖细胞，其病理形态及组织来源与睾丸精原细胞瘤很相似。为少见的肿瘤，但为儿童、青少年和妊娠妇女常见的卵巢恶性肿瘤，好发年龄 10~30 岁，平均 20 岁，17% 的患者合并妊娠。

大体病理上，肿物呈圆形或卵圆形，切面实性，可有灶性出血坏死，囊性变不常见。肿瘤平均直径 15cm。

常见症状包括盆腔包块、腹胀。肿瘤生长迅速，病程较短。

2. 超声表现

（1）以低回声为主的实性包块，回声较均匀，有时瘤内可见树枝状稍强回声分隔，将实性肿瘤组织分隔成小叶状低回声区；囊性变可呈混合回声（囊实性）。

（2）肿物边界清楚，边缘规则，后方回声无衰减或呈后方回声增强效应。

（3）肿块大，且增大速度快，腹水常见。

（4）CDFI 显示瘤内散在血流信号，可为高速低阻血流。

3. 鉴别诊断

须与其他卵巢肿瘤鉴别，无性细胞瘤患者年轻，肿物大、实性回声、边界清、后方无衰减等特点可资鉴别。

4. 临床价值

本病的声像图表现较具特征性，结合临床资料，超声检查可在一定程度上做出较明确判断，是首选的影像检查方法，对临床诊治帮助较大。

五、卵巢转移瘤

1. 病理与临床

卵巢转移性肿瘤指从其他脏器转移至卵巢的恶性肿瘤。不少原发于消化道的肿瘤及乳腺癌都可能转移到卵巢，以胃肠道肿瘤转移为多见，典型者为库肯勃瘤转移。

大体形态上来源于生殖器官以外的卵巢转移瘤，一般均保持卵巢的原状，卵巢均匀增大，呈肾形或长圆形，表面光滑或结节状，可有完整的包膜，极少与周围组织粘连；切面实性。双侧性是转移性卵巢瘤的另一个突出特点，报道双侧性卵巢转移占到 60%～80%。

卵巢转移瘤一般无自觉症状，原发于胃肠道的转移瘤可有腹痛、腹胀以及原发肿瘤的相应症状。腹水在转移性卵巢癌中相当常见。

2. 超声表现

卵巢转移瘤常表现为双侧卵巢增大，但形态仍为肾形或卵圆形，呈双侧性实性包块，表面可结节状改变；无明显包膜回声，但边界清晰。常伴腹水，腹水既可为原发性也可为转移性。CDFI 显示瘤内血流丰富。

3. 鉴别诊断

主要需要与原发性卵巢肿瘤鉴别。卵巢转移瘤常有卵巢以外部位的原发肿瘤病史，且多为双侧性；而原发肿瘤无其他部位肿瘤病史，单侧多见，可资鉴别。

六、超声对附件包块的鉴别诊断价值

1. 卵巢肿瘤良、恶性鉴别

根据声像图特征结合 CDFI 表现可对一部分卵巢肿瘤的良、恶性进行判断。

（1）良性肿瘤多表现为囊性或以囊性为主的混合性包块，如单房囊肿、无实性成分或乳头或多房囊肿，有分隔，但无实性成分或乳头，一般为良性；有乳头但数目少且规则，也多为良性。

（2）有实性成分的单房或多房囊肿，乳头数目较多、不规则时要考虑到恶性；以实性为主的囊实性或回声不均匀的实性肿瘤则大多为恶性。恶性肿瘤较大时形态不规则、边界欠清、内部回声明显不均，可见厚薄不均的分隔，多合并腹水。

（3）CDFI 对卵巢肿瘤良、恶性鉴别的帮助也是肯定的。恶性肿瘤由于其大量新生血管及动、静脉瘘形成，血管管壁缺乏平滑肌，CDFI 可见丰富血流信号，动脉血流呈低阻型，多数学者认为，RI<0.4 可作为诊断恶性卵巢肿瘤的 RI 阈值。

2. 卵巢瘤样病变及炎性包块与卵巢肿瘤的鉴别

卵巢瘤样病变，如生理性囊肿合并出血、不典型卵巢内异症囊肿以及盆腔炎包块等的声像图表现与卵巢肿瘤有较多重叠；而临床表现及生化检查上，卵巢内膜异位症囊肿及盆腔炎包块等与卵巢肿瘤特别是恶性肿瘤也不易区分，如均可有 CA125 升高等，给鉴别诊断带来困难，需要超声医师高度重视。鉴别要点如下：

（1）卵巢生理性囊肿合并出血：主要指黄体囊肿出血。出血性囊肿的囊壁上若有结节或乳头回声，为凝血块附着所致，结节或乳头内无血流信号，且 2~6 周随诊可见大小及回声的变化；而卵巢囊性肿瘤的实性结节和分隔上可见血流信号，随诊无明显变化，可资鉴别。

（2）卵巢内膜异位症囊肿：典型的巧囊内常含均匀密集的点状低回声（毛玻璃样改变），其内也常见团块状中等回声，CDFI 显示无血流信号。而不典型巧囊可表现为无回声区内见附壁类实性回声，有时与囊腺瘤鉴别较困难，鉴别要点是应用经阴道超声观察病灶内血流情况，巧囊内附壁类实性回声无血流信号。超声造影可帮助确定诊断，因此，必要时可进行超声造影检查。利用探头推动包块，观察病灶内回声移动情况，也有助判断。当然，须结合临床资料综合判断。此外，单纯型黏液性囊腺瘤也须与较大的巧克力囊肿鉴别。

（3）盆腔炎性包块：二维及 CDFI 特征与卵巢恶性肿瘤有不少相似之处，是超声鉴别诊断的难点。仔细观察是否有正常卵巢回声是鉴别诊断的关键，若在附件区域或病灶包块内可见正常卵巢结构则首先考虑是炎性病变；当然，盆腔炎症明显累及卵巢（如输卵管-卵巢脓肿）时，单凭超声表现是很难确定的，必须密切结合临床病史、症状及体征进行综合判断。

3. 超声诊断卵巢肿瘤注意事项

（1）卵巢肿瘤组织学种类繁多，声像图表现各异，超声检查通常无法做出组织学判断。超声医师虽可根据超声特点对一部分肿瘤的组织学做出推断，超声报告时也可提示组织学诊断的可能性，但不可太绝对。

（2）一部分卵巢肿瘤，如畸胎瘤、浆液性囊性瘤、黏液性囊腺瘤、纤维瘤等有较典型超声特征，根据这些超声特征可做出较明确的良、恶性判断，但超声医师仍须密切结合临床病史、症状、体征及实验室检查进行综合分析判断。

（3）经阴道超声检查能更清晰地显示肿瘤内部回声、边界与周围脏器的关系及肿瘤血供情况，对卵巢肿瘤的诊断与鉴别诊断帮助较大；特别是对小的卵巢肿瘤，可能较早期发现病变。

（4）尽管畸胎瘤有较特征性超声表现，但临床上即使有经验的超声医师也可能漏诊或误诊畸胎瘤。主要原因是畸胎瘤回声与肠管内气体强回声非常相似，如不仔细观察或对此类肿瘤认识不充分，就可能误认为是肠管而漏诊或将肠道气体误诊为畸胎瘤。仔细观察仍是诊断关键。观察不清时，应嘱患者排便后复查。

（5）三维超声成像不仅能显示与二维超声相似的结构断面，还能显示肿瘤整体观及内部结构，如囊壁的特征、分隔厚度、乳头数目、大小、位置等，对肿瘤边界的显示亦优于二维超声，有望在卵巢肿瘤的诊断中发挥越来越大的作用。

（6）超声造影能更准确地提供附件包块的血流信息，对常规超声上表现为类实性的囊性病变，超声造影可以起到关键的诊断作用；对一些疑难的附件包块良、恶性鉴别诊断，造影能提供较常规超声丰富的诊断信息，可以作为附件区包块疑难病例的辅助检查手段之一。

第四节　盆腔炎性疾病

一、病理与临床

盆腔炎性疾病（PID）主要包括子宫内膜炎、输卵管炎、输卵管-卵巢炎、输卵管-卵巢脓肿以及盆腔腹膜炎等，其中以输卵管炎最常见。PID是妇科常见病、多发病。

引起PID的致病菌分为内源性及外源性两类，前者来自寄居于阴道内的菌群（包括需氧菌及厌氧菌，以两者的混合感染多见），后者主要为性传播疾病的病原体，如淋球菌。

感染途径主要包括上行性感染与邻近脏器炎症蔓延两种。性生活紊乱或经期性交、产后、剖宫术后，都可能导致外来及内在的致病菌经内膜剥脱面、胎盘剥离面、剖宫术切口、胎盘残留等部位上行性感染引起 PID；妇科器械操作也是感染的原因之一，如人工流产、宫内节育器放置、诊断性刮宫、输卵管通液等都可能造成上行性感染。邻近脏器的炎症，如阑尾炎、憩室炎、腹膜炎蔓延至输卵管可引起 PID。

当慢性盆腔炎反复急性发作，则形成盆腔粘连或形成盆腔炎性包块、输卵管积水、积脓等。PID 的发生与年龄、性活动、避孕方式及经济状况等诸多因素有关。

大体病理上，输卵管炎时可见输卵管壁明显增厚、增粗、充血、水肿、炎性渗出液或脓性渗出液，并与卵巢粘连形成盆腔炎性包块；输卵管上皮发生退行性变脱落时引起管腔粘连、闭塞，致输卵管伞端闭锁，即形成输卵管积水或积脓。由于卵巢表面包裹卵巢白膜，形成天然屏障，因此，卵巢很少单独发生炎症；当输卵管发生炎症时，输卵管伞端与卵巢粘连，发生卵巢周围炎；严重时即形成输卵管-卵巢脓肿（脓肿位于子宫后方、阔韧带与肠管之间）。

急性盆腔炎症或慢性炎症急性发作时，盆腔内常可见积液，为渗出液积聚在盆腔粘连的间隙内或子宫直肠窝处；有时也可形成单个或多个脓肿。慢性盆腔炎为急性盆腔炎未能彻底治疗，或患者体质较差，病程迁延所致，以慢性输卵管炎最常见。输卵管积水又是慢性输卵管炎最常见的表现，系炎症引起输卵管伞端闭锁，管腔中渗出液积聚而成；有的则为输卵管积脓，脓液吸收液化后呈浆液状，演变成输卵管积水。

PID 的临床表现视病情轻重及病变范围而不同。轻者可无临床症状或仅有轻微下腹痛等；下腹隐性不适感、腰背部及骶部酸痛、发胀、下坠感是 PID 常见的症状，常因劳累而加剧；重者可发热甚至高热，伴明显下腹痛。其他包括月经过频、月经量过多（可能为盆腔充血及卵巢功能障碍所致）、白带增多、性交痛、痛经以及继发性不孕等。

妇科检查时可见阴道、宫颈充血，黄色或脓性分泌物，宫颈举痛，双附件增厚或扪及盆腔包块。

二、超声表现

早期 PID 的声像图可以正常，随着疾病进展，出现相应超声表现。

1. 子宫内膜不规则增厚或宫腔少量积液时，提示子宫内膜炎，但子宫内膜炎的这些声像图表现并无特异性，很难由超声诊断，必须结合临床。

2. 急性输卵管炎早期仅见输卵管轻度肿大、增粗，卵巢饱满、回声减低；继之出现回声不均、边界不清的盆腔囊实性包块，双侧性常见。

3. 卵巢周围炎时，表现为卵巢增大、呈多囊性改变（多个小囊性区）及卵巢边界欠清。

4. 随着感染加重，卵巢和输卵管粘连、融合形成输卵管-卵巢炎，用阴道探头推之，卵巢与卵管不能分开。进一步发展形成输卵管-卵巢脓肿，表现为混合回声包块，形态不规则、壁厚、有多个分隔、边界不清，内部有点状或团块状回声，常有后方回声增强。因这些表现无特异性，超声上较难与其他附件包块或卵巢肿瘤鉴别，须密切结合临床。

5. 盆腔积脓可以发生在宫腔或子宫直肠窝，表现为充满点状回声的积液；宫腔积脓时，应注意有无宫颈口狭窄或占位引起的阻塞。

6. 输卵管积水的主要超声特征为输卵管扩张并伴有不全分隔。具体表现为：①附件区囊性包块，常为双侧性；②包块呈曲颈瓶状、S形、粗管状或腊肠形，边界清楚，张力较低；③囊壁厚薄不一，囊内见不完整分隔（经阴道超声下仔细观察可见分隔呈双层壁结构，即皱褶表现），这是输卵管积水的重要声像图特征；④常可见正常的卵巢回声；⑤输卵管积脓时液体内充满点状回声。

7. 盆腔积液也是PID感染时常见的超声征象，表现为子宫两侧或子宫直肠隐窝局限性无回声区，张力低，有时内部可见薄的纤细分隔。

8. CDFI：PID时输卵管壁常增厚、增粗、充血、水肿，CDFI可见输卵管壁血流信号增加；卵巢周围炎时，卵巢血流信号也增加。

三、鉴别诊断

（一）与卵巢瘤样病变鉴别

1. 滤泡囊肿或黄体囊肿随诊可见变化（缩小或消失）；黄素化囊肿多见于与妊娠相关的情况。而输卵管积水未累及卵巢时可探及正常卵巢回声，这一点对鉴别诊断很重要。应仔细观察两侧卵巢回声，囊性包块内有无不完整分隔等，以明确输卵管积水的诊断。

2. 卵巢冠囊肿：卵巢冠囊肿是位于阔韧带内靠近输卵管侧的囊肿，多为圆形或椭圆形，单房、壁薄而光滑、张力较高，可探及正常卵巢。而输卵管积水的形态往往呈长椭圆形或腊肠形，常见不完整分隔，张力较低等可资鉴别。重度输卵管积水时，积水的输卵管已不具有腊肠样或"S"形特征，而呈类圆形，此时超声鉴别困难，结合临床病史及症状、体征有助判断。

3. 卵巢巧克力囊肿：囊肿内见细小密集的点状回声是巧囊与输卵管积水鉴别的要点，但输卵管脓肿时内部也充满点状回声，较难鉴别，须结合临床；巧囊与输卵管积水在囊肿形态上也多不同，巧囊为圆形或椭圆形，而输卵管积水多呈腊肠状或"S"形等。

（二）淋巴管囊肿

患者常有手术史，手术清扫淋巴结后出现淋巴囊肿，为圆形或椭圆形囊肿，淋巴管囊肿有较特定的发生部位，即双侧髂血管旁，可助鉴别。

（三）巨输尿管

超声显示为类圆形、长柱形或腊肠样无回声区，内径可达 4cm 以上，分段追踪检查可显示输尿管全段扩张，合并不同程度肾积水。

（四）与卵巢肿瘤鉴别

输卵管卵巢炎、输卵管卵巢脓肿等，均表现为非特异性的囊实性包块，且盆腔炎时CA125 也可以升高，因此，临床及超声上与卵巢肿瘤鉴别均较困难。若包块内或其旁见到正常卵巢回声，则炎性包块可能性很大；炎性包块多形态欠规则，边界模糊不清，而卵巢肿瘤多数边界尚清；另外，双侧性囊实性包块，尤其是可见卵巢样结构时，为炎性包块。必要时须行穿刺或腹腔镜手术探查。

四、临床价值

经阴道超声可更好地观察壁上皱褶，囊壁边界、血流等，有助诊断与鉴别诊断。根据输卵管积水典型的声像图表现，并尽可能找到卵巢声像图，同时结合临床病史及妇科检查，超声多数应该能提示盆腔炎性包块及输卵管积水的诊断。

但事实上，往往由于对本病的超声特征及鉴别诊断认识不足，临床上超声诊断准确率并不理想，超声医师应提高对盆腔炎症及输卵管积水的认识，避免误诊。

第五节　胎儿的生长发育

胎儿的生长发育受遗传物质调控，同时受多种因素的影响，包括母亲的体重指数、患病情况（糖尿病、严重贫血、先兆子痫等）、胎儿的并发症（宫内感染、畸形及染色体异常）。另外胎盘的血供情况也会影响正常胎儿的发育，造成宫内发育迟缓或者发育过速（巨大儿，出生体重大于 4500g）可导致母婴多种并发症。确定胎儿生长情况并估算其体重，对指导临床干预有重要意义。

很长时间以来，临床医生依据出生体重衡量其生长发育情况，根据孕周来制定标准体重的范围。体重低于标准范围 10 分位数的胎儿确定为小于胎龄儿,小胎龄儿较正常胎儿的围生期患病率、死亡率均增高。而低体重儿与宫内发育迟缓明显相关。

根据出生体重可以将低于正常体重的新生儿分为以下几类:小于 2500g 称为低体重新生儿,小于 1500g 称为极低体重新生儿;小于 1000g 称为超低体重新生儿。但是这种分类评估胎儿的预后必须等到出生后,且与孕周密切相关,而后者往往不能精确估算。所以仅通过这种方法不能区分某些生长迟缓胎儿或者早产儿。在应用超声进行胎儿测量后,可以对宫内胎儿的生长发育状况进行监测并对体重进行估算。

一、胎儿超声测量

通过超声仪器可以较方便地观测胎儿结构。如头围双顶径(BPD)腹围(AC)和股骨长(FL)这些指标可以用来计算胎儿体重。可以由同一操作者或不同操作者重复测量使结果更加准确可信。

但是由此估测胎儿体重结果不太令人满意,不一致率高达 7.5%~10%。而且精确估测胎儿的体重也存在较大局限性,尤其是评估巨大儿时。如当实际体重为 800g 时,估计值可以在 720~880g,此时误差是较小的;而当实际体重为 4500g 时,估计值可以在 4050~4950g,因此对大体重儿的估测误差可以达到 15%。

可以用表格列出不同孕期胎儿结构的测量(双顶径、腹围、股骨长),并用标准差或百分位数标示出正常值的范围。需要注意的是标准值需要建立在本地区胎儿的平均水平上,不同种族、不同民族的胎儿标准值不同。为了减少误诊的发生,需要建立有针对性的生长曲线表格。

胎儿腹围是衡量胎儿生长发育敏感性和特异性较高的指标。

在正常情况下胎儿测量比较简单,可以在 10min 内完成。

二、宫内发育迟缓

由于很难在出生前准确地衡量胎儿大小和生长发育情况,一段时间内低体重儿(SGA)被认为和胎儿宫内发育迟缓(UGR)是同义词。产科超声和胎儿测量的临床实践已经彻底改变了对胎儿发育病理生理状况的理解,因此,宫内发育迟缓的定义发生了改变。现在,宫内发育迟缓定义为胎儿未能达到其生长潜能,所以低体重儿用于描述新生儿,而宫内发育迟缓用于描述胎儿。约 8% 的胎儿会出现宫内发育迟缓。衡量胎儿的生长潜能需要确切地知晓胎儿的孕周,并和胎儿以后的生长发育趋势相比较。即便是在月经周期规律的孕妇依照末次月经估算的孕周也有 20% 的不准确。最好的标准是早孕时测量的头臀长及 20 周之前测量的双顶径。若任何指标偏离了生长曲线均需要重复超声测量。每次的检查间隔小于两周，每例胎儿的检查都有其特异性。事实上影响围生期预后的是胎儿生长受限，并非胎儿体重和大小，尤其是在晚孕期生长受限的胎儿其体重可接近正常，有的甚至高于 50%，但仍会有宫内缺氧的表现。

因此，胎儿和新生儿体重已经失去了预测胎儿围生期状态的价值。实际上根据超声测值和出生体重可将胎儿分为三种：①正常小于胎龄、宫内发育迟缓；②小于胎龄和宫内发育迟缓儿；③适于胎龄（IUGR-AGA）。

诊断 IUGR 的第一步是适时发现生长受限。临床工作中须筛查宫内发育迟缓，50%的宫内发育迟缓胎儿出生前不能诊断，30%的胎儿出现高危状况。50%左右的宫内发育迟缓的胎儿超声显示 32 周后生长受限，27%的胎儿存在慢性宫内缺氧。因此建议 28~30 周和 34~36 周进行胎儿的超声测量。

须强调的是，生长受限并非异常状态。宫内发育迟缓预后不良的原因在于慢性胎儿缺氧，其发生率为 30%~35%，是由于胎盘血管梗阻影响母婴物质交换。首先是营养物质减少（造成生长发育受限），接着是供氧量减少和酸血症。因此，诊断宫内发育迟缓之后需要评价母婴物质交换状态和胎儿对缺氧的反应。

产科超声检查特别是多普勒超声可以达到此目的。通过研究脐动脉和胎儿动脉的血流动力学改变，可以监测胎儿慢性宫内缺氧的原因和结果。搏动指数可以衡量胎盘血管床的梗阻情况。这是检查胎盘功能的较好指标。有证据表明运用该项指标在高危妊娠如宫内发育迟缓中可以明显改善预后。

胎儿通过血流的再分配来适应缺氧的环境，所以研究胎儿动脉的血流动力学改变可以得到诊断和预后的相关信息，有助于指导临床干预。

宫内慢性缺氧可以作为指导临床干预的一项严格指标时，还要结合其他指标（低体重胎儿生物物理状态，胎儿心脏情况和胎肺成熟度）来确定出生时间。

排除胎儿慢性宫内缺氧时 70%的胎儿不需要紧急干预。

三、巨大儿

巨大儿体重标准为出生体重 ≥4500g。疑诊巨大儿可以依据胎儿估测的体重。巨大儿增加了肩难产率及埃尔布（Erb's）瘫痪的发生率。肩难产的发生率占巨大儿的 0.6%~14%。数值存在差别的原因是缺乏肩难产的统一定义。

为了避免阴道分娩的肩难产和 Erb's 瘫痪，已有超声测量值诊断的巨大儿需要适时采取剖宫产。但是胎儿体重估测并不准确，尤其是对巨大儿的判断。使用 Hallock 表格对体重大于 4500g 的胎儿估测的平均误差达 13%（高估或低估）。如将体重 4500g 作为进行剖宫产的阈值，将有不少体重低于 4500g 的胎儿进行剖宫产。体重低于 4000g 的胎儿也会出现肩难产或者 Erb's 瘫痪，因此，目前尚无统一的选择剖宫产的胎儿体重阈值。尽管肩难产的评分也参考了估测的胎儿体重，但是结果不尽理想。

总之，胎儿测量和胎儿体重的估算对巨大儿的临床干预及防止母婴不良预后意义有限。

四、结论

胎儿的超声测量可以为临床干预提供基本的支持。早期进行超声测量可以更确切地知晓孕周。了解胎儿生长和宫内发育迟缓的特征十分重要。彩色多普勒超声的检查可以协助临床医生区分单纯宫内发育迟缓的胎儿和慢性缺氧或酸血症的胎儿。据此制订围生期的干预计划。但是对于巨大儿的超声测量和体重估计临床应用尚有限。

第九章　核医学成像在各系统中的应用

第一节　核医学在神经系统疾病中的应用

一、局部脑血流断层显像

（一）原理

静脉注射能通过血脑屏障进入脑细胞的脂溶性显像剂，该显像剂进入脑实质后即转变成水溶性化合物，它不能再反向通过血脑屏障，故可在脑内长时间滞留。显像剂进入脑细胞的量主要取决于局部脑血流量，且与之成正比，断层显像可显示脑组织局部血流量。局部脑血流量一般与局部脑细胞代谢和功能状况一致。

（二）适应证

1. 脑卒中的早期诊断（尤其是脑梗死 48 h 内诊断）及疗效观察。
2. 短暂性脑缺血发作（TIA）和可逆性缺血性脑疾病（PRIND）的早期诊断。
3. 局灶性癫痫（原发性与继发性）的定位诊断。
4. 痴呆病因的鉴别诊断。
5. 锥体外系疾病的定位诊断。
6. 脑血管畸形及其他脑内病变的定位诊断。
7. 判断脑肿瘤的血供，鉴别术后或放疗后复发和瘢痕。
8. 偏头痛的研究与诊断。
9. 精神和情感障碍性疾病的辅助诊断。

（三）显像剂

99mTc-HMPAO 或 99m Tc-ECD，放化纯度分别大于 80% 和 90%，活度均为 740~1

110 MBq（20~30 mCi）。

（四）方法

1. 病人准备

注射显像剂前半小时，空腹口服过氯酸钾 400 mg，封闭脑室内脉络丛及甲状腺。

2. 给药方法

静脉注射显像剂前 5min 戴眼罩和耳塞，直至注药后 5min 方可取下。

3. 影像采集

（1）仪器条件：SPECT，低能高分辨平行孔准直器或低能通用平行孔准直器。

（2）受检者取仰卧位，头置于头托内，OM 线垂直于地面，探头尽量贴近头颅，以缩小探头旋转半径。

（3）采集条件：矩阵 128×128，窗宽 20%，矩形探头放大 1.6，圆形探头放大 1.0，探头旋转 360°，1 帧/5.6°×64 或 6.0°×60，每帧采集时间 10~30 s［每帧计数以（40~80）×10³ 为宜］。

4. 影像处理

（1）先行水平面影像重建，再行冠状面和矢状面影像重建。

（2）前滤波多用 Butterworth 滤波函数，截止频率 0.4，陡度因子 12~20。

（3）反投影重建用 Ramp 滤波，层厚 6~8 mm。

（4）衰减校正多用 Sorenson 法或 Chang 法，系数 $y = 0.12$ cm^{-1}。

（5）冠状和矢状断面重建，适用横断层影像制作。

（6）若采集影像时 OM 线与地面不垂直，影像重建前要通过转动影像，使 OM 线平行于 X 轴。

二、血—脑屏障显像

（一）原理

正常脑组织由于存在着血—脑屏障，血液中放射性药物不能进入脑细胞，脑实质呈放射性空白区。脑部病变若致血—脑屏障功能损害，放射性药物乃可进入病变区而聚集为浓影。

（二）适应证

1. 脑肿瘤的诊断。

2. 脑梗死的诊断。

3. 硬膜下血肿的诊断。

4. 病毒性脑炎的辅助诊断。

（三） 显像剂

99mTcO4 或 99mTc-DTPA，剂量 740 MBq （20 mCi）。

（四） 方法

1. 病人准备

注射显像剂前半小时，空腹口服过氯酸钾 400 mg，封闭脑室内脉络丛及甲状腺。

2. 给药方法

口服 99mTcO4 两小时后或静脉注射 99mTc-DTPA 半小时后显像。

3. 影像采集

（1）仪器条件：相机或 SPECT，低能通用准直器。断层显像方法同 rCBF，仅须选择适当的滤波。

（2）体位：常规行前、后、侧位和顶位显像。

（3）采集条件：矩阵 128×128，能峰 140 keV，窗宽 20%，计数 500×103，侧位显像时病侧按健侧的相同时间采集，探头与病侧的距离亦可与健侧相同。

（4）影像显示：本底扣除 10%，断层处理同 rCBF。

（五） 显像分析

1. 正常影像

（1）前位：头颅影像左右两侧基本对称，头颅外周的放射性增高带由头皮、颅骨板、脑膜血窦及颞肌内的放射性构成，顶部中央为矢状窦影像，眶以下因骨松质、鼻窦和口腔内的放射性很高而明显显影。两侧大脑半球呈椭圆形放射性空白区。

（2）侧位：头顶与颅底之间的空白区为脑半球。

（3）后位：整体图形与前位相似。

（4）顶位：外围带构成对称的椭圆形空白区，从前到后由上矢状窦将它分为左右两半球。总之，脑实质呈放射性缺损改变，辐矢状窦、横窦、乙状窦、窦汇等处有放射性聚集。断层影像亦表现为脑内呈空白区，外周有放射性显影。

2. 异常影像

脑内局部放射性增高是最常见的异常影像，因疾病不同而有多种异常浓聚改变。脑内弥漫性放射性增加可见于病毒性脑炎和多发性脑脓肿，有时其放射性高于头颅外周，而使周边带显示不清。

脑内局部放射性减低常见于脑内囊肿。至少在两个互相垂直的平面影像的相应部位出现放射性增高才能确定为异常。

（六）临床意义

1. 脑肿瘤的检测

表现为局部异常浓聚影，因 CT 和 MRI 对脑肿瘤定性和定位更可靠，故本方法已较少使用。

2. 脑梗死的诊断

起病 2~8 周内阳性率较高，无明显优势。

3. 硬膜下血肿的诊断、

典型表现是前位影像上患侧脑外缘呈边界较为分明的月牙形放射性聚集影，侧位像无明显异常。

4. 病毒性脑炎

单纯疱疹脑炎多表现为双侧或单侧颞部局灶性放射性增加，额叶和顶叶也可出现异常。本法在发生神经症状或体征的第二天 d 呈阳性，较 CT 早且阳性率较 CT 高。本法对艾滋病的脑损害亦较 CT 发现早。

三、放射性核素脑血管造影

（一）原理

静脉"弹丸"式注射 99mTcO4 后，立即用 γ 相机在头颈部以每 1~3 s/帧的速度连续采集，即可显示显像剂在脑血管内充盈、灌注和流出的动态过程，从而了解脑血管的形态及血流动力学改变。

（二）适应证

1. 脑动静脉畸形的辅助诊断。

2. 烟雾病的辅助诊断。

3. 缺血性脑血管病的辅助诊断。

4. 脑死亡的诊断。

（三）显像剂

99mTcO4 或 99mTc-DTPA，活度 370 MBq（10 mCi）。体积小于 1 mL。

（四）方法

1. 病人无特殊准备。

2. 给药方法为"弹丸"式静脉注射。

3. 影像采集：①仪器条件：相机，低能高分辨平行孔准直器。②体位条件：受检者取仰卧位，不用枕头，头部放正后固定。如观察大脑后动脉，可行后位采集。③采集条件：矩阵 64×64，能峰 140 keV，窗宽 20%，每 1~3 s/帧动态采集，共采集 40~60 s。

（五）影像分析

正常所见：脑血管造影可分为三个时相。①动脉相：自颈内动脉显像起，两侧大脑前、中动脉、颅底 Willis 环陆续显影，呈两侧对称的五叉影像，历时约 4 s。②脑实质相（微血管相）：从五叉影像消失起，放射性在脑实质内呈弥漫性分布，历时约 2 s。③静脉相：自上矢状窦显影起，脑实质放射性逐渐减少，至再循环又有所上升，历时约 7 s。

（六）临床意义

1. 脑动静脉畸形（AVM）

AVM 多为先天性畸形，常称为动静脉瘘（AVF），单发或多发。常以癫痫或颅内出血的症状就诊。显像中可见动脉相局限性异常过度灌注，静脉相放射性消退迅速，硬脑膜窦提前出现。

2. 烟雾病（Moyamoya）

颈总动脉和颈内动脉显影良好，但放射性阻断在脑基底部，逐渐出现放射性向脑基底部轻度扩散，然后突然出现大脑前、中动脉影像，接着是正常的脑实质相和静脉相。

3. 缺血性脑血管病

大脑中动脉病变的阳性率最高，前动脉次之。观察椎—基底动脉须行后位显像，阳性率较低。脑血管狭窄或阻塞主要表现为动脉相灌注减低或缺少。部分病例病变处在动脉相呈过度灌注。静脉相病变处放射性由于消退减慢而较正常处反而增高。本法简便、快速，但无 rCBF 显像准确可靠。

4. 脑死亡

典型表现为在颈动脉显影的同时，大脑前动脉和中动脉不显影，硬膜窦不显影，仅有颈外动脉灌注至周边带显影。

四、脑池显影

（一）原理

将无刺激和不参与代谢的水溶性显像剂注入蛛网膜下腔，用 γ 相机跟踪显示显像剂随脑脊液循环的空间，即为蛛网膜下腔及各脑池的影像，根据各脑池影像出现的时间、形态、大小和消退的速度，可以了解脑脊液的循环径路和吸收过程是否正常。

（二）适应证

1. 交通性脑积水的诊断。
2. 脑脊液漏的诊断和定位。
3. 脑穿通畸形的辅助诊断。
4. 蛛网膜囊肿的辅助诊断。
5. 中脑和后颅凹肿瘤的辅助诊断。

（三）显像剂

99mTc-DTPA，活度 74~370 MBq（2~10 mCi）。

（四）方法

1. 给药方法

严格无菌条件下常规行腰椎穿刺，用缓慢流出的脑脊液稀释显像剂至 2~3 mL，再注入蛛网膜下腔。注入后去枕仰卧。

2. 影像采集

（1）仪器条件：γ 相机，低能通用平行孔准直器。

（2）体位：患者去枕仰卧，在注药后 1、3、6、24 h 分别行前、后及侧位头部显像，必要时加做 48 h 显像。

（3）采集条件：矩阵 64×64，能峰 140 keV，窗宽 20%。先采集前位影像，计数达

200×103 时，记录采集时间，其他各体位采集时间皆与前位像相同。

（五）影像分析

正常影像：3 h 侧位影像最清晰，脊髓蛛网膜下腔影像过枕大孔后向后方凸起为小脑延髓池（枕大池）影像，向上延伸经小脑凸面至小脑脑桥角显示四叠体池影像，再向前上方延伸为胼胝体周池影像。从脊髓蛛网膜下腔影像向前上方延伸依次为桥池、脚间池、交叉池影像。胼胝体周池以下，交叉池后上方和四叠体池前方之间为脑室所在部位，呈放射性稀疏缺损改变，或在 24 h 内有一过性较强的放射性聚集影。3 h 前位出现典型的向上的三叉影像，以底部最浓，是小脑凸面与四叠体池、桥池、脚间池和交叉池等基底池从后往前的重叠影像，中间向上的放射性聚集影为胼胝体周池和大脑半球间池影像，两侧对称向外的放射性凸起为外侧池影像。胼胝体周池与外侧之间的空白区为侧脑室所在。后位与前位影像相似。24h 前位和后位呈伞状影像，伞柄为残留的基底池影像，伞杆为矢状窦影像，伞篷为大脑凸面蛛网膜下腔的影像。侧位可见大脑凸面蛛网膜颗粒部较淡的团块样影像，脑室不显影。

（六）临床意义

1. 交通性脑积水的诊断

交通性脑积水的常见病因有两类：一类是蛛网膜下腔因出血、炎症或损伤而粘连，或受外压而使脑脊液引流不畅。这部分病人早期脑室扩大并不十分明显，颅压多为正常，故被称为正常颅压性脑积水。本病的典型表现为持续性脑室显影，大脑凸面延迟显影，它既有脑室反流性持续显影，又有引流延迟。少数病人只表现为其中一种，或仅表现为脑室反流性持续显影，或仅表现为引流延迟。这三类影像提供形态和功能两种信息，特异性较高，对诊断很有帮助，而 X 线 CT 和 MRI 只能显示轻度扩大的脑室，不能提供功能方面的信息。另一类病因不十分明确，但无蛛网膜下腔的粘连，可以只是脑室和蛛网膜下腔局部明显扩大，颅压多正常。X 线检查见脑膜和蛛网膜下腔明显扩大，脑沟增宽，能提供较可靠的诊断依据，多不须进行脑池核素显像。

2. 脑脊液漏的诊断和定位 X

放射性核素脑池显像时观察鼻腔内有无放射性是迄今最有效的诊断和定位方法。方法为在注入显像剂 2 h 后，在每一鼻孔内上、中、下鼻道放置棉球，尽量向后放，上鼻道的棉球尽量向上靠近筛板。2~4 h 后取出棉球，用井形 γ 闪烁计数器测量 10min。有人测得在进行脑池显像时，正常鼻黏膜分泌物有少量放射性出现，但其放射性浓度仅为廊浆浓度的 1/3，这可以作为诊断有无脑脊液鼻漏的值。此方法灵敏、可靠，但对漏口定位的精度尚不理想。

3. 其他

非脑池部位异常放射性浓聚，根据其部位和形态可帮助诊断某些疾病，如在脑实质部位，以脑穿通畸形可能性大；在脑膜部位且呈囊状者，以蛛网膜囊肿可能性大；在脑膜部位而呈片状者，为蛛网膜下腔局部阻塞。某脑池不显影、延迟显影或影像扩大和放射性滞留，提示被邻近部位的占位病变压迫。这对诊断中脑和后颅凹肿瘤很有意义。

第二节　核医学在消化系统疾病中的应用

消化系统包括消化管和消化腺。消化管由口腔、咽、食管、胃、小肠、大肠、肛门等组成。消化腺有唾液腺、胃腺、胰腺、肝、胆囊及肠腺。

肝脏位于右上腹，是人体最大的实质性器官，是网状内皮系统的重要组成部分。成人肝重为 1200~1500 g，肝分左、右叶、方叶和尾叶四叶，肝脏形态和大小的变异并不少见。如左叶萎缩、阙如或仅呈一扁平的带状组织；左叶也可以很发达，右侧肝也可出现萎缩，但较少见。有时在肝的右下部可见到向下如舌状凸出生长的舌叶（又称 Riedel 肝叶），它甚至可伸长入右髂窝。肝脏由肝组织和一系列管道系统组成。门静脉、肝动脉和肝管在肝内的分布大体一致。后者为肝静脉，系单独构成一个系统，由腔静脉窝的上部（第二肝门）注入下腔静脉。肝细胞所产生的胆汁，经过毛细胆管和一系列由小而大的胆管，导出肝脏，进入胆囊和十二指肠。胆管系统起源于肝毛细胆管，止于乏特（Vater）壶腹，分肝内管道和肝外管道两部分。肝内管道自毛细胆管始，经过一系列由小而大的胆管，出肝门而与肝外胆管连接。肝外管道包括左、右肝管，肝总管、胆囊管、胆总管和壶腹部。左、右肝管出肝后合并成一条总肝管，其后再与胆囊管合成总胆管，最后与胰管汇合，共同开口于十二指肠降部的十二指肠乳头即乏特氏壶腹部。在肠壁开口处有 Oddi 括约肌，控制胆汁和胰液的排出。

胆囊为一倒置的梨形囊状器官，位于肝右叶下面的胆囊窝内，可容纳 30~60 mL 胆汁，胆囊壁有平滑肌，能使胆囊收缩排出胆汁。在非消化期间，胆汁经肝管、胆囊管而在胆囊内贮存与浓缩。只有在消化期间才直接由肝及胆囊经胆总管排入十二指肠。

一、肝实质显像

肝脏显像是显示肝脏位置、大小、形态和功能状态的一种放射性核素检查方法。采用单光子发射计算机断层显像（SPECT），其主要优点是保留了核医学反映功能的特点，同时又能像 X 射线 CT 一样获得解剖断层图像，消除病变区以外重叠组织的干扰，提高对深部病变的探测能力。

（一）显像原理及适应证

肝脏主要由多角细胞和星形细胞（Kuffer 细胞）组成，星形细胞即吞噬细胞，是肝脏网状内皮系统的组成部分，它和多角细胞一样均匀地分布在整个肝脏。当静脉注射 30～1 000 nm 大小的放射性颗粒，一次流经肝脏时，90%左右被吞噬细胞吞噬固定，其余的则被脾、淋巴腺、骨髓等单核吞噬细胞系统摄取。由于 Kuffer 细胞的吞噬作用，使放射性核素能均匀地分布在整个肝脏而显像。当肝脏发生弥漫性或局灶性病变时，病变部位吞噬细胞的吞噬功能减低或丧失，用 SPECT 即可显示病变区呈放射性减低或缺损区。

其适应证如下：

1. 了解肝内占位性病变的有无、数目、位置及大小。
2. 了解肝脏的大小、形态和位置及其与周围脏器的关系。
3. 了解肝外恶性肿瘤有否肝内转移。
4. 上腹部肿块与肝内肿块的鉴别诊断。
5. 肝穿刺或引流前病灶定位。
6. 肝脏肿瘤手术、化疗或放疗后的疗效观察。
7. 肝脏外伤及肝包膜下血肿的诊断。
8. 肝脏弥漫性病变（肝硬化、肝炎）的辅助诊断。

（二）检查方法

1. 显像剂

（1）99mTc-植酸钠（phytate）：植酸钠本身不是胶体颗粒，静脉注入后与血中钙离子螯合可形成不溶性 99mTc-植酸钙胶体（直径为 300 nm），然后被肝脏 Kuffer 细胞吞噬而显示肝影像。正常情况下脾可轻度显影，骨髓不显影。当肝内 Kuffer 氏细胞数量明显减少和功能不良，或脾功能亢进时，进入脾和骨髓的颗粒增多，脾显影增强，骨髓亦可显影。

（2）99mTc-硫胶体（sulfur colloid）：是一种放射性胶体颗粒（直径为 30～1000 nm），静脉注射后 90%被肝脏的 KuHer 细胞吞噬，而显示肝的影像。8%被脾摄取，另 2%进入骨髓。正常情况下，脾可显影，骨髓不显影。

2. 显像方法

静脉注射 99mTc-植酸钠或 99mTc，硫胶体 185 MBq（5 mCi），10 min 后开始显像。

病人仰卧位于断层床上，将 SPECT 探头对准肝脏部位。SPECT 配低能高分辨平行孔准直器，能峰 140 kev，窗宽 10%～20%，矩阵 128×128。放大倍数 1.4 或 2.0 倍，探头围绕体轴旋转 360°，每 6° 采集 1 帧，每帧 10～12 s（约 120 K 计数），全部资料记录在磁盘内。随后经计算机处理，重建横断面、矢状面及冠状面断层图像。依据肝脏大小，重建 16～24 帧断层层面，每层厚度约 0.7 cm。此外，还可同时获得各体位肝平面图像。

（三）图像分析

1. 正常平面图像

肝影像的大小、位置和形态与解剖所见相似。放射性胶体在肝组织内分布均匀，但由于肝脏的形态不规则，有些部位肝组织较厚，有些部位较薄，放射性叠加效果使肝的平面影像上肝组织较厚处放射性略浓，肝组织较薄处则稍淡。

（1）前位：多呈三角形。肝右叶上缘相当于第 5 肋间，紧贴右膈面，为饱满的穹窿部，右缘沿体壁走行，向右呈圆弧形，少数受肋弓处挤压有轻度内凹，下缘自右至左与右肋弓平行，边缘完整。左叶内侧以镰状韧带为界与右叶相接，上缘紧贴心脏形成略凹陷的心脏压迹，下缘可达到剑突下方。由于肝脏各部位组织的厚薄不同，肝右叶比左叶放射性稍浓。

中心部位较周边浓。左右叶间沟和肝门区放射性减低。胆囊窝部有时形成内凹形放射性减低区。

正常人肝脏形态的变异较多。据国内统计，约 30% 的正常人，肝脏表现为变异形态，如帽形肝、直立形肝、水平位肝、球形肝、四方肝及舌叶肝等。

（2）右侧位：多呈逗点状，卵圆形或菱形。放射性分布中心部较高，周边较低，右前叶中部可见一凹陷区，为肝门结构及肝管汇集所致。前下部胆囊窝处放射性亦稍低，后下缘由于右肾压迫亦呈轻度凹陷。

（3）后位：右叶呈卵圆形，内下缘肾压迹处可见一内凹形放射性稀疏区。左叶大部分被脊柱遮盖，仅有部分显像。后位像脾脏较前位清晰。

2. 异常平面图像

（1）位置异常。①高位肝：由于膈肌抬高或结肠高位，使肝下缘明显高于肋弓，有时伴有右叶下部放射性减低，容易误诊为肝右叶下部占位病变。②低位肝：常由肺气肿、右侧胸腔肿块或积液、右膈下病变、年老、多孕致腹肌及肝韧带松弛等引起肝位置下移。轻度时仅使右膈面的外部下移，肝穹窿部消失（见于右膈下病变时），须与肝右叶上方占位性病变鉴别。③左位肝：先天性的内脏转位，比较少见。

（2）形态异常。①发育异常：肝脏某一叶发育异常，如右叶下角呈舌样延伸称 Riedel 肝，左叶阙如或发育不全形成直立位肝，右叶发育不全形成的水平肝；有时左叶缩小或缺失，并伴右叶变钝时，呈球形肝。此外右叶穹窿部增生可呈帽形肝。②邻近组织器官外压变形：如增大的胆囊使肝门区扩大或形成明显的放射性稀疏区，易误诊为肝右前叶占位病变；腹膜后肿瘤如肾上腺或肾肿瘤压迫肝脏，出现明显的放射性减低区，易误认为右后下段占位性病变；胃泡膨胀，挤压左叶使左肝影消失，易误诊为左叶占位病变。③肝脏本身病变引起的变形：如肝内各种占位性病变引起的肝形态异常，有时肝影完全不能辨认。晚期肝硬化则呈现右叶萎缩、左叶增大。

（3）大小异常。①肝影增大常见于急、慢性肝炎，脂肪肝、血吸虫病、肝硬化代偿期、肝脓肿、肝囊肿、肝包虫病、原发性肝癌、肝转移癌及充血性心力衰竭等。②肝影缩小常见于失代偿期的肝硬化。

（4）放射性分布异常。

第一，肝内放射性分布弥漫不均：肝内放射性普遍稀疏不均，见于弥漫型原发性肝细胞癌、肝转移灶、肝硬化及弥漫性实质性肝病等，无特异性，必须结合临床加以鉴别。

第二，肝内局限性放射性减低或缺损区：在正常放射性减低区以外的部位，尤其是较厚的解剖部位和触及的肿物处，出现局限性稀疏和缺损区，主要由以下原因引起：

肝组织本身菲薄：见于左叶先天性阙如、肝硬化所致的右叶病理性萎缩等。

被邻近器官或其他病变压迫：如结肠高位挤压肝下缘出现放射性减低区；胆管疾病（胆囊积液、胆囊癌和胆管囊肿）可在胆囊窝或肝门附近形成边缘较整齐的放射性减低区或缺损区；右肾或右肾上腺肿物从后方挤压肝右叶，可造成肝右叶下缘稀疏或缺损；胰腺肿物造成肝门区放射性减低或缺损。

肝内占位性病变。①原发性肝癌：分巨块型、弥散型和结节型三类。a. 巨块型肝癌：单独巨块型肝癌因近乎膨胀式生长，故肝明显肿大，附近肝组织被挤压形成假包膜，以致在肝显像上呈边缘较整齐的"洞状缺损"。b. 弥漫性肝癌：是原发性肝癌中恶性程度较高的，又称之为浸润性肝癌。肝癌病灶大小不一，可以相互融合，但更主要的是肝癌结节呈弥漫性生长，严重的甚至整个肝脏可出现大量的结节，遍布全肝，预后极差。早期肝癌虽然弥漫性生长，但仍局限在肝脏的某一段或者某一叶，可以进行根治性的切除，以达到相应的效果。但如果发现较晚，整个肝脏弥漫性的结节生长，手术治疗效果极差，往往预后时间极短。c. 结节型肝癌：一般为多个大小不等的稀疏缺损区。若许多密集小结节融合时，则缺损区增大且不规则，其中常有少许放射性分布，系结节间残留的功能性肝组织所致。由于我国原发性肝癌常发生于肝硬化的基础上，故 60% 以上的原发性肝癌可见脾摄取放射性胶体增强。②肝囊肿：可为单发或多发，肝呈不规则肿大。当囊腔为单发时，减低区多呈边缘光滑之球形。多发囊腔者放射性减低或缺损区不甚规则。③肝脓肿：阿米巴肝脓肿大多呈单个放射性缺损区，边缘整齐。细菌性肝脓肿可为单个或多个放射性缺损区，治疗后短期随访，可见缺损区逐渐缩小。④肝海绵状血管瘤：一般呈单发或多发大小不等的放射性稀疏缺损区。结合肝血池显像，有助于确诊。⑤良性肿瘤：肝神经纤维瘤，多房性乳头状假黏液性囊腺瘤等均可出现局限性放射性减低区，形态及边缘无固定特征。

第三，肝内局限性放射性增高：放射性胶体显像有时可见左右叶之间的尾叶出现放射性局部浓聚，称为"热区"，这种现象多见于上腔静脉梗阻和肝静脉栓塞（Budd chairi 综合征）等。前者可能为侧支循环所致，后者为肝静脉阻塞时，除尾叶有侧支静脉直接回流下腔静脉外，其他肝叶均因血流障碍而显影不良，呈现为尾叶显影相对增浓。此外，肝结节增生以及少数肝脓肿和血管瘤也可出现局部"热区"。

第四，肝外放射性分布异常增多：当肝吞噬细胞功能受损时，肝外吞噬细胞系统代偿增强，或由于肝内动静脉瘘时，胶体颗粒不能有效地被肝 Kuffer 细胞清除，放射性出现在脾、骨髓，甚至肺内。脾功能亢进或肝硬化时，脾脏及骨髓内放射性异常增高，因此，脾影的出现及放射性浓聚程度与肝功能受损程度有关。

3. 正常断层影像

（1）横断面：自下而上依次将肝脏横断 10~16 层面，多数于第 5~8 层可见三个内凹放射性减低或缺损区，一般先见右叶靠前的胆囊窝以及靠后的肾压迹，在胆囊窝的后上方，相当于肝门处亦呈放射性缺损或稀疏区。此外，两叶间靠前可见一由镰状韧带所形成的小裂隙。脾脏放射性分布均匀，位于肝影的左下方。

（2）矢状断面：自右向左依次将肝脏矢状断面 10~16 层，多数于 5~8 层可见右叶靠后的肾窝和靠前的胆囊窝，在胆囊窝的后上方可见肝门所造成的放射性缺损或减低区，脾脏显示于肝左叶后方或侧面。

（3）冠状断面：自前向后依次将肝脏冠状断面 10~16 层，亦可见到胆囊窝、肝门和肾压迹所致的稀疏或缺损区。脾脏放射性分布均匀。

由于正常的肝脏形态有较多变异，不同形态的肝脏断层影像亦有很大差别；肝脏邻近脏器的大小、形态和位置也可对肝断层图像造成一定影响。另外，由于 SPECT 肝显像提高了分辨率，在平面肝显像上不能显示的正常血管在断层图像上可表现为放射性缺损区，所以在分析肝断层图像时必须与平面肝显像的图像进行对照，综合分析，以免误诊。

4. 异常断层影像

病变区在断层图像上表现为放射性减低或缺损区。诊断肝内占位病变的标准为：至少须在二种方位的断层图像、连续两个以上的层面上显示"冷区"，方能确定诊断。要注意鉴别胆囊窝、肝门和肾脏压迹造成的正常稀疏或缺损区。

（四）临床应用及评价

肝实质显像主要用于肝占位性病变的诊断。由于 SPECT 重建了三维图像，可分层显示脏器内的显像剂分布情况，消除了重叠在病灶前后的放射性干扰，对占位性病变的检出率不受深度的影响，故对较小或位置较深的占位性病变的检出率较常规平面肝显像有明显提高。

二、肝血流、血池显像

肝实质显像在肝占位性病变的定位诊断上有较大价值，然而却难于确定病变的性质。肝血流、血池显像是一种显示占位性病变的血运和血容量的检查方法，由于不同性质病变的动脉供血量和血容量不同，在血流及血池显像上有不同表现，借此有助于鉴别肝内占位性病变的性质。

（一）显像原理及适应证

正常肝脏由双重血管供血，肝动脉供血占 25%，门静脉占 75%。肝脏是一个含血丰富的器官，总血容量为 250~300 mL（15~20 mL/100 g），血液交换迅速，每秒钟从肝动脉获得 5 mL 的血液，从门静脉获得 20 mL 的血液。这一解剖生理特点，提供了利用肝脏动脉供血的差别来鉴别病灶性质的基础。不同的肝脏占位性病变，其动脉供血的情况有较大差别。利用血池显像剂迅速注入血循环后，立即启动 SPECT 行连续动态血流显像，待示踪剂在血循环中充分混合平衡后，再进行肝脏的血池显像，即可显示病灶的动脉供血和血容量情况，借以判断病灶的性质。

其适应证如下：

1. 肝脏实质显像发现明确的占位性病灶，拟进一步了解其血流状况以便鉴别病灶的性质者。

2. 疑占位性病变为肝血管瘤者。

3. 提供恶性肿瘤的血供和血容量情况以供选择治疗方案和预测化疗效果。

（二）检查方法

1. 显像剂

常用 99mTc-红细胞（99mTc-RBC）：有体内标记法和体外标记法两种。

（1）体内标记法：静脉注射亚锡焦磷酸盐 10 mg（内含氯化亚锡 1 mg），30 min 后再静脉注入 99mTc-淋洗液 740 MBq（20 mCi）。

（2）体外标记法：经三通管静脉注入亚锡焦磷酸盐 10 mg，半小时后接上含有 99mTcO4740 MBq 和肝素抗凝的注射器，采血 5 mL，混合后关闭三通开关，放置半小时后，开启三通开关，将标记红细胞快速注入静脉内。目前临床常用体内标记法。

2. 显像方法

显像方法分肝血流显像和血池显像两种。

（1）血流显像：病人无须特殊准备。检查前向病人解释全检查过程，以取得密切配合。检查时，受检者仰卧于检查床上，采用以肝平面显像时显示病灶最清晰的体位，然后自肘静脉"弹丸"式注射显像剂 740 MBq（20 mCi）/<l mL，同时启动计算机行连续采集，每 3 s 一帧，连续 9 帧为血流期。

（2）血池显像：于血流显像检查后 30~120 min，待 99mTc-RBC 在血循环中混合均匀后进行多体位肝平面和断层显像，为血池期。显像条件同肝实质显像。视野包括肝脏、脾脏和一部分心脏，以便放射性强度的对比。

（三）图像分析

1. 正常图像

（1）正常肝血流相

自肘静脉"弹丸"式注入 99mTc-RBC 后在右心和肺显影后 3~6 s，腹主动脉开始显影，9 s 后，脾及双肾显影，而肝区没有或仅有少量放射性，原因是肝动脉供血占肝脏血供的 25% 左右，其余 75% 为门静脉供给。故于脾、肾显影 10 余秒进入静脉期后肝脏方才显影。

（2）正常肝血池相

①平面影像：正常肝血池平面影像与肝实质影像相似。不同之处是，肝区放射强度较实质影像略低，边缘不甚规整，肝门区因血管丰富而呈放射性浓集，腹主动脉和下腔静脉与肝重叠的部分（相当于肝左右叶交界处）放射性较浓，此外在左叶上方可见放射性强度高于肝影的心血池影像，脾血池显影亦较浓。

②断层影像：正常肝血池断层图像上，除显示肝实质的血池影像外，肝内血管包括肝动脉、肝静脉和门静脉等显影较浓。正确识别这些血管结构所致的浓集区，才能保证临床诊断的准确性，减少假阳性结果。上述血管结构浓集影像多呈条索状或点片状，位置和形态与解剖一致。此外结合肝实质断层影像对照分析，血池图像上呈浓集改变的血管影像在实质图像上呈形状相同缺损区。

2. 异常图像和临床意义

（1）异常图像的类型

第一，血流、血池相对比分析：综合分析肝流和血池图像，其异常类型可有以下三种：①血流、血池不匹配：即血流相（−）、血池相（＋），此种图形一般见于肝血管瘤。②另一种血流、血池不匹配：即血流相（＋）、血池相（−），这种图形应高度怀疑肝癌。但一些肝脏良性占位如肝腺瘤等亦可见到此类图像。③血流、血池匹配：分两种情况，一是血流，血池相均为（＋），这种图形亦常见于肝血管瘤。另一种是血流、血池相均为（−）；此类图形可见于肝囊肿、脓肿及肝硬化结节等血供差的良性病变，也可见于肝癌（有坏死时）、肝转移瘤等恶性病变。

第二，肝实质相与肝血池相对比分析：当肝实质显像发现肝脏占位性病变后，根据血池显像病变部位有无放射性填充，分为三种类型。①不填充：原缺损区处在血池图像上仍无放射性集聚。见于肝囊肿、脓肿、肝包虫病及肝硬化结节等。肝癌发生中心坏死时也可表现为不填充。②一般填充：原缺损区在血池图像上有少量或近似于周围正常肝组织的放射性集聚。此种情况多见于肝癌，但由于病变血供受影响因素较多，不能据此确诊为肝癌，应结合 AFP 及 99mTc-PMT 显像综合分析判断。③过度填充：即原缺损区有大量放射性集聚，其浓度高于正常肝组织而近似于心血池，提示该病变含血量丰富，多为肝血管瘤。

（2）临床应用及评价

①肝血管瘤：肝血管瘤在肝血流、血池显像时多数表现为匹配性阳性结果，即血流相和血池相均呈阳性，少数表现为血流相阴性、血池相阳性。血池显像与肝实质显像对照呈过度填充者是诊断肝血管瘤的强指征。准确率90%以上，特异性达100%。可作为诊断肝血管瘤的可靠依据。但必须指出，如病变不呈过度填充，不能断然排除肝血管瘤，因为瘤体内机化、钙化或血栓形成等均可使病变血供减低，血容量减少。

②原发性肝癌：原发性肝癌由于血供丰富，血液周转率较快，所以血流、血池显像大多表现为血流相阳性，而血池相呈阴性的结果。由于影响肝癌供血的因素较多（如肿瘤组织出血、坏死等），故血流、血池相像对其诊断的价值有限，用于和肝血管瘤鉴别有一定意义。

③肝囊肿及肝脓肿：由于病变部位无血供，故血流、血池显像均为放射性缺损区，且缺损区的边缘较为规整，部分肝脓肿，四周充血，血流、血池显像可表现为环状放射性浓集区。肝实质显像对肝囊肿和脓肿的诊断符合率达90%以上，但必须结合病史，症状和体征，方能做出病因诊断。

三、胆系显像

肝胆系动态显像，能清晰显示肝胆系各部位功能、形态和胆系通畅情况，对于胆系疾患的诊断有重要价值。

（一）显像原理及适应证

99mTc-2，6-二甲基乙酰替苯亚氨二醋酸（99mTc-EHIDA）及其衍生物静脉注射后，可被肝脏多角细胞摄取，然后迅速分泌排入毛细胆管，经肝胆管、胆囊和总胆管排到肠腔。用SPECT可连续动态地观察其摄取和排泄的过程及显示肝脏和胆管的影像。

其适应证如下：

1. 急慢性胆囊炎的诊断。

2. 鉴别黄疸系肝内或肝外梗阻引起。

3. 异位胆囊的定位。

4. 胆总管囊肿的诊断。

5. 肝胆手术后观察疗效或监测有无术后并发症（胆汁漏、吻合口狭窄、梗阻等）。

（二）检查方法

1. 显像剂

目前最为常用的显像剂为99mTc标记的IDA类显像剂，该类显像剂在胆汁中浓度高，肝内通过快，血中清除迅速，加之99mTc的物理性能良好，适合于SPECT显像，故临床应用有一定优势。由于IDA和血中胆红素都是通过与肝细胞膜外的阴离子膜载体结合，再进入肝细胞内，所以两者具有相互竞争作用，血清胆红素高达一定程度即可使IDA类化合物进入肝细胞的量大大降低，从而使胆管系统显影不清晰。

2. 病人准备

检查前禁食4 h，其他无须特殊准备。

3. 显像方法

病人取仰卧位，SPECT探头视野包括整个肝脏、肾脏、部分心腔及肠道，以观察心、肝、肾、胆囊及肠影的出现及消退情况。用低能平行孔准直器，能量置140 keV，窗宽20%。静脉注入99mTc～EHIDA 185～370 MBq（5～10 mCi），于注射后立即1、5、10、15、30、45及60 min分别进行显像，第1帧采集300～500 K计数，以后各帧采集时间与第1帧同，60 min时加拍一张右侧位像，以确定胆囊的位置，如60 min胆囊或肠道仍未显影，应进行2 h、

4 h 甚至 24 h 的延迟显像。若胆汁排泄延缓，为确定有无梗阻和胆囊收缩功能是否正常，可给病人进脂肪餐或用缩胆素（CCK），促进胆汁排泄，以观察胆囊收缩功能。

四、异位胃黏膜显像

正常胃黏膜具有摄取和分泌 99mTcO4 的功能，静脉注射 99mTcO4 后，可显示正常的胃影像，某些先天性消化道疾病，如 Barrett′s 食管、美克憩室等，病变部位有异位胃黏膜存在，这些异位的胃黏膜和正常的胃黏膜一样也具有摄取 99mTcO4 的能力。静脉注射 99mTcO4 后进行显像，病变部位呈异常放射性浓集影像。

其适应证如下：①Barrett′s 食管的诊断。②小儿消化道出血疑美克氏憩室者。

（一）检查方法

检查前空腹，排空大小便，静脉注射 99mTcO4 淋洗液 2.6~3.7MBq（70~100MCi/kg 体重）。注射后每 10 min 显像一次，连续观察 1 h，必要时延迟至 2 h 显像。常规取前后位显像，疑 Barrett′s 食管时，视野应包括食管及胃，疑美克氏憩室时视野包括整个腹部。

（二）图像分析和临床意义

1. 正常时，仅见胃显影，食管不显影，肠道可因胃内放射性的排泄而呈一过性显影，尤以十二指肠球部较为明显。晚期图像上，膀胱内放射性渐增浓（必要时令病人排尿后再显像）。

2. Barrett′s 食管：于注射后 20~40 min 显像，可见食管下端有异常放射性浓集。

3. 美克尔憩室多发生于回肠：显像时常见右下腹显示一固定的放射性浓集灶。诊断灵敏度 75%~80%，注射西咪替丁可以提高诊断的阳性率，假阳性常见于脓肿、阑尾炎、外科术后及肠重复症等。假阴性见于憩室炎症、梗阻或憩室内无异位胃黏膜等，疑小儿下消化道出血时应首选 99mTcO4 憩室显像。

五、消化道出血检查

消化道出血是消化系统疾病常见的症状。确定出血部位对于临床上选择治疗方案有重要意义，内镜和选择性动脉造影对大多数消化道出血特别是上消化道出血病人能提供准确的定位诊断，但是对下消化道出血，如小肠、结肠出血的定位有一定的困难。应用放射性核素示踪显像，对下消化道出血的定位诊断有重要价值。

根据出血类型不同，如活动性出血或间断性出血，所用示踪剂和检查方法不同，诊断原理亦不同。

用 99mTc-RBC 作为示踪剂，静脉注射后，正常只存留于循环血液中，胃肠道内无放射性，消化道出血时，99mTc-RBC可从出血灶处渗出，体外显像见消化道出血灶处有异常放射性聚集。

其适应证如下：由于99mTc-RBC在血循环中存留时间较长，允许在24h内反复显像，因此，该方法适于间歇性出血的诊断，也可用于活动性出血者。

（一）方法

静脉注射99mTc~RBC 740 MBq（20 mCi）令病人仰卧于ECT探头下。视野包括整个腹部，每10min显像一次连续观察1 h，必要时延迟至2 h、4 h甚至24 h显像。

（二）结果分析和临床意义

正常腹部大血管显影清晰，呈倒"Y"字形，可作为定位标志。肝、脾轻度显影，有时肾脏呈一过性显影，晚期图像上，膀胱内集聚较多放射性。消化道出血患者，在出血部位出现局灶性浓集区。检出率约83%。85%的病人在1 h内显像可得到阳性结果，检出最小的出血量为0.1~0.4 mL/min。示踪剂标记率低时，胃肠内游离99mTc可造成假阳性结果。因此，要求99mTc-RBC标记率应达95%以上。

第三节　核医学在循环系统疾病中的应用

一、解剖与生理

（一）心脏的解剖

1. 心脏结构

心脏位于胸腔内纵隔的前下部，约2/3位于身体正中线的左侧，1/3在中线的右侧。心脏前面大部分由右心室和右心房构成，小部分为左心室和左心房，膈面主要为左心室，后面大部分为左心室，小部分为右心室，左侧面几乎全部由左心室构成。

心脏分为左心房、右心房、左心室、右心室四个心腔。心房与心室之间有房室口相通，两心房和两心室之间，分别有房间隔和室间隔分开，正常时互不相通。

心壁的主要组成部分为心肌，其外面覆有心外膜，里面为心内膜，心内膜与大血管的内膜相连，并构成心脏的瓣膜。心壁各部的厚度不等，左心室壁最厚，12~15 mm；右心室壁次之，5~8 mm；心房壁最薄，仅2~3 mm。

2. 心脏的血液供应

心脏的血液供应主要来自冠状动脉，冠状动脉起源于主动脉根部的主动脉窦，分为左右两支，分别是：第一、左边的叫左主干，左主干又分为左前降支和左回旋支，左前降支主要供应左心室的前壁和左右心室之间的间隔部，左回旋支供应左心室的侧壁和后壁，少部分回旋支还给窦房结进行供血。第二、右边的叫右冠状动脉，右冠状动脉主要给右心室和右心房进行供血，大部分情况下右冠状动脉同时要给窦房结和房室结进行供血。第三、心脏下壁的供血，要看回旋支和右冠状动脉的具体发育情况，如果回旋支比较粗大，就由回旋支供血，如果心脏的右冠状动脉比较粗大，就由右冠状动脉供血。

3. 心脏的传导系统

心脏的传导系统包括窦房结、房室结、房室束、左右束支和浦肯野纤维等，正常窦房结产生兴奋后，自右向左，自上向下传导，先激动两心房，并通过结间束迅速传导至房室结，激动在房室结内传导延缓，随后沿房室束，左右束支和浦肯野纤维迅速下传，几乎同时到达两心室的心内膜，再由心内膜传导至心外膜。使整个心室肌肉兴奋，心肌的电兴奋和机械收缩之间在时相上具有相关关系，相位分析即据此产生。

（二）心脏的生理

1. 心室的泵功能

心脏有节律地收缩和舒张，类似于一个"动力泵"，推动着血液不断地循环流动。反映心室泵功能的参数是心输出量（CO），CO 的大小和每搏量（SV）及心率（HR）成正比，即 $CO=SV×HR$。其中 SV 的大小又与心肌收缩力和心室舒张末期（EDV）容积呈正相关。因此维持正常的心输出量，需要有良好的心肌收缩力和适度的舒张末期容积，在心功能受损的早期，常通过提高心肌收缩力（心肌肥大）和增加 EDV（心脏扩大）进行代偿。射血分数（EF）综合反映了心肌收缩力和 EDV 的改变（$EF=SV/EDV×100\%$），因此，是反映心室泵功能的敏感指标。心室功能还与心脏舒张时间、心肌的顺应性、血液充盈速率和充盈容量有关。因此，测定反映上述改变的心室舒张功能参数也是了解心室功能的另一重要方面。

2. 心肌的自律性、传导性、兴奋性和收缩性

心脏传导系统的各部位具有自主兴奋的特性，以窦房结最强，房室结次之，房室束及以下的传导通路依次减弱。心肌产生的自主性兴奋可通过传导系统扩布于整个心肌，接受刺激后的心肌发生应激反应，产生机械性收缩。心肌以其自律性、传导性、兴奋性和收缩性保证了心脏的节律性收缩和舒张。

二、心肌灌注显像

（一）显像原理及适应证

正常心肌细胞对某些放射性核素或放射性标记化合物如201Tl、99mTc-甲氧基异丁基异腈（99mTc-MIBI）等有选择性摄取能力，其摄取量和冠状动脉血流量及心肌细胞活性相关，冠状动脉狭窄或阻塞致心肌缺血、梗死，或心肌炎、心肌病致心肌细胞变性坏死时，病变区摄取量减少或不摄取。显像表现为放射性稀疏或缺损，据此可对冠心病和心肌损伤性疾病进行诊断并确定病变的部位和范围。

其适应证如下：

1. 冠心病的诊断：①心肌缺血的诊断和鉴别诊断；②心肌梗死的诊断、鉴别和预后估价；③室壁瘤的诊断。

2. 冠心病手术或介入治疗前了解心肌细胞活性。

3. 评价冠心病的疗效。

4. 原发性心肌病的诊断。

5. 心肌炎的辅助诊断。

6. 肺心病和右心室梗死的辅助诊断。

（二）检查方法

1. 显像剂

目前临床上常用的显像剂有201Tl和99mTc-MIBI两种，心肌对201Tl的摄取可能是通过激活细胞膜上的Na^+、K^+、ATP酶，主动转运于细胞中，而99mTc-MIBI的摄取可能是被动扩散的作用。

（1）201Tl的优点是注射后心肌摄取迅速，5 min左右即达高峰，被称为初期分布。其在心肌内的分布量和冠状动脉血流量成正比，初期显像一般在注射后5～10 min进行，反映冠状动脉供血情况。以后细胞膜内外的201Tl重新分布或称为再分布，一般在3 h达到平衡，此时显像为再分布显像。正常心肌摄取与清除201Tl迅速，故初期显像显影正常，再分布显像影像消失。缺血心肌摄取与消除均延缓，初期显像表现为稀疏、缺损，再分布显像显示"填充"。坏死心肌既无初期摄取又无再分布，故初期与再分布显像均不显影。根据201Tl的这一特性，一次注药进行运动—再分布显像，即可对缺血和梗死做出鉴别诊断。201Tl的缺点是物理半衰期长（73 h），不能大剂量应用，加之γ射线能量偏低，显像质量较差，另外201Tl系加速器生产，价格昂贵，不利于应用。

（2）99mTc-MIBI：99mTc-MIBI 是乙腈类显像剂中性能最好的一种，是一种脂溶性正一价的小分子化合物。静脉注射后通过被动扩散机制进入心肌细胞，再由主动转运机制浓聚于线粒体中。目前已广泛应用于临床。其优点是心肌摄取量高，注射 1 h 后，心/肺和心/肝比值分别为 2.5 和 0.5。99mTc 的 γ 射线能量适中（140 keV），物理半衰期短（6.02 h），能够大剂量应用，显像质量较好，特别适合于断层显像。缺点是无再分布相，鉴别缺血和梗死时，须两次注药，分别做运动和静息显像。99mTc-MIBI 主要经肝胆系排泄，可于注射后服用脂肪餐以加速排泄，以减少肝影对左心室下壁影像的干扰。

2. 显像方法

（1）静息显像：病人于检查前 24 h 停服 β 受体阻滞剂及扩张冠状动脉的药物，检查当日空腹。在静息状态下静脉注射 99mTc-MIBI 55~92.5 MBq（1.5~2.5 mCi），10 min 后行心肌显像，或静脉注射 99mTc-MIBI 555~740 MBq（15~20 mCi），1h 后显像。由于狭窄冠状动脉具有一定储备能力，故静息显像对早期冠心病的检出率较低。

（2）介入试验：心肌灌注显像介入试验大致分为两类：一类是负荷试验，主要用于早期诊断冠心病，包括运动负荷显像与药物负荷显像，如踏车试验与潘生丁介入显像；另一类是介入试验，用于检测心肌梗死区的存活心肌，如硝酸甘油介入显像、再注射及再注射延迟显像。

①运动负荷显像：运动负荷主要是通过体力活动增加心肌的耗氧量，以激发心血管系统的反应，用以评价冠状动脉血流的储备功能。正常冠状动脉运动负荷后明显扩张，血流量增加 3~5 倍，而狭窄的冠状动脉储备能力下降，运动后不能相应扩张，造成相对性心肌缺血。运动负荷显像的价值主要是提高早期冠心病的检出率。常用的运动方式有活动平板法和踏车法两种。以踏车法为例介绍其方法如下：运动前测量基础心率和血压，描记心电图并预置静脉通道。踏车时患者坐或半仰卧于踏车运动床上，按运动量分级方案逐级增加运动量，直到心率升至预期心率（190-年龄），或出现心绞痛、血压下降、心电图 ST 段降低大于 1 mm 等，立即注入 2G1T1 或 99mTc-MIBI 显像剂（用量同静息显像），并嘱病人继续运动 30~60 s，运动过程中连续监测心电图。应用 99mTc-MIBI 时，于注射后 1 h 显像，如对照观察静息显像，须间隔 24 h 后再注射显像剂显像。应用 201T1 时，注射后 5~10 min 做运动显像，延迟 3 h 后行再分布显像。

②潘生丁介入显像：潘生丁是一种冠状动脉扩张药物，是间接地通过内源性腺苷起作用的。腺苷具有强有力的扩张小动脉作用，静脉注射大剂量潘生丁后正常冠状动脉明显扩张，血流增加 4~5 倍，由于狭窄的冠状动脉仅能轻微扩张或不扩张，故血流增加很少或不增加，使正常心肌与缺血心肌之间供血量差别增大，即所谓"窃血现象"。在此情况下

注射显像剂，能提高早期冠心病的检出率，可用于代替运动试验或用于不能做运动负荷的患者。具体方法为：按 0.56 mg/kg 体重的剂量计算出潘生丁的用量，用生理盐水稀释至 20 mL，在 4 min 内缓慢静脉注射完毕，3 min 后注射 201T1 或 99mTc-MIBI，显像剂用量及显像时间同运动负荷显像。需要注意的是注射潘生丁后，一部分病人可出现心绞痛、血压下降等不良反应，静脉注射氨茶碱（用量 0.125 g）或舌下含化硝酸甘油即可缓解。

③硝酸甘油介入显像：硝酸甘油具有扩张冠状动脉的作用，且这种扩张作用对于狭窄冠状动脉较正常冠状动脉更显著。此外硝酸甘油还有增加缺血心肌侧支循环以及降低中心静脉压的作用。以上综合作用的结果使得缺血心肌血流量增加，心肌耗氧量减少。硝酸甘油介入显像的主要价值是用于缺血心肌（或称顿抑心肌、冬眠心肌）和坏死心肌的鉴别，有助于评价心肌细胞的活性。方法为常规显像呈不可逆缺损（运动、静息显像均为缺损）或只做静息显像呈缺损患者，24 h 后舌下含化硝酸甘油 0.5 mg，即刻静脉注射 201T1 或 99mTc-MIBI，前者注射后 5~10 min 显像，后者注射后 1~2 h 显像。显像剂用量和显像条件应与原运动—静息显像一致。原有的不可逆缺损区出现一定放射性填充时，表明有存活的心肌。

④201T1 再注射显像及再注射延迟心肌显像：201T1 再注射显像也应用于评价心肌细胞的活性。如果常规 201T1 运动—再分布显像呈不可逆缺损，则于延迟显像结束后，立即再注射 201T1（37 MBqd. O mCi），15 min 后按同样条件再次进行静息显像，如原缺损区出现放射性填充，即为存活心肌。再注射延迟心肌显像是在运动显像和再分布显像后，再行 18~24 h 的延迟显像，如延迟相原缺损区有放射性填充，提示心肌存活。

3. 显像方式

心肌显像方式分为平面显像、断层显像。

（1）平面显像：静脉注射显像剂后，以静态采集的方式获取三个体位的显像即前后位、左前斜45°和左侧位。平面显像尽管采用多体位观察，但仍无法避免某些心肌节段相互重叠而难以分辨。临床上目前已较少应用，而多采用 SPECT 断层显像。

（2）断层显像：静脉注射 201T1 或 99mTc-MIBI 555~740 MBq（15~20 mCi），静脉注射 1 h 后显像。准直器采用低能高分辨准直器，采集矩阵 64×64，ZOO M1.0，能峰选用 140 keV，窗宽20%。受检者取仰卧位，双臂抱头并固定。探头贴近胸壁，视野包括整个心脏。探头从 RAO45°至 LPO45°顺时针旋转 180°，每间隔 6°采集一帧图像，每帧采集时间 20~30 s，总采集时间在 20 min 以内。运动及药物介入断层显像的条件和方式同上。采集结束后先进行均匀度校正，再用滤波反投影法进行图像重建。由于心脏的长短轴和人体躯干的长短轴方向不一致，故不能按人体长短轴的方向进行断层图像重建，而是用专门的计算机软件沿着心脏本身长短轴（心脏长轴为心尖到心基底部的连线，短轴为左心室间壁到侧壁的连线）的方向重建以下三个方向的断层图像：①短轴断面图像：垂直于心脏长轴，由心尖到心基底部的依次断层图像；②水平长轴断面图像：平行于心脏长轴由心脏膈面向上的依次断层图像；③垂直长轴断面图像：垂直于水平长轴断面，由左心室间壁到侧壁的依次断层图像。各断层图像每一层面的厚度一般为 6~9 mm。

极坐标靶心图是经圆周剖面分析建立起来的一种定量分析图像，简称靶心图。在重建心肌短轴断层图像时，自心尖向心底部制成连续短轴切面，每一层面形成一个圆周剖面，按同心圆方式排列，圆心为左心室心尖部，从心尖到心底部的各层圆周剖面依次套在外周，形成左心室展开后的全貌平面图。以不同颜色或色阶显示各个室壁部位内的相对放射性百分比计数值，构成一幅二维式彩色或不同色阶的靶心图，通过负荷与静息显像靶心图的比较，显示心肌血流灌注异常的部位、范围与程度，并可进行定量分析。也可对单次显像的靶心图上各部位的放射性计数与正常值比较，以标准差为度量，以不同色阶表示，凡低于正常值两个标准差的病变部位则用黑色表示，称为变黑图。

靶心图对确定病变部位和范围更为直观。静息、负荷和延迟显像，均可得到各自的原始靶心图、标准差靶心图和变黑靶心图。靶心图的优点是：小范围的心肌病变在断层图上被分离显示，易漏诊，但在靶心图上则连成一片，容易识别且定位直观。缺点是：由于靶心图自中心向外周放大的程度不同，近心尖部层面被缩小，近基底部层面被扩大，因此用于估测病变区大小时受到限制。各扇形区的洗脱率，可显示为洗脱率靶心图，其临床应用价值尚在研究中。

（三）图像分析

心肌断层图像分析主要从以下四个方面进行观察：①心肌内放射性分布情况；②心肌形态；③心腔大小；④右心室心肌显影情况。

1. 正常图像

正常静息图像只显示左心室心肌影像，右心室心肌不显影，主要与右心室肌肉薄，血流灌注较少有关。而负荷状态下右心室心肌血流量增加，可轻度显影，在左心室右侧呈弧形淡影。

（1）垂直长轴断层图像：起于室间隔至后外侧壁，形状为弧形，显示左心室前壁、心尖、下壁和后壁。下后壁放射性分布因为膈肌衰减，往往较前壁稀疏，前壁由于乳腺、胸肌等组织的衰减影响，可见不同程度的放射性减低区。膈肌与下壁的重叠关系因人而异，不同人下壁、后壁放射性分布稀疏的程度可有差异。

（2）水平长轴断层图像：自前壁至膈面或相反方向水平断层，切面形状为弧形，显示前、后间壁与前、后侧壁和心尖，后间壁影像为间壁膜部，间壁放射性较侧壁略低。由于膜部的影响，使间壁影像常短于侧壁，约半数正常人心尖部出现放射性减低区，乃该处心肌较薄所致。

（3）短轴断层图像：心尖部呈均匀性放射性分布，由此向后呈环状，中心部位为心腔，无放射性分布。环的上部为前壁，下部为下壁，至近心底部为后壁，环的左部为前、后间壁，右部为侧壁。正常心肌内放射性分布相对均匀，间壁放射性浓度略低于侧壁。间壁近基底部放射性分布稀疏，有时为缺损，此为室间隔膜部。下壁放射性分布一般较前壁稀疏；可能是被左半隔衰减所致。

（4）靶心图：图的中心为心尖，周边为基底部，右侧为前、后间壁，左侧为前、后侧壁，上部为前壁，下部为下、后壁。放射性分布与短轴断面图像相同。间壁、下后壁放射性分度较侧壁、前壁略低，间壁基底部呈放射性稀疏、缺损（膜部），有时心尖和前壁可出现小范围稀疏区，变黑靶心图上不出现变黑区。靶心图能直观显示冠状动脉的供血区。根据心肌灌注稀疏或缺损区所在心肌节段，可对冠状动脉病变进行定位诊断。但因冠状动脉解剖上存在个体差异，加上侧支循环的形成，使根据灌注缺损区判断冠状动脉病变部位的准确性受到一定影响。

2. 异常图像

（1）放射性分布异常：除正常可见的放射性分布稀疏区外，在两种断面连续两个以上层面出现放射性稀疏、缺损区，变黑靶心图上表现为变黑区，即为放射性分布异常，常见以下几种类型：①可逆性灌注缺损：运动负荷或潘生丁介入显像出现局限性稀疏或缺损区（以稀疏区为主），延迟（或静息）显像该区显示放射性填充（再分布），为心肌缺血改变。②不可逆性灌注缺损：运动负荷或潘生丁介入显像出现局限性稀疏或缺损区（以缺损区为主），延迟（或静息）显像无变化（无再分布），为心肌梗死、瘢痕或其他原因引起的心肌坏死。严重的心肌缺血也可有此表现。③可逆加不可逆性灌注缺损：运动负荷或潘生丁介入显像出现局限性稀疏或缺损区（以缺损区伴周围稀疏区多见），延迟（或静息）显像原稀疏、缺损区范围缩小（部分再分布），见于心肌梗死伴缺血或严重缺血。④反向再分布：反向再分布是指运动负荷或潘生丁介入显像正常，延迟（或静息）显像出现放射性稀疏、缺损区，或负荷及延迟（或静息）显像均有稀疏、缺损区，但以后者较明显或范围增大。有关反向再分布的机制目前尚不清楚，对反向再分布的临床意义尚无肯定结论。⑤弥漫性放射性分布不均匀（或称花斑状改变）：心肌内放射性分布弥漫性不均匀，呈点、片状稀疏、缺损，个别区域呈过度放射性浓集，见于心肌炎和扩张型心肌病等。另外，在分析断层心肌显像图时，靶心图是个比较客观的方法。正常情况下，负荷与静息心肌显像的靶心图上的色阶或灰度无明显差异，但当发生心肌缺血时，负荷靶心图上病变部位放射性明显降低，而静息靶心图上可见到该部位放射性增浓，将两次显像图像相减时，可清晰地见到填充部位、程度和范围。

（2）心肌形态异常：某些病变，如心肌梗死、室壁瘤等，可使一些心肌节段显影阙如，造成心肌形态不完整或失去正常形态。

（3）心腔大小异常：扩张性心肌病心腔扩大，心壁变薄。肥厚性心肌病或高血压病心腔相对缩小，心壁增厚。前者以间壁增厚为主，后者为弥漫性增厚。

（4）右心室心肌显影异常：正常静息显像右心室心肌不显影，运动后可轻度显影。肺心病合并肺动脉高压时，右心室心肌肥厚，显影增浓。左心室大面积心肌梗死或左心肌供血明显减少时、右心室心肌供血相对增多，右心室亦可显影。右心室显影在短轴断面图像上最易分辨，位于左心室右侧呈"C"字形。

（四）临床应用及评价

1. 冠心病的诊断

对冠心病的诊断是心肌灌注显像的主要适应证，其图像表现如前所述，即心肌缺血为可逆性灌注缺损，心肌梗死为不可逆性灌注缺损。其对冠心病诊断的具体价值如下：

（1）灵敏度和特异性：以冠状动脉造影显示管腔狭窄大于50%作为诊断冠心病的标准。负荷心肌显像对冠心病诊断的灵敏度达90%左右，特异性80%以上。靶心图的灵敏度高于断层图像，且具有确定病变的部位、范围和严重程度更为直观的优点。应用99mTc-MIBI 和 201T1 对冠心病诊断的灵敏度和特异性相似。心肌灌注显像对冠心病诊断的灵敏度和冠状动脉受累的支数及冠状动脉狭窄程度有关。心肌灌注显像对冠心病诊断的灵敏度与血管狭窄的程度成正比，即狭窄越严重检出率越高。冠状动脉造影是临床上公认的诊断冠心病的金标准。但必须明确的是冠状动脉造影主要是血管形态学的诊断，即反映冠状动脉管腔的变化，不能反映这种形态学异常引起的最终结果、肌血流量的改变。而心肌灌注显像主要显示心肌供血和心肌细胞活性，因此两者相比，既有一定的可比性，即冠状动脉分支与其供血区域的关系、冠状动脉狭窄程度和心肌缺血的正相关性等，又有某些不一致性，如冠状动脉主干狭窄时，由于心肌各个节段缺血程度相近似，心肌灌注显像可显示为正常（放射性分布相对均匀）。另外，心肌内小动脉狭窄或阻塞时（X综合征），冠状动脉造影可正常（冠状动脉造影主要显示主干和大分支的情况），而心肌灌注显像则显示出异常缺血区。心肌灌注显像与冠状动脉造影相比，还会有能评价心肌细胞活性、能用于指导治疗、观察疗效以及非创伤性等优点。当然，技术原因或如前所述的射线衰减因素等可使心肌灌注显像产生假阳性结果。

（2）急性心肌梗死的诊断、预后判断和疗效评价：急性心肌梗死大多表现为可逆加不可逆性灌注缺损，即中心部位梗死伴周围缺血。根据心肌影像上异常节段的分布，可以推断是哪支或哪几支冠状动脉分支受累，因而可判断冠状动脉病变的部位，这对估价预后有重要参考价值。

（3）室壁瘤的辅助诊断：室壁瘤处心肌多为瘢痕组织，故不摄取显像剂，心肌灌注显像表现为不可逆性灌注缺损，范围和大小与瘤体一致。心肌灌注显像对室壁瘤诊断的灵敏度较高，但缺乏特异性，故不是诊断室壁瘤的首选方法。可结合门控心血池显像综合评价，灌注缺损部位在门控心血池图像上表现为室壁的反向运动。

2. 评价心肌细胞活性

评价冠心病心肌细胞的活性，对指导治疗和判断预后有重要意义。运动负荷显像呈可逆性灌注缺损者，是心肌细胞、存活的指征，而不可逆性灌注缺损者多为无活性心肌。但有低估存活心肌的情况，即部分呈不可逆性灌注缺损的节段，仍有活性心肌细胞存在。一些研究表明 201T1 再注射显像和硝酸甘油介入显像能提高存活心肌的检出率。硝酸甘油介入 99mTc-MIBI 显像与静息显像相比较，如果静息显像显示的放射性缺损区在硝酸甘油介入后被填充或部分填充，则可视为存活心肌。

3. 评价冠心病的疗效

应用心肌灌注显像评价冠状动脉搭桥术、经皮冠状动脉腔内成形术（PTCA）、溶栓治疗以及其他治疗方法的疗效，是较为可靠且无创的方法。治疗后负荷心肌显像恢复正常，说明病变血管已通；反之，则治疗失败。由于 99mTc-MIBI 没有再分布相，可于溶栓和 PTCA 前注入显像剂，待治疗后病情稳定时进行显像，仍可反映治疗前心肌血流和心肌细胞受损情况，数天后可再次注射 99mTc-MIBI 做对照显像，以评价治疗效果。

4. 原发性心肌病的诊断

扩张性心肌病为心肌细胞散在性退行性变，间质纤维化，因此，心肌显像呈弥漫性分布不均匀，尤其以心尖、下后壁受累明显，有时甚至呈大面积稀疏、缺损。此外伴有心腔扩大、心壁变薄等表现。肥厚性心肌病心肌显像显示间壁增厚，其厚度与后壁的比值大于 3∶1，并伴有心室腔的缩小。心肌灌注显像对原发性心肌病的诊断不具特异性，如心肌梗死伴心功能不全的患者心肌显像也可表现为扩张性心肌病的图像特征。可结合门控心血池显像进行鉴别，扩张性心肌病在门控图像上表现为弥漫性室壁运动低下，而心肌梗死多为节段性室壁运动异常（低下或无运动）。

5. 心肌炎的辅助诊断

心肌炎是临床上常见的心血管疾病之一，好发于青少年，为继发于病毒感染后发生的非特异性间质炎症和心肌细胞变性、坏死等病理改变。目前临床上没有好的方法对心肌炎做出确切诊断，常用的心肌酶学检查因受病程影响而灵敏度较低。心电图检查常见 ST 段改变和各种心律失常，但不具特异性。心肌灌注显像对心肌炎的诊断也仅具有辅助诊断价值。弥漫性心肌炎表现为心肌内放射性分布弥漫性不均匀，呈点片状轻度稀疏，称"花斑状"改变。局灶性心肌炎表现为病变局部呈放射性减低，须与冠心病心肌缺血相鉴别。心肌灌注显像诊断心肌炎的灵敏度为 80% 左右，但因不具特异性，所以应结合病史、发病年龄及其他实验室检查进行综合分析评价。

6. 右心室心肌显像的临床意义

正常显像右心室心肌多不显影，当右心室心肌肥厚或左心室心肌严重损伤时，右心室心肌方可显影，且显影程度与右心室心肌肥厚的程度或左心室心肌损伤程度成正比。有报道采用右心室心肌计数/左心室心肌计数比值法测定肺心病右心室肥厚的程度，发现该比值和平均肺动脉压呈显著正相关，对肺心病肺动脉高压的诊断具有较高的特异性。另有报道，采用屏蔽左心室而单独显示右心室心肌的显像方法，对右心室心肌梗死的诊断有一定意义。

三、门控心血池显像

应用放射性核素技术测定心脏功能是心血管核医学的一项重要内容，对心血管疾病的诊断、疗效观察、预后判断和手术适应证的选择均有重要意义。与其他方法相比，核素技术测定心功能具有全面、准确、无创伤等优点。本节主要介绍门控心血池显像。

（一）显像原理及适应证

静脉注射放射性示踪剂，当它首次通过心脏或经过一段时间在血中混合均匀达到平衡后，测定心室中放射性强度变化即反映心室容量变化，快速连续测定心动周期中每一瞬间心室内的放射性计数，绘制成时间—放射性曲线，即相当于一条心室容积曲线，对此曲线进行分析，可得到反映心室收缩和舒张功能的参数。同时对 SPECT 显像的图像进行特定处理，还可得到反映心室收缩和舒张功能的图像。其适应证如下：

1. 冠心病的早期诊断、预后和疗效观察：①怀疑早期冠心病、心电图或其他检查正常者；②急性心肌梗死的心功能变化和预后判断；③陈旧性心肌梗死的心功能变化和劳动力鉴定；④右心室心肌梗死的辅助诊断；⑤室壁瘤的诊断；⑥冠状动脉搭桥术、PTCA 以及药物治疗前后心功能的估价；⑦心肌活性的判断。

2. 原发性心肌病的诊断和鉴别诊断。

3. 瓣膜置换前后心功能估价。

4. 高危病人手术前心功能的估价。

5. 中老年人保健监测。

6. 室内传导异常疾病的诊断。

7. 慢性阻塞性肺疾病的右心功能估价。

（二）检查方法

1. 静息显像

示踪剂一般采用 99mTc-RBC 或 99mTc-HSA。99mTrRBC 的标记分为体内和体外两种，后者标记较复杂且费时，所以临床多采用体内标记法。具体方法为，先给病人静脉注射亚锡焦磷酸盐 20 mg（其中含亚锡离子 0.5~1 mg），半小时后再注射 99mTc 淋洗液 555~740 MBq（15~20 mCi）。99mTcO4 离子经与亚锡红细胞复合物作用，由高价还原为低价，进而与红细胞内亚铁血红素结合，形成 99mTc-RBC，血液中的 99mTc-RBC 混合均匀达到平衡后（约在注射 99mTc 淋洗液后 15 min）即可进行显像。患者取仰卧位，SPECT 探头于左前斜（LAO）30°~45° 对位，观察左心室前壁时须加 RAO30° 对位，以门电路控制的方式进行显像，因此该检查方法又称为门控心血池平面显像。具体方法为以病人心电图的 R 波作为触发门电路的开门信号，控制 ECT 在一个心动周期内（R-R）等间隔快速连续显像，一般在一个 R-R 间期内采集 16~32 帧图像（多门显像法）。连续采集 300~500 个心动周期，将资料存入计算机内，经图像对应叠加，获得一个心动周期的系列图像。

2. 运动显像

主要用于评价心肌的储备功能，具体方法是采用仰卧式踏车试验，功量计由 200 kg/（m·min）始，每 2 min 增加一次，每次增加 200 kg/（m·min），直到达到最大心率（190-年龄）或出现心绞痛发作，心电图 ST 段下降大于 1 mm 等，立即采集图像，并嘱患者继续踏车至采集完毕（出现心绞痛或 ST 段下降 1 mm 时可终止运动进行显像）。运动时应注意体位保持不变动，以保证显像质量，显像方法同静息显像。

（三）数据和图像处理及结果分析

在原始采集的图像上，用光笔勾画出左、右心室舒张末期的 ROI 和本底 ROI，由计算机自动处理并显示左、右心室的时间—放射性曲线，由于心室内放射性计数与心室内血容量成正比，因此，该曲线实际上相当于一条心室容积曲线。曲线分为下降段和上升段两部分。下降段为射血期，上升段为充盈期。充盈期又分为快速充盈期和房缩期两部分。曲线起始点的最大放射性计数（EDC），代表舒张末期容积（EDV），最低点计数（ESC）代表收缩末期容积（ESV）。对此曲线进行分析，可获得多项心功能参数。同时提取图像中的某一特定功能组分进行图像处理，还可得到反映心室功能的图像，即功能图。临床上常用的心功能参数及其计数方法和功能图的处理如下：

1. 反映整体心室功能的参数

（1）收缩功能参数

①EF：EF 是最常用的反映心室收缩功能的参数，为每搏量占舒张末期容量的百分比，用计数法计算 EF 的公式如下：

EF＝（EDC-ESC）/（EDC-BG）×100%

其中 BG 为本底计数。

EF 正常值根据使用仪器不同、检查方法不同，可稍有差异。国际心脏病学会和世界卫生组织推荐的左心室 EF×LVEF）正常值为 62.3%±6.1%，正常下限为 50%。运动后升高大于 5%。右心室 EF×RVEF）正常值为 52.3%±6.2%，正常下限为 40%。

②1/3EF：为前 1/3 射血期搏出血量占舒张末期容量的百分比。

1/3EF＝（EDC-1/3ESC）/（EDC-BG）×100%

式中 1/3ESC 为射血期前 1/3 时间点对应的计数。1/3EF 的正常值为 21%±5%，临床研究认为，1/3EF 对心室收缩功能损伤的反映较整体 EF 更灵敏。

③峰射血率（PER）：为心室射血期单位时间的最大射血量，通过对心室容积曲线进行 dv/dt 运算求出，其单位为 EDV/s。参考正常值为（3.7±0.8）EDV/s。

④峰射血时间（TPER）：为心室开始收缩至高峰射血的时间，单位为毫秒（ms）。参考正常值为（186±49）ms。心室收缩功能受损时 EF、1/3EF、PER 降低，TPER 延长。

（2）舒张功能参数

①峰充盈率（PFR）：为心室快速充盈期单位时间的最大充盈血量，计算方法同 PER，单位亦为 EDV/s。参考正常值为（3.3±0.6）EDV/s。

②峰充盈时间（TPER）：为心室开始充盈到达高峰充盈的时间，单位为 ms。参考正常值为（3.3±0.6）EDV/s。

③峰充盈时间（TPFR）：为心室开始充盈到达高峰充盈的时间，单位为 ms。参考正常值为（181±23）ms。

④快速充盈分数（RFF）：为快速充盈期充盈血量占舒张期总充盈血量的百分比。RFF

的参考正常值大于 63%。

⑤房缩分数（A）：为舒张期心房收缩射血量（ASF）占舒张期总充盈血量的百分比。ASF 反映心室被动充盈情况，当 RFF 降低时，ASF 代偿性增大，两者均与舒张期心肌的顺应性有关。ASF 的参考正常值为小于 34%。心室舒张功能受损时，PFR、RFF 降低，ASF 增大（代偿期），TPFR 延长。

（3）心室容量参数

①舒张末期容积（EDV）：为反映心室前负荷的参数，前负荷增加时，如充血性心力衰竭、瓣膜返流、冠心病等 EDV 增大。EDV 的计算方法有几何法和计数法两种。前者根据面积—长轴公式求得，因受心脏几何因素影响较大，准确性差；计数法系依据心室内计数与其容积成正比的原理求得，不受心脏几何形态影响，正确性较高。尤其采用断层显像，可减少心室相互重量的影响，结果更为精确。缺点是须采取血样作为参照，操作较为烦琐。

②收缩末期容积（ESV）：ESV 与心室负荷关系不大，主要与心室收缩与舒张功能有关，其计算方法为：

$$ESV = EDV - SV$$

为了计算简便，现多采用相对测量法计算 EDV 和 ESV。EDV 和 ESV 的参考正常值为（88.53±31.6）mL/m^2 和（36.5±18.7）mL/m^2。

2. 局部室壁运动分析

（1）定性分析

①心动电影显示：在计算机屏幕上显示心脏收缩与舒张的动态影像，可直接观察室壁运动情况。正常人左心室收缩幅度大于右心室，左心室心尖及游离壁的收缩幅度大于间壁。须注意多体位观察，以全面显示室壁各节段运动情况，心动电影只能做定性观察而无法定量分析。

②室壁勾边图：将心室收缩末期和舒张期的影像勾边叠加，两边缘之间的间隙即为室壁运动幅度，观察室壁各节段该间隙的大小，即可评价其室壁运动情况。

（2）定量分析

①轴缩短率：用计算机将心室舒张末期（ED）和收缩末期（ES）影像勾边叠加。自左心室几何中心向四周做射线，将左心室分成若干扇形区。

用下式可计算每个扇形区的轴缩短率：

轴缩短率（%）=（ED 轴长度-ES 轴长度）/ED 轴长度×100%

正常人轴缩短率大于 20%。

②局部 EF（REF）：将左心室分成 3~8 区，根据各区的 EDC 和 ESC（减本底后）计算 REF。REF =（REDC-RESC）/REDC×100%

REF 反映心室局部的收缩功能，和轴缩短率一样，也是定量分析节段性室壁运动的参数。三分区法 REF 的参考正常值如下：

侧壁（LAT）：73%±13%；心尖下壁（INF-AP）：72%±9%；间壁（SEPTAL）：43%±7%。

室壁运动分为四种类型，即正常、运动低下、无运动及反向运动。运动正常表现为 ED 和 ES 边缘间隙较宽，轴缩短率和 REF 正常。运动低下表现为 ED 和 ES 边缘间隙变窄，轴缩短率和 REF 减低。无运动为病变部位 ED、ES 边缘重叠，轴缩短率为零。

反向运动为病变部位 ES 边缘凸出至 ED 边缘之外，轴缩短率为负值。室壁运动异常分为弥漫性和局限性两种。前者多见于扩张性心肌病和心力衰竭时，后者主要见于冠心病。

3. 功能图

应用计算机技术将某一心功能参数经数据—图像转换后生成的图像即为功能图。如每搏量（SV）图是以像素为单位，用每一像素的 EDC-ESC，求出其 SV，然后用不同的灰度或色阶，表示不同大小的 SV。SV 大的像素用高灰度或色阶显示，反之，显示为低灰度或色阶，以此构成的图像即为 SV 图。根据 SV 图上灰度或色阶的高低不同，可直观地显示心室局部的收缩功能。目前，临床上常用的功能图除 SV 图外，还有 REF 图、矛盾运动图等。它们均从不同方面显示了局部心肌的收缩功能。临床上也用于估价局部室壁运动，与轴缩短率、REF 等联合应用，可提高探测局部室壁运动异常的准确性。

4. 相位分析

相位分析是 1979 年 Adam 等提出的一种分析方法，其原理是对心血池显像所包含的每一像素在心动周期中形成的时间—放射性曲线进行正弦或余弦拟合，获取振幅因子和相位因子，振幅因子与每搏计数相关，表达该像素处心肌收缩的幅度。相位分析是一种显示心肌局部收缩功能、收缩协调性和激动传导过程的方法，对冠心病和室内传导异常疾病的诊断有重要价值。

相位因子为该像素在心动周期中开始收缩的时间。用不同的灰度或颜色代表不同大小的振幅和相位因子，显示在原像素区，即构成振幅图和相位图，同时还可获得相位直方图以及用相位电影的形式进行显示。

（1）振幅图：振幅图显示心肌各部位的收缩幅度。以不同的灰度和色阶显示，灰度和色阶高的区域表示收缩幅度大，反之收缩幅度小。正常振幅图左心室呈卵圆形，右心室为

L形，左、右心房呈八字形位于两心室上方。正常左心室收缩幅度大于右心室，故灰度或色阶较右心室高。左心室心尖和游离壁收缩幅度最大，故灰度或色阶最高。局部室壁运动障碍处灰度或色阶减低。

（2）相位图：相位图显示心脏各部位的收缩时序。以不同的灰度或色阶显示，灰度或色阶高的区域代表开始收缩的时间晚，反之收缩发生很早。正常相位图的形态与振幅图相似，由于正常左右心室各部位的收缩基本同步，故两心室的灰度成色阶差别不大，以16种颜色显示的彩色相位图上，两心室的颜色相差不超过三个灰阶。由于心房与心室呈逆向运动，故房室间灰度或色阶相差较大。

（3）相位直方图：相位直方图为各像素区的相位频率分布图，其横坐标为相位角的度数（0°~360°），纵坐标为一定范围相位角的像素个数。正常相位直方图上有心室和心房大血管两个峰，心室大血管峰高而窄，心房大血管峰低而宽，两者均呈正态分布并相距180°。对相位直方图可做定量分析，计算心室峰的相角程（心室峰底宽 VW），相位标准差（SDP）和偏态（SK）等，这些参数均反映心室收缩的同步性。亦可分别计算左、右心室的上述参数，反映每一心室收缩的同步性。参考正常值为左心室相角程（LVW）：（44±4.06）。左心室相位标准差（LVSDF）：（10.33±1.88）；左心室偏度（LVSK）：（0.06°±0.18°）。

（4）相位电影：根据心肌收缩与心电兴奋的对应关系，对心肌依次收缩的部位，用光点做标志，进行动态显示，直接观察心肌激动和传导的过程，即为相位电影。正常时，心肌兴奋始于右心房相当于窦房结处，继之向左、右心房扩布。向下传导至房室结时，由于兴奋在房室结内延缓，且房室结本身不具收缩性，故光点消失，经瞬间延搁后兴奋自房室结传出，光点再现，先出现于室间隔基底部右侧，然后沿着室间隔下行，迅速传导至左、右心室，最后消失于左心室或右心室基底部。本法对显示室内传导异常较为直观。

第四节　核医学在呼吸系统疾病中的应用

放射性核素（简称核素）肺显像方法主要包括肺灌注和肺通气显像，这些检查方法是反映肺功能的显像。肺灌注显像可用于了解肺循环的血流灌注情况，肺通气显像主要反映肺的通气功能。肺灌注显像和肺通气显像联合应用可以对肺部多种疾病进行诊断、鉴别诊断并评价肺功能。放射性核素肺显像对肺肿瘤的诊断与分期亦有重要帮助，特别是正电子放射性核素标记物 FDG 的 PET-CT 显像，对肺癌的早期诊断、肺部结节的良恶性鉴别诊断、肺癌的疗效观察及复发预测均有重要价值。

一、常用放射性核素肺显像

（一）肺灌注显像

1. 显像原理

将肺毛细血管系统看作一滤过装置，静脉注射核素标记的放射性蛋白颗粒随血流到达肺动脉，一过性嵌顿在肺毛细血管或小动脉及毛细血管床内，其在肺部的分布反映了肺的血流灌注状况，放射性颗粒在肺部的分布量与肺动脉血流成正比，因此，对肺部分布进行显像，就可反映各部位的血流灌注和血流受损情况。

2. 显像方法

显像剂为 99mTc 标记的大颗粒聚合人血清白蛋白（99m Tc - MAA）。常规取仰卧位，静脉注射 99mTc - MAA 111 - 185MB（3~5 mCi）。一般采集 6~8 个体位显像，即前位（ANT）、后位（POS）、左后斜位（LPO）、右后斜位（RPO）、左侧位（LL）、右侧位（RL），必要时加左前斜位（LAO）和右前斜位（RAO）。

3. 适应证

（1）可疑肺动脉血栓栓塞症。

（2）原因不明肺动脉高压或心电图等提示右心负荷增高。

（3）全身性疾病或胶原性疾病疑累及肺血管者。

（4）了解肺部病变对肺血流影响的程度和范围，如肺肿瘤、肺结核等。

（5）先天性肺血管病（肺动脉发育不良、肺动脉阙如、肺动脉狭窄）的诊断以及先天性心脏病左向右分流的定量分析。

（6）慢性阻塞性肺疾病患者，了解肺血管受损以及肺动脉高压情况。

（7）肺移植的监测。

（二）肺通气显像

1. 显像原理

经雾化装置将显像剂雾化成气溶胶，将核素标记的气溶胶或放射性惰性气体吸入支气管和肺泡内，体外探测双肺各部分的放射性显像剂分布，肺内放射性分布与局部通气量成正比，因此，可估价肺的通气功能，了解气道的通畅性以及肺泡与气体的交换功能。

2. 显像方法

肺通气显像剂分为两类：一类是放射性惰性气体，如 133Xe、127Xe、81mKr 等；另一类为放射性气溶胶，目前常用方法为 99mTc 标记的二乙三胺五醋酸（99mTc-DTPA），经超声雾化器雾化为气溶胶，患者反复吸入后沉积在支气管和肺泡内，采集 5~8 个体位肺显像（同肺灌注显像）。

3. 适应证

（1）与肺灌注显像配合鉴别诊断肺栓塞、肺血管病与慢性阻塞性肺疾病（COPD）。

（2）了解各种肺部疾患的通气功能，诊断气道阻塞性疾病。

（3）评估治疗前后局部肺通气功能，观察疗效。

（三）18F-FDG PET 肺显像

PET 显像，即正电子发射性断层，是目前最新的显像诊断方法之一，它是利用正电子核素标记化合物在体内摄取情况的显像技术，对肺癌诊断具有独特的价值。

1. 显像原理

针对各种肿瘤的 PET 显像大多使用的显像剂是 18F-FDG（氟 18-脱氧葡萄糖）。多数恶性肿瘤细胞与周围的正常组织细胞比较，其葡萄糖代谢明显增强，FDG 是葡萄糖的类似物，进入细胞后代谢成为 FDG-6-磷酸并停留在细胞内，因此，可根据组织细胞内的 FDG 摄取多少推测细胞葡萄糖的代谢状况，而肿瘤组织细胞多显示较高的 FDG 摄取量。一般来说，FDG 摄取越多，肿瘤的进展越快，预后也越差。

2. 显像方法

显像剂：18F-FDG。显像前空腹 4~6 h，常规检测血糖。18F-FDG 注射剂量一般为 370~550 MBq，注射后饮水 800~1000 mL，静卧 15~30min 后行 PET 采集。

3. 适应证

（1）肺部单发结节的鉴别诊断。

（2）早期检出肺癌纵隔淋巴结及远处转移灶，提供准确的临床分期，为临床制订治疗方案提供依据。

（3）肺癌治疗后效果评价。

（4）检测肿瘤残余与复发。

（5）不明原因的恶性胸腔积液。

（6）发现转移性肿瘤欲寻找其原发病灶和其他转移灶。

4. 显像仪器

目前采用的 18F-FDG 肺肿瘤显像仪器有 PET、PET7CT、SPECT 符合线路方法及

SPECT/CT。

二、核素肺显像临床应用

（一）核素肺显像在肺栓塞中的应用

1. 肺显像对肺栓塞的诊断

肺栓塞诊断的核素肺显像方法包括肺灌注和肺通气显像。在进行肺灌注显像的同时还可进行双下肢深静脉显像，这是因为肺栓塞最常见的栓子来源是下肢深静脉的血栓。

肺栓塞的肺灌注和肺通气显像主要影像特征是：呈肺段分布的灌注缺损而肺通气显像正常，即肺灌注/通气显像不匹配。

国外多中心研究前瞻性肺栓塞诊断检查（PIOPED）提出肺栓塞诊断可分为高度可能性、中度可能性、低度可能性和正常四级。

2. 鉴别诊断

（1）慢性阻塞性肺疾患的鉴别诊断：慢性阻塞性肺疾患主要表现为通气功能障碍，气溶胶吸入显像时，通过病变气道会出现浓聚或弥散性减低或缺损。严重的慢性阻塞性肺疾病患者常常表现肺灌注/通气均有受损，肺通气受损更为严重，范围更大，并可常见中心型放射性浓聚。

比较困难的诊断是慢性阻塞性肺疾病患者合并肺栓塞，慢性阻塞性肺疾病常有肺循环系统血流动力学改变，易产生肺部的微小血栓，栓塞远端微小动脉，有文献报道76.9%的慢性阻塞性肺疾病患者有肺血流灌注异常，45.2%肺外带出现楔形缺损，这种改变可能是慢性阻塞性肺疾病患者合并肺栓塞的表现。因此，当肺灌注显像出现肺段性缺损区时鉴别诊断很困难，应结合病史、体检及各项检查资料，综合分析做出诊断。

（2）大动脉炎的鉴别诊断：大动脉炎累及肺动脉时核素肺灌注/通气显像与肺栓塞表现无明显差别，均可见呈肺段分布的灌注缺损和通气显像的不匹配，其鉴别要点主要根据病史及体检的不同，如大动脉炎是慢性病史，以头痛、头晕为主诉，体检有血管杂音、高血压等表现。

3. 肺显像在肺栓塞治疗中的作用

核素肺显像可用于评价肺栓塞治疗效果，可作为溶栓治疗及取栓手术后的常规检查方法，是随访观察肺栓塞动态变化的最简便易行的手段。

（二）核素肺显像在慢性阻塞性肺疾病中的应用

核素肺灌注/通气显像除应用于诊断肺栓塞外，对慢性阻塞性肺疾病诊断也有重要作用。肺灌注/通气显像可显示肺血流灌注和通气功能，与胸部 X 线相结合，可从不同侧面反映慢性阻塞性肺疾病和慢性肺心病肺部病变的状态。

慢性阻塞性肺疾病患者肺灌注显像可见肺部体积增大，轮廓不完整，可出现肺内放射性分布不均匀，多处斑片状不呈肺段分布的放射性减低或缺损区，由于肺动脉高压的形成，肺尖明显浓聚，而肺底部放射性稀疏，甚至缺损。在肺通气显像表现多为肺内放射性分布不均匀，呈斑片状表现，双肺可有散在的放射性稀疏、缺损区，常有放射性沉积在较大气道中，甚至肺门附近表现为中心性沉积。

肺灌注/通气显像对比：慢性阻塞性肺疾病患者常常表现肺灌注/通气均有受损，多数患者肺灌注/通气受损程度不完全相同，通气受损更为严重，表现为通气缺损的范围大于灌注缺损区，即所谓的反向不匹配，这种肺灌注/通气图像反映了慢性阻塞性肺疾病患者从气道、肺泡通气受损在前，肺血管损伤血流灌注异常在后的病理、生理发展过程。

（三）18F-FDG PET 在肺癌中的应用

1. FDG PET 在肺单发结节鉴别诊断中的应用

肺结节良恶性的鉴别诊断是临床常见的问题，一直为大家所关注，目前尽管有多种方法，但对肿块定性尚不能令人满意。CT 检查是评价肺部结节的常规方法，特别是高分辨率的薄层 CT，能更好地鉴别结节内解剖结构改变，主要不足是对结节的诊断尚缺乏特异性。近年来，PET 中心不断增加，检查的例数和实践经验不断积累，特别是 CT 结合 PET 即 PET-CT 的应用提高了肺部结节诊断的准确性，成为目前评价肺部结节良恶性的可靠无创的诊断方法。

关于鉴别良恶性病变，可定性比较 FDG PET 肺显像时肺部结节与纵隔血池的放射性摄取来判定结节的代谢活性，还可半定量分析平均标准摄取值（SUV）或病灶与本底（L/B）比值。一些学者推荐以 SUV 为 2.5 或 L/B 为 5 作为判断良恶性的阈值。

当然 FDG PET 在肺单发结节鉴别诊断中也存在假阳性和假阴性问题。FDG PET 显像在良性肺结节表现为假阳性常见于炎性病变，如活动性结核、嗜酸性肉芽肿、结节病、肺炎和炎性假瘤。假阴性主要发生在病灶小于 8 mm 或肿瘤代谢活性较低时，有学者报道，低代谢的肿瘤如细支气管肺泡癌和类癌 18F-FDG 显像时低摄取，诊断易出现阴性。

因此，FDG PET 并不是恶性肿瘤的特异性显像剂，有许多炎症病变，如结核、肉芽肿、化脓性病灶等都浓聚 FDG，从而难于和肺癌鉴别，即使作为肿瘤显像剂，FDG 也只是广谱的肿瘤显像剂，而且并非所有的肺癌都表现为高代谢病灶，对 FDG 肿瘤显像原理及其非特异性充分理解，是做出诊断、恰当解释的关键。因此，要提高 PET 显像诊断肺部良恶性结节的准确性，必须结合临床资料，如对病史、临床表现、其他影像学结果、痰液检查、结核菌素试验以及对抗炎或抗结核治疗的反应进行综合分析。

2. FDG PET 在肺癌临床分期中的作用

肺癌患者有无淋巴结转移对诊断、治疗和预后至关重要，FDG PET 一次检查可获得全身断层显像，在判断图像时对肺癌常见的纵隔及肺门淋巴结转移、是同侧还是对侧、有无锁骨上淋巴结的转移及全身远处器官的转移（包括骨骼、肾上腺、肝、脑等）可以从不同的断层和角度进行观察，从而获得准确的分期，帮助临床医生对肿瘤病情做出正确的判断，从而给予更个性化治疗，减少有创诊断。但 FDG PET 亦有局限性，如在当一些较小的脑转移灶位于高代谢活性的大脑皮质时，PET 较难分辨，而且脑转移瘤在 PET 的表现也多种多样，或表现为高、低代谢活性，或与正常脑组织代谢活性相同，因此诊断脑转移瘤的灵敏度较低。

3. FDG PET 对肺癌治疗的随访评价

观察肺癌治疗的效果，可采用 FDG PET 显像，有效的放化疗可破坏肿瘤细胞，肿瘤组织代谢会明显减低，因此，放化疗治疗早期的反应可由 PET 显像获得的病灶葡萄糖代谢变化来进行监测治疗效果，在部分小细胞肺癌，某些化疗药物可导致癌细胞产生抗药性，这类患者化疗后 X 线胸片可显示肿瘤范围缩小，但 FDG 在局部的摄取异常增高，常提示化疗无明显效果，并可能产生了肿瘤的抗药性；而化疗后肿瘤范围未见明显变化，但局部 FDG 摄取明显减低，仍提示治疗有良好效果。肺癌放疗后出现肺纤维化时，CT 检查较难与肿瘤残余或复发灶进行鉴别，FDG PET 有助于两者的鉴别诊断。

综上所述：理想的医学影像仪器是能够使得灵敏度和分辨率兼得，但目前仍然或多或少有一定差距，在现行的成像技术中灵敏度依次为 PET、SPECT、MRI、CT，而分辨率依次为 MRI、CT、PET、SPECT。PET 是利用正电子核素标记的显像剂进行成像的影像设备，可表现人体生理、生化和病理的变化，在肿瘤的诊断、分期、治疗方案的拟订和疗效监测方面有重要作用，但是 PET 的低分辨率和低信噪比使其不能进行精确的解剖定位，CT 可以提供高分辨、高信噪比的断层图像，但不能完整评价其功能和代谢方面的信息。PET/CT 是将 PET 和 CT 两种先进的影像技术有机地结合，使一次显像可获得功能与解剖两方面的信息，弥补了 CT 定性困难和 PET 定位不精确的缺陷，同时 CT 对 PET 图像进行衰减校正，缩短了检查时间，解剖定位更加精确，减少了假阳性与假阴性，进一步提高了准确性。

由于 PET/CT 仪的价格昂贵，检查费用高，基于国内的现状尚不可能广泛推广应用。目前在临床应用更为普遍的仍是 SPECT 符合线路方法和 SPECT/CT。SPECT 符合线路是将

SPECT 和 X 线球管结合，虽然其灵敏度和图像质量不如 PET/CT，但在我国，从卫生经济学角度看，用 SPECT 符合线路做肿瘤显像更有可能被人们接受。

第五节　核医学在泌尿生殖系统疾病中的应用

泌尿系统由肾脏、输尿管、膀胱和尿道组成，肾脏位于腹腔后壁，脊柱两旁，相当于第 11 胸椎至第 3 腰椎的高度，大小约为 11 cm×5 cm×3 cm，重约 120 g，外形似蚕豆状，肾内侧缘中部称肾门。肾脏的长轴剖面上可见皮质、髓质和肾盂。皮质包围在肾髓质周围；髓质由三角形锥体组成，锥体的底部与皮质相连，尖端为肾乳头，肾小盏漏斗状包围肾乳头，2~3 个肾小盏形成一个肾大盏与肾盂相连。肾脏的血供主要来自起始于腹主动脉的肾动脉。正常成年人的肾脏血供相当于 1/4 的心输出量，其中大部分（占 90%）流经肾皮质，每分钟流经肾脏的血浆量大约为 660 mL。

肾脏的基本单位为肾单位。每个肾脏有 100 万个以上肾单位，每个肾单位由肾小球、肾小管组成。肾小球主要分布于皮质，由血管球及肾小囊组成，总过滤面积累计可达 1.5 m²。肾小管又分为近曲小管、髓襻和远曲小管。在尿液生成过程中肾小球主要起过滤作用，而肾小管则选择性重吸收和分泌一些物质，起到排泄代谢终末产物，调节水、电解质及酸碱平衡作用。输尿管是一对细长的肌性管道，长为 20~30 cm，起于肾脏，终于膀胱。其管壁由较厚的平滑肌层组成，管径为 0.5~0.7 cm。输尿管全程有三个狭窄部，即肾盂与输尿管移行处、越过小骨盆入口处和壁内段（开口于膀胱内面的输尿管口）。这些狭窄部常是结石滞留的部位。1956 年 Taplin 首先应用放射性核素及体外闪烁计数法来估计肾脏功能。近年来由于新的放射性核素及其标记化合物的不断制备和改进，仪器设备除线性扫描机外，又有了 γ 照相机、多道分析仪和电子计算机配合，适合于器官和组织显影的定量分析以及快速连续动态观察，使得放射性核素对泌尿系统的检查更趋于完善。核素诊断在某些方面优于 X 射线检查，属非创伤性检查。检查时所受到的辐射剂量比 X 射线检查要小，因而可以进行多次的、连续性的动态观察。另外，病人在检查前一般不需要特殊准备，肠内充气、腹壁肥厚等均不影响检查。但是直至目前，这种检查尚不能做出有关病因或病理改变的诊断，这是因为不同原因或病理所引起的肾脏形态和功能的改变，在显影时可能出现同样的影像；因此，这项检查必须结合临床体征以及其他检查进行综合性分析，才能得出确切的判断。

一、肾图

肾图是一种用于了解肾功能的检查方法，具有简便、无创，且能显示出肾功能的优点，是核医学常规检查方法之一。

（一）131I-邻碘马尿酸肾图

1. 原理

131I-邻碘马尿酸（131I-Ortho iodo hipurate，131I-OIH）静脉注射入血以后随血液流经全身，其中95%以上从肾脏排出体外，有人做过实验证实流入肾静脉血中OIH的含量仅为进入肾动脉血液中的8%左右，静脉注射30 min，尿液可排出注射总量的67.5%±5.85%，肾脏清除的OIH中80%是由肾近曲小管上皮细胞吸收，然后分泌到肾小管腔随尿液排出体外，OIH在肾脏的聚集速率和从肾内排出的速率，分别与肾血流量、肾小管功能、肾小球滤过率、尿流量和尿路通畅情况有关。以放射性131I取代OIH中稳定性，使之具有放射性（所谓示踪剂即其物理性质与被示踪物不同，而化学性质完全相同体内代谢过程完全一致）。示踪剂入血后，131I-OIH迅速在肾脏聚集并排泄至尿液中，用测量仪器（肾图仪，多功能仪，γ照相机）对γ射线进行连续测量，即可获得一条指示放射性强弱的涨落曲线——放射性肾图，简称肾图。放射性肾图在临床上对多种专科疾病的辅助诊断具有重要价值。

2. 适应证

（1）了解肾功能状态。

（2）病肾、残留肾功能的判断。

（3）观察尿路通畅情况。

（4）肾输尿管术后疗效随访。

（5）尿路返流的诊断。

（6）移植肾的监护。

3. 检查方法

（1）准备：病人无须特殊准备，正常饮食，检查前饮水300 mL，30 min后检查。

（2）肾脏定位关键在于找出肾脏的中心位置，使双肾完全位于肾图仪的两个探头视野之内。

方法之一：左髂嵴上11 cm，右髂嵴上10 cm。

方法之二：第十二肋距中线左右各6~6.5 cm。

正常体形用以上方法，特殊体形、儿童、疑肾移位及肾下垂等情况最好结合B超或X射线方法定位。

病人体位，一般取坐位，尤其对肾下垂病人，肾图曲线更能反映其正确的肾功能及尿路通畅情况。重病人可取仰卧位。不论取何种体位，探头与病人两肾间的几何位置不能变动。

（3）肾图描记：将肾图仪两探头对准病人两肾中心位置，要求病人在检查过程中保持体位不变，然后先用肾图仪描记一段本底曲线，根据仪器的灵敏度和量程确定用药剂量，一般按 0.01~0.02 μCi/kg、总体积小于 0.5 mL 计算。于肘静脉快速注入（"弹丸"式注射），注射时应注意衣袖不可过紧，不要注到血管外，注射完毕即在已描记一段的本底曲线上做一注射时间记号，这时，即可见曲线开始上升。如肾图曲线正常，连续描记 15 min 已足够，遇有异常情况应适当延长描记时间。

（二）正常肾图

1. 正常肾图曲线

（1）a 段（示踪剂出现段）：静脉注入 131I-OIH，10 s 左右开始出现的上升曲线，它提示示踪剂已在肾区聚集，它的高度代表肾周围血管床放射性、肾内血床放射性及肾实质放射性（来自早期肾小管上皮细胞快速摄取随血流来的示踪剂）的总和。其中肾外血管占 60%，肾内血管占 10%，近曲小管占 30%。

a 段主要代表肾外血管床即肾外放射性，肾内因素不是主导因素，这可由 131I-清蛋白与 131I-OIH 肾图 a 段相似，无肾侧亦可达健侧 50% 左右所证实。

（2）b 段（示踪剂聚集段）：a 段后曲线斜形上升，经 2~4 min 到达高峰，在肾功能正常，尿液流速足够时，b 段斜率和高度的大小反映肾小管上皮细胞从血液中摄取 131I-OIH 的速度和数量，也就是说反映了肾有效血浆流量的大小和肾清除血液中 131I-OIH 的功能。

（3）c 段（示踪剂排出段）：是曲线的下降部分。一般前段比较快，斜率与 b 段上升斜率近似，两者夹角呈锐角，后段比较慢，其形成是 131I-OIH 随尿液下行离肾的结果，其下降趋势的快慢主要反映示踪剂随尿液离肾下行的速度。

由于尿液主要受到肾有效血浆流量的制约，因此，在无尿路梗阻的情况下，c 段下降的斜率不但反映肾功能，实际也反映了肾血浆流量同时也受肾功能的影响。

此外，在肾盂以下部位的尿流通畅与否亦可影响 c 段下降趋势的快慢，即肾前性、肾性及肾后性因素均可影响 c 段的斜率。因此，c 段可反映肾功能、肾有效血浆容量（尿流量）和尿路通畅情况。

2. 肾图分析的定量指标

直接观察肾图曲线的形态可对肾功能做定性评价，为了更客观评价肾功能，可利用肾图曲线的一些定量指标来帮助分析。

常用的肾图定量分析指标如下：

（1）峰时（Tb）：静脉注射开始到 b 段高峰，正常情况下应小于 4.5 min。

（2）半排时间（C1/2）：b 段从峰值下降一半的时间，正常小于 8 min，亦称半高峰时间。

（3）肾脏指数（RI）：正常大于 45%，RI 计算公式如下：

$$RI = [(b-a)^2 + (b-C1/2)^2] /b^2 \times 100\%$$

3. 影响测定肾图曲线的因素

（1）生理因素：①病人因素：病人的体形，高矮胖瘦、年龄及肾脏大小均可影响肾图形态，应根据实际情况，调整探头与肾区体表间的距离，尽量消除这些因素的影响。②饮水量：饮水量可影响尿流量，肾功能正常者，由于进水量减少，可致半排时间延长，c 段下降较缓，此种情况可在让病人饮水后复查，肾图可恢复正常。在天气炎热时，因出汗量较大，尤其应注意这一点，以避免出现错误的诊断。有人做过试验，当尿流量小于 2～3/min 时，多数人肾图曲线 c 段斜率与尿流量呈一定的函数关系。当尿流量大于 2～3/min 时，c 段斜率不再减小，说明了尿量的多少对肾图形态产生影响。③精神因素：当病人因疼痛、恐惧和精神过度紧张时，交感神经兴奋，引起肾有效血浆流量下降、肾小球滤过率（GFR）下降和尿流量突然减少，使放射性尿液不能及时离肾下行至膀胱，此时见可肾图曲线持续上升，不见 c 段，b 段呈急剧上升形态，这种情况可根据病人昏厥等表现做出判断。

（2）技术因素：①肾脏定位：肾脏中心位置的准确定位对肾图检查至关重要，否则可致肾图形态异常，尤其是进行单侧肾图的异常分析时应充分注意，以免做出错误的结论。当探头偏离肾中心位置时，曲线振幅随偏离距离增大而下降，当探头对准肾脏的中心位置，肾图曲线的振幅随探头与肾脏的距离增加而下降。②示踪剂的放射化学纯度：131I-OIH 中，游离 131I 的量应小于 10%，即该示踪剂的放射化学纯度大于 90%。否则由于游离 131I 的再循环，肾小球上皮细胞再吸收可致肾图 c 段下降缓慢，斜率减小。③注射技术亦可对肾图形态造成影响，注射时病人衣袖过紧、血管穿透、"弹丸"过大等可致 b 段峰时延迟。

（3）药物因素：一些药物能增加肾脏清除的负荷、阻塞尿路或改变血管容量等，从而影响肾图曲线。

①青霉素钠盐：由于其也是主要从肾小管排出，因而可影响 131I-OIH 的排出，致使肾图 b 段的斜率减小。②磺胺类：当使用不当时，可在肾小管内形成结晶，使尿液不能排

出，肾图可出现类似梗阻的形态。③丙磺舒：此药可抑制肾小管上皮细胞内运转邻碘马尿酸酶系统的活力，使肾小管分泌 131I-OIH 的功能下降，致使 b 段斜率及 b 段峰值降低。④升压药及降压药：升压药由于引起血管收缩，肾脏有效血浆容量下降，可引起 b 段形态异常，峰值降低，出现假阳性；舒张药，尤其是组胺类，由于血管舒张，肾脏有效血浆容量增加，可致 a 段峰值升高，当剂量大时，b 段峰值增高，峰时后延。所以高血压病人使用降压药，能改善病理原因所致的异常肾图，有时可出现假阴性。故检查前应停药。

此外，X 射线肾盂造影后，短期内不宜进行肾图检查。其原因为大量的碘造影剂可影响 131I-OIH 的代谢，造成肾图形态失常。

（三）异常肾图

1. 异常肾图的形成原因

主要由于肾脏供血不足、肾功能受损、尿路排泄障碍等病理因素影响以下几点所致：

（1）肾脏对血中 131I-OIH 的清除效率。

（2）131I-OIH 在肾中的通过时间。

（3）131I-OIH 自肾盂离肾下行排出的效率。

2. 异常肾图常见的类型

（1）急剧上升型特点：a 段正常，自 b 段开始，曲线快速上升，不见 c 段该种肾图出现在单侧者多见于急性上尿路梗阻。若出现在双侧可由肾前性和肾后性原因所引起，前者多见于急性肾衰竭的少尿期；后者多见于继发于下尿路急性梗阻引起的双侧上尿路引流不畅。其鉴别诊断可根据病史，如失水通过补充体液，肾图形态可明显改善，必要时可进行甘露醇试验，即静脉注射甘露醇后再行肾图显像，肾前性因素引起的肾图可明显恢复，而肾后性因素引起的肾图异常更加明显。

（2）高水平延长线型特点：a 段基本正常，自 b 段开始即呈一水平直线或略向上伸展的直线，无 c 段。

（3）抛物线型特点：a 段略低于正常水平，b 段上升迟缓，高峰时间后延，然后徐徐下降出现 c 段，整个图形显示峰顶圆钝，呈抛物线状。

此种肾图的出现提示由于肾脏近曲小管上皮细胞清除 131I-OIH 速率下降，肾功能出现轻度至中度的损伤。其中肾前性因素引起的多见于由于肾脏血流不足所致肾脏缺血；肾性因素多见于尿路感染等所致肾功能损伤，其中以肾盂肾炎尤为多见；肾后性因素多见于轻度上尿路梗阻伴轻、中度积水。

（4）低水平长线型特点：a 段下降，为正常水平的一半左右，然后呈一水平延长线或略为向上伸展的直线，b 段和 c 段不分，形态类似高水平延长线型，但 a 段明显降低。

此种肾图说明肾脏功能出现严重受损。单侧出现者为各种原因如尿路结石、肾结核等造成肾脏功能严重受损；双侧多见于慢性肾小球肾炎的失代偿期、急性肾前性肾衰竭未得到有效治疗以及慢性上尿路严重梗阻者。

（5）低水平递降型特点：a 段明显降低，仅为正常水平的一半左右，随后即呈一缓慢下降的曲线。此种肾图见于无功能肾或肾脏阙如。

（6）阶梯下降型特点：a 段和 b 段正常，c 段呈阶梯状下降。这是肾脏功能性梗阻的典型图形，临床多见于尿路炎症刺激、输尿管痉挛、疼痛、精神紧张等原因。该种肾图重复性差，可根据病史或重复肾图检查予以鉴别。

（7）小肾图：肾图形态和正常一致，但各段峰值较正常肾图相差大于 30%。单侧出现此种肾图是肾动脉狭窄的典型图形。

分析异常肾图的注意事项：肾图的形态无特异性，各段所受的病理因素的影响各有侧重，但都不是单一的，而是错综复杂的，也就是说各段所代表的生理和病理意义不是孤立的或不变的，相同的病因可出现不同的肾图形态，同一肾图形态可由不同的病因所引起。在临床分析时应密切结合临床实际情况全面地、相互联系地具体分析。

（四）肾图的临床应用

1. 尿路梗阻

尿路梗阻可分为机械性梗阻和功能性梗阻。机械性梗阻又可分为急性梗阻和慢性梗阻，可由前列腺疾病（前列腺增生、结石）、尿路结石、泌尿系统肿瘤、盆腔肿瘤、腹膜后肿瘤、泌尿系结核、外伤、先天性尿道狭窄、膀胱纤维化等病因所引起。功能性梗阻则一般无器质性病变，由于疼痛、精神紧张及尿路炎症刺激等所致。

（1）急性机械性梗阻：若机械性梗阻时间不长，尚未引起肾脏处理 131I-OIH 功能减退时，尿液容量未明显减少，尿液聚集在肾盏、肾盂或梗阻以上部位，致使肾区放射性持续增高，肾图则表现为急剧上升型曲线。

（2）慢性机械性梗阻：若梗阻前肾功能已有损伤，则基于某种原因又发生急性梗阻后，肾小管因分泌 131I-OIH 速率下降，肾盂内聚集放射性尿液的速率也有下降，此时肾图多表现为高水平延长线型。此外，肾图形态还受梗阻部位和梗阻程度的影响，若梗阻为不完全性，上尿路的容量虽增加，但仍能部分通过梗阻部位，此时肾图曲线可见 c 段呈直线型下降，当梗阻程度进一步加重时，c 段由直线型下降逐步转化成水平线，整个肾图形态转化成高水平延长线形态。梗阻部位对肾图的影响主要与梗阻发生的位置有关，梗阻位置越低，肾盂、肾盏由于尿液排出不畅所造成的扩张时间越推迟，肾图出现异常的时间和程度越推迟。这是因为输尿管、肾盂均有一定的代偿作用。

（3）陈旧性梗阻：引起急性尿路梗阻的原因未予以及时解除，一周后，可影响肾小管处理。131I-OIH 的能力（此时肾小管细胞发生组织学改变）。肾小球滤过率亦因近曲小管压力增高而降低。若梗阻进一步加剧，使肾内压力接近肾入球小动脉压力则肾小球滤过率将接近停止，肾血流量亦明显下降，此时，肾图 a 段振幅下降，c 段下降缓慢趋向水平型。若梗阻持续存在，则肾图曲线进一步呈水平延长线型，最后发展成为无功能曲线，即低水平延长线型曲线。当机械性梗阻原因去除以后，除梗阻时间过长使肾功能产生不可逆转的损伤以外，一般由机械性梗阻所致的肾图异常均可逐渐恢复正常形态。

（4）功能性梗阻：各种原因引起的尿路痉挛，肾图形态与机械性梗阻类似，其明显特点主要表现在 c 段，即 c 段曲线可呈突然加速下降，若尿路呈周期性痉挛和松弛，则其肾图曲线呈阶梯状下降形态。此外，这类病人的另一重要特点是检查的重复性差，对可疑病人应再次行肾图检查，若两次肾图形态差别明显应考虑功能性梗阻的可能性。

2. 肾功能减退

（1）急性肾衰竭：急性肾衰竭的无尿期呈急剧上升型肾图。多尿期（发病 10 d 左右，继无尿期后出现）可出现以下三种肾图形态：①a 段及 b 段无明显异常，c 段下降迟缓。②类似抛物线曲线，b 段起始部尚正常，但峰时后延，c 段下降极缓慢。③类似低水平延长线型曲线，反映肾小管功能严重受损。

以上三种肾图出现的临床意义：第一种图形说明肾功能将很快恢复；第二种图形说明病情若不进一步恶化，需三个月左右，肾图形态可恢复正常；第三种肾图的病人预后不肯定，复查肾图若图形未改善，说明肾功能损伤严重，若曲线向第二种图形过渡，说明病情已有好转，预后尚可，反之亦然。

（2）慢性肾炎：病变多为双侧性及弥漫性，少数可呈局灶性，肾图形态可随病情轻重、病程长短而变化不一。

疾病早期，由于肾脏的代偿功能，肾图曲线变化不明显，随病程进展，b 段和 c 段斜率开始减小，其后 a 段亦可发生变化。逐渐通过抛物线型曲线转化成低水平延长线型曲线，甚至转化成无功能曲线的低水平递降型曲线。

肾图曲线的变化较 BUN 测定灵敏，与 BUN 含量反映的病情严重程度呈高度的正相关。

（3）慢性肾盂肾炎：多为单侧，肾图曲线变化多端，以抛物线型曲线较为多见，其原因也较复杂，通常是由于肾脏缺血、伴肾功能减退所引起。其特点之一是 a 段及 b 段峰时均后延，c 段半排时间延长。

（4）肾结核：多为单侧，早期肾图曲线可无明显变化，此时即使尿中可查到结核菌，肾图亦可呈正常表现，晚期病变破坏严重，累及肾实质或导致输尿管狭窄，肾图才可能出现异常，严重者可出现低水平递降型曲线。尽管病变以单侧居多，但个别病人病变侵及膀胱三角可造成对侧肾脏的下尿路梗阻而出现对侧曲线异常（梗阻型曲线）。

3. 肾动脉狭窄

肾动脉狭窄单侧发病多见，肾图检查是肾动脉狭窄检查的灵敏和筛选指标。在肾动脉狭窄时，典型的肾图形态是病侧肾脏呈小肾图，即病侧肾图形态与正常侧基本一致，但各段峰值与正常侧相比相差 30%以上，由于血管狭窄的部位及程度不同，使肾脏血流量减少及尿流速度变慢的程度不一。肾图形态亦可呈多样表现，可仅见病肾图 a 段偏低，b 段斜率降低，峰时后延，c 段半排时间举迟。或 a 段正常，仅见 b 段斜率降低，峰时后延，c 段下降延缓。

4. 肾移植术后的监测

肾移植术后须观察有无排异现象及排异现象出现的时间和程度、肾脏供血有无障碍、手术部位有无渗漏、尿路是否通畅，这些因素对移植肾脏的存活具有重要意义。肾图检查能可靠、迅速、简便地得到以上有关资料，为诊断和及时处理提供可靠依据。

判断移植肾脏血供有无及功能状况，关键是观察肾图 b 段的情况。假如 a 段减低，但 b 段存在；即使其斜率很小，亦说明肾皮质内有血液循环存在，若仅见 b 段持续上升而无 c 段，说明肾内已长期供血不足；若肾脏浓聚 131I-OIH 较多时，即使缺血时间较长，预后亦好于 b 段斜率明显低平者；肾图曲线呈低水平延长线型常提示移植肾主要肾动脉发生阻塞，预后不良；肾排异出现时常表现为 c 段异常，如 c 段下降迟缓或 b 段持续上升而无 c 段；肾移植术后出现少尿可由多种原因引起，若由尿漏引起者，应结合肾脏显像，肾区以外部位出现异常放射性浓集区可做出诊断；尿路梗阻引起尿液引流不畅者，肾图可表现为持续上升型。此时亦可说明肾小管浓聚 131I-OIH 的能力尚好。

5. 泌尿系统手术后观察肾功能

手术后利用肾图可以检查部分肾切除术后的肾功能状态、自体肾移植后的血供和尿路通畅情况、血管搭桥术后血运通畅情况、尿路改道后的尿路通畅与否以及肾动脉扩张术后肾脏的血供改善情况等。如肾前搭桥的血管阻塞，肾图可呈无功能型曲线，若尿路改道后尿流不畅，可因程度不同，肾图呈急剧上升型或抛物线型等形态。

6. 盆腔肿瘤治疗前后观察肾功能

盆腔肿瘤常侵犯输尿管，治疗前后观察输尿管通畅情况有以下几点意义：

（1）了解治疗前输尿管或肾盂有无积水及肾功能情况，以帮助估计预后。

（2）了解术中造成输尿管损伤的各种原因或了解放射治疗引起盆腔结缔组织增生形成纤维化而影响输尿管功能。

（3）了解癌肿有无复发、转移或残留，若术后肾图持续异常、由正常转化为异常或异常状况加剧者均应高度怀疑癌肿复发或残留。

盆腔肿瘤治疗后最易引起输尿管损伤，其肾图多表现为 c 段斜率的变化。

7. 儿科肾图检查注意事项

儿童正处于生长发育期，其甲状腺浓聚 131I 的能力较强，在进行肾图检查前应封闭甲状腺；此外，小儿肾脏生理与解剖结构与成人有所不同，9~12 个月后才能达到成人水平的肾脏功能，在进行肾图分析时应予以注意。

8. 优缺点

优点是方法简便、安全、无创伤等，尤其了解分肾功能、观察有无尿路梗阻及用于移植肾的监测有独特价值；缺点是影响因素较多，如饮水量不够、对位偏移、131I-OIH 放化纯度降低等均可致肾图异常。此外，肾图缺乏特异性，不能做病因诊断。

二、肾显像

利用某些放射性化合物可以被肾小球滤过或肾小管上皮细胞浓聚的特性，经静脉注射以后，利用扫描机、照相机、SPECT 等显像装置在肾区体外探测放射性在肾脏的分布情况并获得肾脏的放射性分布图像的方法称为肾显像。根据临床情况和检查目的采用不同的显像剂，可以进行不同的显像方式，即静态显像和动态显像。前者可显示肾脏的位置大小形态及放射性分布等解剖学信息，而动态显像则在此基础上可以了解肾脏的功能状况。

（一）显像剂

1. 快速通过型显像剂

此类显像剂可在较短时间内通过肾脏排出体外，适合进行动态显像。常用的有以下几种：

（1）肾小球滤过型显像剂：最常用的 99mTc-DTPA，其相对分子量为 500，血液内的 99mTc-DTPA 经过肾小球时，20% 被滤出，然后随尿流排出体外，第 1 h 排出 50% 左右，24 h 为 90% 左右。1 h 末血液内尚存留初始浓度的 1%，99mTc-DTPA 的上述特性基本符合泌尿系动态显像和定量测定 GFR 的要求。缺点有二：一是经尿排出不够迅速，显像时间内体内存留量较高，致本底较高而影响影像的清晰度，尤其是当肾功能减退时为甚；二是血浆蛋白结合率为 3%~5%，可导致 GFR 测定值偏小。

（2）肾小管分泌型显像剂：最常用和应用经验最多的是 131I-邻碘马尿酸钠，但由于 131I 的物理性能不理想，使用药量受限，影响影像质量。近年用 99mTc 标记的新的同类显像剂，如 99mTc-巯基乙酰三甘氨酸（99mTc-MAG3）和 99mTc-双半胱氨酸（99mTc-EC），可以获得质量很好的泌尿系动态影像，但临床应用经验尚有待积累。

①131I-OIH：其化学性质与测定肾血浆流量的金标准试剂与 PAH 相似，静脉注射后血浆蛋白结合率为 60%~70%，随血液流经肾脏，被肾脏摄取 96% 左右，其中 80% 由肾小管近端小管上皮细胞吸收，然后分泌到肾小管腔内；20% 未结合部分由肾小球滤出。两者在小管腔内汇集而随尿流排出体外，30 min 内排出 70% 左右。131I-OIH 从血液清除到肾内的速率主要取决于有效肾血浆流量（ERPF），因化学量极微，肾小管上皮细胞的数量和摄取功能关系不大，除非数量和功能极度降低。故 131I 的清除率或肾摄取率已用于定量计算 ERPF。杂质超过 1.5% 将影响 ERPF 的测定值。随着存放时间的延长，131I-OIH 可脱碘，故应定期检查放化纯度。

②99mTc-MAG3：99mTc-MAG3 的血浆蛋白结合率为 88%±5%，经尿排出率与 131I-OIH 基本相同。其不足之处：①血浆清除率仅为 131I-OIH 的 60%~65%。②99mTc-MAG3 在肝内和肠道有较多的聚集。③制备时须加热。

③99mTC-EC：它的血浆蛋白结合率虽低（31%±7%），但血液清除率较 99mTc-MAG3 高，为 131I-OIH 的 75%±5%，故本底较低，肝肠也无明显摄取，泌尿系影像十分清晰，制备无须加热。

2. 慢速通过型显像剂

该类显像剂经血流到达肾脏以后，可结合于肾皮质内，在一定的时间内其在肾脏的放射性保持一定的动态平衡，在体外通过显像方法可获得肾脏的解剖学图像。

（1）99mTc-DMS A（99mTc-2，3-Di mercap tosuccinic Acid，二巯基丁二酸）：静脉注射以后大部分和血浆蛋白结合随血流通过肾脏，在 1 h 内约有总量的 50% 牢固地结合于肾皮质内，而且在 1~5 h 内保持恒定的浓度，因而适合静态显像。

（2）99mTc-GH（99mTc-Gluqoheptonate，葡庚酸钠）：静脉注射 1 h 内肾皮质可积聚注入总量的 16%~28%，该显像剂价格较 99mTc-DMSA 便宜，肾脏显影尚可，但与 99mTc-DMSA 相比图像的清晰度稍次之。临床该显像剂应用较多。

（二）显像方法

肾脏显像根据检查目的不同可分为肾静态显像及肾动态显像，后者又可分为肾血流显像和肾动态显像。

显像前准备：①进食、饮水如常。②尽可能前 3 d 停服任何利尿药物，前 2 d 不进行静脉肾盂造影。③如用 99mTc 标记的显像剂，显像前 1 h 口服过氯酸钾 400 mg。④显像前 20～30 min 饮水 300 mL。

1. 肾血流显像

肾血流显像属于动态显像的一种形式，由于肾血流显像是观察血流动力学及放射性一次性通过血管的过程，所以对显像剂的选择要求不高。凡是适合体内显像应用的放射性药物均可使用，但一般情况下肾血流显像后都要进行肾功能检查，即还要进行肾动态显像，所以常选用 99mTc-DTPA 或其他快速通过型显像剂，显像剂的剂量为 370 MBq（10 mCi），体积应小于 1 mL，病人体位一般为后前位，尽量使探头包括两侧肾脏及膀胱上部，移植肾、游走肾、肾下垂及腹部可疑肿块则应将探头置于相应位置。注射时要求"弹丸"（Bolus）式注射，即对静脉穿刺要求较高，病人衣袖不能过紧，穿刺部位以肘部较粗大的静脉为好。穿刺成功后，加压冲击式推注药物，同时开机进行连续动态显像，每秒钟采集 1～2 帧图像，连续采集 30 s。在检查过程中病人应保持呼吸平稳，身体不能活动。

2. 肾动态显像

（1）显像剂选择及剂量：显像剂 131I-OIH 用量为 9.25～11.1 MBq（250～300 MCi），99mTc 标记的显像剂为 148～296 MBq（4～8mCi）。体积小于 1 mL。显像剂用量根据仪器效率而定，以保证以下各种计数不发生漏记为度。

（2）仪器条件：显像剂为 99m Tc 标记显像剂时，用中能平行孔通用准直器，能峰 364 keV。显像剂为 99mTc 标记显像剂时，用低能平行孔通用（或高分辨）准直器，能峰 140 keV。窗宽皆 20%，矩阵 64×64，在同时须观察肾血流及肾功能时，肾动态显像可于肾血流显像结束后即可开始，即在 30 s 末开始每 30 s 采集 1 帧图像，连续采集 20 min 结束。应用电子计算机应用程序进行图像综合和数据处理，可获得肾脏的连续动态图像及肾脏的时间——放射性活性曲线，即 DTPA 肾图，通过对动态图像和肾图曲线的综合分析可对肾脏的形态和功能状况做出正确评价。

3. 肾静态显像

显像剂选择慢速通过型放射性药物，目前以 99mTc-GH 应用较多，剂量为 5～10 mCi（选择 99mTc-DMSA 时剂量为 1～5 mCi），静脉注射后 1 h 开始进行显像，肾功能不好的病人必要时可延时显像。根据病人肾脏的位置采集不同体位的平面图像，必要时可进行断层显像。

（三）图像分析

1. 肾血流显像

肾血流显像亦称核素肾血管造影，主要是观察含有放射性弹丸的动脉血液首次通过肾脏时肾血管的灌注情况。因此，这种方法对诊断肾血管病变以及观察病变的血运情况有较大的应用价值。

（1）适应证：①了解肾供血情况，协助诊断肾血管性高血压和估价肾动脉病变情况；②协助诊断肾栓塞及观察溶栓疗效；③监测移植肾的血供情况；④观察肾内占位性病变血运情况，有助于良、恶性病变的鉴别诊断。

（2）正常图像：腹主动脉上段显影后 2 s 左右，两侧肾动脉几乎同时显影，随之出现完好的"肾影"，继而影像逐渐减淡，此时为肾内小动脉和毛细血管床的灌注和未被肾实质摄取部分又由肾静脉带离的影像，两侧基本对称。两侧影像出现的时间差和峰时差小于 1~2 s，峰值差小于 25%。

（3）异常图像及临床应用：

第一，异常类型：①肾动脉显影延迟，肾影小而淡，多见于该侧肾血管主干病变或肾萎缩。②肾影像中出现局部放射性降低区，提示局部缺血病变或其他良性病变。③肾内已知占位病灶的有较早和较多的放射性聚集，提示恶性病变的可能性大。

第二，临床意义：①肾性高血压的诊断：肾动脉狭窄时（一般单侧发病）病侧肾脏灌注不佳，显影延迟，肾内放射性分布稀疏且不均匀，肾脏影像缩小，时间—放射性活性曲线可显示峰时延迟、峰值降低。②肾肿瘤与肾囊肿的鉴别诊断：恶性肿瘤血管丰富，尤其是动脉血运较强，肿瘤细胞可从肾动脉获得充分的血供，因而在肾血流显像时病变区域显示放射性聚集程度强于周围的正常肾组织，而在进行的肾动态显像时，因其是功能显像，肿瘤细胞不具备正常的肾代谢功能，显像图上病变区域表现为放射性缺损区。肾囊肿因无血供，病变区域在肾血流显像及肾动态显像始终不显影。③肾移植术后的监测：利用肾血流显像可以观察肾移植术后新连接的肾脏血管是否通畅，血流灌注良好则移植肾显示清晰，否则显像不清甚至不显影。④了解肾外伤的部位、程度及肾脏的血流灌注情况；外伤肾脏的血流灌注一般明显降低，表现为肾血流灌注显影差，当外伤治愈后血流灌注可恢复正常。⑤间接了解肾衰竭的程度：当肾衰竭晚期，肾脏萎缩，肾血流灌注可明显下降。

2. 肾动态显像

第一，适应证：①综合了解肾脏的形态、功能和尿路通畅情况。②肾血管病变的诊断。③肾实质病变主要累及部位（肾小球或肾小管）的探讨。④急性肾衰竭的病变部位鉴别。⑤上尿路梗阻的诊断。⑥了解病肾残留功能，供选择病肾手术类型时参考。⑦移植肾监护。⑧观察有无尿漏发生。⑨当非显像肾图疑有对位影响或不能区分功能受损与上尿路引流不畅而临床需要鉴别诊断时。

第二，正常图像：肾动态图像包括功能及形态两方面的信息，图像分析时除应注意肾脏的形态方面的变化以外，重点应动态地观察肾脏显影及消影的全部过程。

肾动态显像的时相特征：静脉注射放射性药物后约15 s，两肾区即可出现少许放射性，在1 min内两肾显影清晰，2~4 min肾实质显像清晰且完整，肾区内放射性达到高峰，5~6 min肾盂放射性开始增高，肾实质进入消影过程，肾外侧皮质的放射性逐渐向肾盂集中，膀胱显影，10 min后肾盂放射性逐渐减退，放射性尿液逐步排入膀胱，膀胱的放射性不断增强，正常情况下尿路通畅，输尿管一般不显影或显示不清晰。至20 min末两肾影像极淡，仅见肾内侧皮质和肾盂仍有少量的放射性分布。肾动态显像形态学表现：分析肾动态显像图时，应注意两肾对比，分别从肾脏的位置、大小、形态及放射性分布几个方面进行分析。

第三，异常图像：①肾脏不显影：各种原因所引起的肾实质病变或肾血流障碍致使肾功能严重受损、肾脏无功能均可造成肾脏不显影，如慢性肾小球肾炎肾衰竭期、肾动脉严重狭窄等疾病。②肾脏显影及消影过程延缓：见于多种原因造成的肾实质功能严重损伤，肾前性及肾后性因素均可出现。单侧肾功能严重损伤的一个典型表现为"倒相"现象，即病侧肾脏显影时相延迟，较健侧肾脏显影明显延缓，但在健侧肾脏进入消影过程以后，其影像放射性反而较健侧浓集。肾脏显影及消影过程延缓由尿路严重梗阻并发肾积水引起者，可见肾盂扩大，有时可见到输尿管显影，输尿管粗大显影的下方即为梗阻部位。③肾实质持续显影：提示各种原因引起的尿生成不良或肾小管对水的再吸收增加，使肾小管内尿液冲刷不畅，放射性尿液持续滞留于肾实质内造成肾脏持续显影，肾小管淤塞和急性上尿路完全性梗阻亦可出现此种现象，这是由于肾小管内压力急剧增高所引起。④肾脏内局部区域放射性持续不消退：提示局部肾盏引流不畅。⑤肾脏周围或腹腔出现放射性：提示有尿漏存在。

第四，临床应用：肾动态显像是用γ显像图像来反映肾脏清除99mTc-DTPA等放射性示踪剂的全过程显像法，即用图像的方法来了解在显像过程中肾脏的时间—放射性的变化，因此这种方法是一种形态功能测定法，其临床意义明显高于单纯的肾时间—放射性曲线（肾图）方法，其临床主要应用于以下几个方面：

其一，综合评价肾脏的功能状态：如在诊断肾小球肾炎肾功能损伤程度的同时，观察肾脏大小、形态及放射性分布等形态学的变化，对肾脏受损的程度做出综合判断。

其二，诊断肾脏占位性病变：在诊断肾脏占位性病变的同时或解剖学异常的同时确定肾脏的功能状态。

其三，肾性高血压的诊断：鉴别诊断肾动脉狭窄的显像特点为病肾显影时相延缓，较健侧显影时间延迟 1 s 以上，病肾影像明显缩小，肾内放射性浓聚不良，晚期病人如肾功能严重受损，病肾可不显像，此时可延迟一定时间后再次进行显像，以观察病肾是否确无功能，其时间—放射性活性曲线显示典型的小肾图特点，即其病肾明显小于健侧，形态与健侧肾脏基本一致但其各段放射性峰值较健侧肾脏低 30% 以上。

其四，尿路梗阻和梗阻部位的诊断：急性尿路梗阻时，肾功能尚未受到严重损伤，则病肾显影及消影时相可呈轻度延迟，但梗阻以上部位可呈明显的放射性浓集，肾图可呈现典型的急剧上升型形态。慢性尿路梗阻时肾功能损伤较重，如合并有肾盂积水，显影早期可见肾脏体积略增大，肾门区出现放射性分布稀疏区或缺损区，显影后期则该区放射性明显浓集。消退明显延迟，输尿管梗阻时，由于示踪剂在肾盂内和输尿管内潴留，不仅肾盂显像，而且输尿管梗阻部位上端扩张、放射性潴留，其下端即梗阻部位。

其五，肾移植术后监测：肾移植手术后合并症可有急性肾小管坏死、急慢性排异反应、尿路梗阻及尿漏等。肾动态显像可以直接显示移植肾的位置、血运情况，有无排异反应、尿路梗阻和尿漏存在。由于肾动态显像无创伤，能在观察移植肾变化之中明确诊断，国内外已列为移植肾的常规监测方法。①显像时间第一次检查是在移植后 24 h 内进行，留做基础值。病情稳定后 2~3 d 内做第二次检查，继后在二至三周内间隔 2~3 d 检查 1 次，以便及时诊断及时治疗。②正常移植肾图像静脉注射显像剂后 2~4 min 肾显影清晰，肾内放射性活度分布均匀；6~9 min 后肾影开始消退；膀胱在 3~6 min 后开始显像，并逐渐增强，15~18 min 时膀胱内放射性高于移植肾。

3. 肾静态显像

肾静态显像是用慢速通过肾脏的显像剂，由静脉注射后，经一定时间在体内达到平衡并浓聚在肾实质细胞内，利用显像剂所放出的 γ 射线，通过 SPECT 进行静态平面及断层显像，借以了解肾的位置、大小、形态和肾内占位性病变。

第一，适应证：①先天性肾解剖异常的诊断。②肾位置异常的诊断。③肾内占位性病变、缺血性病变和破坏性病变的检出。④上腹部肿块与肾的鉴别诊断。

第二，显像剂：99mTc-葡庚糖酸盐（GH）、99mTc-DMSA（二硫基丁二酸）是良好的肾皮质显像剂，主要被肾小管上皮细胞吸收和浓聚，排泄缓慢，静脉注射后 5 h 内约 54% 聚集在肾，肾皮质与肾髓质比为 22：1，可在 5 h 内放射性浓度保持相对稳定。由于排泄缓慢，肾盂及输尿管不显影，能使肾皮质显示清晰的图像。99mTc-GH 是一种优良的肾显像剂，与 99mTc-DMSA 近似，静脉注射后，部分被肾小球滤过，迅速从循环中被清除，部分被肾小管重吸收并滞留在肾皮质中，随着时间的延长（直至注射后 6 h）肾皮质的放射性逐渐增加。

第三，显像方法：①平面显像：病人在静脉注射 99mTc-葡庚糖酸盐或 99mTc-二硫基丁二酸（3 mL）1~2 h 后，排空膀胱，应用 SPECT 取后位摄得影像为肾实质影像。必要时加做左后斜位、右后斜位及前后位显像。如有肾功能异常则须行 2 h 后延迟显像。②断层显像：在肾静态平面显像后病灶显示不清时须接着做断层显像，将探头对准肾部位围绕病人做 360°旋转，每 6°采集一帧，每帧 10 s，矩阵 64×64，经图像重建和断层处理，可得横断面、冠状面、矢状面三种断层面的肾实质图像。断层显像能发现和提供肾平面显像所不能显示功能状态的肾内"肿块"。

第四，临床应用：

（1）正常肾影像：双肾位于第 1~2 腰椎两侧呈蚕豆状，轮廓清晰，内侧中央部稍凹陷为肾门。两肾纵轴呈"八"字形，右肾常较左肾稍低，左肾多较右肾稍长，右肾多比左肾稍宽，大小约 11 cm×6 cm，两侧肾纵径差小于 1.5 cm，横径差小于 1 cm。放射性分布密度除肾门处略稀疏外，一般匀称，两侧对比放射性分布无明显差异。

（2）异常图形分析与临床意义：①肾数目的异常如先天性单肾阙如，常见于左肾，图像显示一侧肾阙如，正常单肾通常代偿增大。②肾位置的异常，异位肾：多见于左侧，男性较多，位于下腹部者居多，也有位于纵隔者，其肾动脉从邻近的大血管腹主动脉或髂动脉分出。异位肾常伴有形态失常或体积缩小，肾下垂：多见于右肾，常见女性患者，其肾动脉的位置正常，若在各种体位上见肾影中心下降大于 3 cm 者属肾下垂，若直立位肾脏位置明显下降而卧位检查时肾脏影像位置正常则称为游走肾。③肾形态畸形：马蹄肾，常见两肾下极相连，有时一侧大，另一侧肾小。双肾一侧融合畸形，双肾融合于一侧，肾形态失常。先天性一侧肾发育不全或肾萎缩，图像显示体积小且放射性降低。④肾占位性病变：图像显示肾体积增大，形态失常，放射性分布不均匀，呈局限性放射性缺损或稀疏区，缺损区可单发亦可多发，如肾功能严重受损，整个肾不显影。肾占位性病变可见于肾肿瘤（如肾癌）、肾囊肿及肾血肿等疾病。单独依据肾静态显像难以确定占位性病变性质，应结合临床及其他影像诊断结果综合分析，采用肾动态显像有助于占位性病变的定性诊断。断层显像可提高占位性病变的检出率。肾静态显像诊断多囊肾较为准确，其图像特征是肾体积增大，肾区放射性分布不均匀，可见多个放射性稀疏区或缺损区，肾边缘常不规则，多有"弧形"改变。⑤肾炎症病变：细菌感染、自身免疫功能低下及化学物质中毒均可引起肾实质病变所致肾功能受损，如急性肾盂肾炎、慢性肾盂肾炎、肾小球肾炎、肾脓肿、肾结核及肾硬化症等。其损伤范围可以是单肾或双肾、弥漫性或局限性；功能受损程度有轻有重。肾静态显像可显示单肾或双肾单发或多发性的放射性分布稀疏缺损区，严重功能受损或功能丧失的肾显影模糊或不显影。

三、阴囊、睾丸显像

近年来，有人用99mTc-过锝酸盐观察阴囊内病变，其原理是：当睾丸扭转或睾丸积水时，由于睾丸内血运减少，病变部位会出现放射性稀疏或缺损区；而当有炎症时，如睾丸炎或附睾炎，则因充血，病变部位出现放射性浓聚。据此可鉴别上述两类疾病。

睾丸由睾丸动脉供血，而阴囊壁则由阴部动脉分支供应。睾丸一旦发生扭转即可引起局部血流减少，导致睾丸梗死，而阴囊壁的供血仍正常，或因睾丸附睾炎症引起局部血流增加。这些由血供改变所引起的放射性变化可造成睾丸阴囊血流、血池影像发生异常改变。

1. 受检者准备

显像前1 h服过氯酸钾400 mg。

2. 显像剂

99mTc-用量555 MBq（15 mCi）成人，儿童为185 MBq（5 mCi）。

3. 仪器

γ相机，低能通用平行孔准直器。

4. 影像采集

（1）受检者仰卧位使双腿分开，将阴茎贴于腹壁，用铅橡皮托起阴囊，探头从前方对位于阴囊。

（2）采集条件：矩阵64×64，能峰140 kev，窗宽20%。

（3）采集方法：静脉"弹丸"式注射显像剂后立即以每3 s一帧的速度连续采集血流灌注影像，共10帧，注射10 min后采集一帧血池影像。

5. 正常图像

灌注相可见髂动脉和股动脉显影，阴囊无明显放射性出现，睾丸动脉不显影。血池相可见阴囊轻度显影，浓度低于股动脉影像，但分布对称。

6. 异常影像及临床意义

（1）急性睾丸扭转：此病若发病后数小时不能得到及时诊治，睾丸的存活概率将大大降低，而急性附睾睾丸炎的临床表现与此病极为相似，但后者只须保守治疗，所以两者的鉴别诊断具有重要意义，急性睾丸扭转的显像特征为患侧中心部位呈放射性缺损的"冷区"，周围有一圈放射性增强的浓聚带。

（2）附睾睾丸炎：患侧显示放射性弥漫性增加，慢性期睾丸显像基本正常，如有脓肿形成，则在血池相呈现中心放射性降低的"冷区"图像，提示睾丸内有坏死。

（3）精索静脉曲张：患侧血液郁结造成左右两侧阴囊内血池容量不等，使曲张侧有更高的放射性浓聚，本病的血池相类似于急性附睾睾丸炎，应结合临床和其他检查结果综合考虑。

（4）睾丸肿瘤：临床多表现为无痛性肿胀，睾丸显像也多与炎症类同，与急性睾丸扭转易于区别。

第六节　核医学在骨骼肌肉系统疾病的应用

一、原理

（一）静态骨显像原理

骨骼组织主要是由无机盐羟基磷灰石晶体和有机质骨胶原、骨黏蛋白等构成。99mTc或113mIn标记的磷或磷酸盐化合物是通过化学吸附方式与晶体表面和有机质（骨胶原）结合而沉着在骨骼内，使骨组织聚积放射性而显像。骨骼各部位聚积放射性核素的多少与其血流灌注量和代谢活跃程度有关。当骨骼组织无机盐代谢更新旺盛，局部血流量增加，成骨细胞活跃和新骨形成时，可较正常骨骼聚积更多的趋骨性放射性药物，显像图上呈现异常放射性浓集区；当骨骼组织血液供应减少，或病变部位呈溶骨性变化时，骨显像剂聚集亦随之减少，可形成放射性稀疏区。

（二）三相骨显像原理

静脉注射显像剂后进行局部骨血流、血池和延迟三个时相的显像，可观察到病变部位动脉血流灌注、血床量和骨盐代谢等方面的情况，综合分析有助于提高一些骨骼疾病的诊断率和探讨其发病机制。

二、适应证

1. 恶性肿瘤怀疑骨转移：X线摄片无异常发现或结果不能确定时，早期寻找转移病灶，肺癌、乳腺癌、前列腺癌等肿瘤患者手术前后定期全身骨显像检查。

2. 全身或局部骨痛，排除骨肿瘤。

3. 疑似某些代谢性骨病。

4. 观察移植骨的血供和存活情况。

5. 骨肿瘤患者放射治疗野的判定，放疗或化疗的评价。

6. 诊断骨缺血坏死，观察血供状况。

7. 诊断骨髓炎，特别是临床高度怀疑 X 线阴性者。

8. 判断 X 线难以发现的骨折，如应力性骨折等。

9. 鉴别陈旧性或新近发生的压缩性椎体骨折。

10. 烧伤后骨坏死的诊断、治疗随访及预后判断。

三、显像剂

（一）47Ca、85Sr

早期用于骨显像，但由于其核物理特性的固有缺陷，现已被淘汰。

（二）99mTc-磷酸盐

现为临床上应用最广泛的显像剂。

1. 99mTc-亚甲基二磷酸盐（MDP），注射后 1、6 h，骨骼沉积量分别为 55%、68%。6 h 尿累积排出量为未进入骨骼量的 60%~70%。

2. 99mTc-焦磷酸盐（PYP），注射后 1、6 h 进入骨骼沉积量分别为 40%、47%。未进入骨骼的部分有 50% 从尿中排出。MDP 的生物学特性明显好于 PYP，临床上应用最为常见。

四、方法

1. 病人无须做特殊准备。

2. 99mTc-磷酸盐标记：①准备：取 MDP（或 PYP）冻干品一支（MDP 5 mg，氯化亚锡 0.5 mg；PYP 10 mg，氯化亚锡 0.5 mg），注入 99mmTcO4 淋洗液 2~8 mL（比放射性为 74~740 MBq/mL），充分摇匀，放置 5min 备用。标记药物无色透明。标记后 3 h 内均可使用。②99mTc-磷酸盐放化纯测定：纸层析，使用新华滤纸 1 号，展开剂为 85% 甲醇。99mTc-MDP，Rf=0，99mTcO4-=1.0。

3. 受检者口服过氯酸钾（KC104）400 mg，20min 后，静脉注射 99mTc-MDP 740~1110 MBq（20~30 mCi）。鼓励受检者多饮水，多排尿，以加速非骨组织放射性清除，降低非骨组织本底。2~4h 后进行显像，显像前排空小便，必要时进行导尿。显像时移去受检者身上的金属物品，如皮带扣、钥匙串等。

4. 三相骨显像：①血流、血池显像：矩阵 64×64，每 2 秒一帧连续采集 20 帧，再每分钟采集一帧连续采集 5 帧。②延迟显像：3 h 静态骨显像，必要时行 24 h 延迟显像。

五、仪器条件

1. 应用大视野 γ 相机做全身扫描时，做前位、后位全身显像，将探头尽量接近体表，对局部可疑病变行局部静态显像。

2. 低能高分辨或低能通用准直器。必要时局部静态显像采用针孔准直器。

3. 如无全身显像 γ 相机，可用一般 γ 相机进行分段显像，因病人排尿后膀胱内放射性减少，故依次先做骨盆前位及后位显像，然后做腰部、胸部、下肢，最后做头颅、下肢显像。显像时注意左、右、上、下肢对称部位采集时间应相同。

六、影像分析

（一）正常影像

1. 全身骨骼显影清晰，放射性分布均匀，左、右对称。

2. 血运丰富、代谢活跃的疏质骨，放射性浓聚较多，主要包括颅骨、胸骨、脊椎、骨盆等扁平骨；长骨骨骺端，肩关节、胸锁关节、骶髂关节等大关节处呈对称性放射性增浓。

3. 双肾中度显影，有时可见到肾盂肾盏少量放射性滞留。

4. 儿童及青少年骨显像特征：生发中心摄取增加；不同年龄段其摄取量存在很大差异；颅骨骨缝摄取增加；耻骨联合摄取增加。

（二）异常影像

骨显像异常变化，根据放射性聚积的多少分为放射性浓聚区（热区）和放射性稀疏区（冷区）；根据放射性浓聚病灶的形态不同可表现为点状、圆形、条形、片状和团块状等；根据异常表现的数目可分为单发或多发。

1. 骨异常放射性浓聚区（热区）

这是骨显像最常见的异常特征。凡是可产生骨质破坏和新骨形成的病变（如骨转移肿瘤、原发性骨肿瘤、骨折、骨髓炎和骨膜撕裂等）及骨质代谢紊乱性疾病（如畸形性骨炎）均可产生异常的放射性浓聚区。

2. 骨异常放射性稀疏区（冷区）

凡是可产生骨骼组织血液供应减少或产生溶骨的病变（如骨囊肿、骨梗死、骨坏死早期、骨转移肿瘤、激素治疗后或放射治疗后）均可产生异常放射性稀疏区。

3. 骨外异常放射性浓聚区

许多骨外病变可摄取骨显像剂，如不同程度钙化的心瓣膜、心包、包囊虫病、畸胎瘤，有羟基磷灰石形成的急性心肌梗死，泌尿系某些结石，某些软组织恶性肿瘤或炎症等。肿瘤放疗后照射野软组织亦可浓聚。判断结果应予以注意。

4. 超级影像

肾不显影的骨骼影像称"超级影像"，是显像剂聚集在骨组织明显增加的表现。对于恶性肿瘤患者，这种影像提示有广泛弥漫骨转移的可能。这种骨影像也是代谢性骨病的表现之一。

5. 代谢性骨病骨影像的一般特征

（1）骨影普遍增浓。

（2）头盖骨和下颌骨尤为明显。

（3）肋软骨呈串珠状。

（4）领带样胸骨影。

（5）肾影不清。

（6）肺和胃等软组织异常钙化影像。

（7）24 h 全身 99mTc-MDP 存留率明显增高。

（8）常伴有散在的假性骨折影像。

6. 三相骨显像异常征象

（1）血流相异常：①局部放射性增高：骨骼部位或连同邻近的软组织内放射性异常增高示骨骼局部动脉灌注增强，常见于原发性恶性骨肿瘤和急性骨髓炎。②局部放射性减低：示该局部动脉灌注减少，可见于股骨头缺血性坏死、骨梗死和一些良性骨病变。

（2）血池相异常：①局部放射性增高：可以由局部血管增生扩张造成，如骨骼恶性肿瘤和骨髓炎等；也可以由静脉回流障碍所致，如儿童特发性股骨头坏死等。②局部放射性减低：多与局部放射性增高同时存在，表现为局部放射性分布不匀，减低部位为坏死区。

（3）延迟显像同前。

七、临床意义

（一）转移性骨肿瘤

1. 易发生骨转移的肿瘤：如乳腺癌、肺癌、前列腺癌、鼻咽癌等肿瘤的术前诊断及术后随访观察。

2. 骨显像早期发现骨转移肿瘤较 X 线摄片敏感，一般认为要早半年以上显示病变，这是由于 X 线诊断骨肿瘤的基础是骨骼被肿瘤侵犯引起脱钙、致局部解剖密度差异方能被显示、核素骨显像除对转移肿瘤诊断具有高的灵敏度外，另一重要因素是能全身成像，反映不同病变部位情况，而 X 线受摄片范围的影响，难免遗漏病变部位的检测。

3. 骨显像所显示的转移肿瘤部位与临床常见疼痛部位大多相一致，但很多患者早期可无骨痛的表现。如前列腺癌老年患者，大约 40% 骨显像阳性而无临床骨痛症状。

4. 骨转移肿瘤的转移部位以中轴骨占 90%，其中脊椎骨 39%，肋骨、胸骨和肩胛部 28%，骨盆 12%，颅骨 10%。

（二）原发性恶性骨肿瘤

1. 骨肉瘤

多见于 10~20 岁年轻人，平均为 14.6 岁，男、女之比为 2：1。发病以膝关节上二下的股骨（58.9%）、胫骨（21.4%）为多见。早期易发生肺转移，尸检发现 25% 患者有骨转移。骨显像在制订骨肉瘤治疗计划时，尤其是外科切除肿瘤时能提供有价值的信息。按照骨显像的范围行外科切除是有效和安全的。

骨显像表现特征为：①血流血池相见局部血供增加；②延迟相见病变处放射性异常浓聚；③同侧近端骨摄取增加，可能与血流量增加、骨塑形改变有关；④部分肺转移灶也能浓聚骨显像剂；⑤远离病灶的骨骼呈放射性异常浓聚，提示骨肉瘤转移的可能性大。

2. 尤因肉瘤

尤因肉瘤为一种原发骨恶性肿瘤，来源于骨髓的结缔组织。占骨恶性肿瘤的 10%~15%。发病在 20 岁以前，多发于 10~14 岁之间。男女之比约为 2：1。发病最常见部位为骨盆（25%），其次是肋骨、股骨、脊柱、胫骨、腓骨、肩胛骨等。

骨显像在确定尤因肉瘤的范围和早期诊断转移瘤上优于 X 线检查。

骨显像表现特征：不像骨肉瘤反应性充血严重，故延迟显像能准确确定病变的范围，有助于放射治疗计划的制订和外科手术切除范围的确定。尤因肉瘤易发生骨转移，骨显像进行随访观察是有价值的。

3. 软骨肉瘤

软骨肉瘤多见于成年人，儿童罕见。好发部位以髂骨多见，其次是长骨，如股骨、胫骨或肱骨等上端。病变大多位于干骺端，靠近软骨板处。

骨显像特征：①血流血池相为局部血供增加；②延迟相见病变处摄取增加；③病变轮廓改变，肿瘤边界清楚。

4. 骨膜肉瘤

骨膜肉瘤来源于骨膜或骨膜外结缔组织，多发于股骨远端、肢体骨、掌骨、趾骨等。骨显像可见局部骨或骨干外放射性浓聚区。

5. 多发性骨髓瘤

发病年龄以 40 岁以上较多见。X 线片骨骼有多发的穿凿样溶骨性缺损，X 线片出现异常为 40%。骨显像表现为局部放射性浓聚或缺损改变。

（三）骨良性肿瘤

良性骨肿瘤多见于儿童和青少年，好发部位以长骨为主。骨显像对骨良性肿瘤是一种辅助性诊断检查。良性骨肿瘤的血流显像中，病变部位不出现放射性增高或者出现放射性轻微增高。恶性骨肿瘤的血流显像则在病变部位见到放射性明显增高。

（四）骨和软组织炎症

1. 骨髓炎

特别是血源性骨髓炎多发生于儿童。早期诊断相当困难，因为临床症状和体征、实验室检查以及 X 线片的征象常常是非特异性的、不肯定的，或者无异常发现。骨髓炎发生部位以股骨和胫骨及长骨干骺端多见。骨显像在临床症状出现后 1~2d 即可见到异常征象；而 X 线则要在 7~10d 发现异常。

骨显像特征表现为，血流血池相显示病变部位摄取增高，延迟显像亦示摄取增加。但在病程早期，三相骨显像的延迟骨显像可表现为"冷区"。随着病程发展，"冷区"可逐渐被放射性浓聚所取代。

2. 蜂窝织炎

骨显像的特征表现为血流血池相非限局性中等度放射性增加，与骨髓炎不同之处在于延迟相放射性逐渐减弱或消失。

（五）骨外伤

骨显像在骨折后数小时内即可出现异常放射性浓聚，特别是对应力性骨折的诊断具有极高的价值，其骨显像特征表现为病损处出现梭形放射性异常浓聚。骨显像对陈旧性骨折亦有诊断价值。骨折后骨显像随访可以显示骨折愈合的程度。

（六）代谢性骨疾病

骨显像对代谢性骨疾病的敏感性较高，但其特异性较差。归纳其骨显像特征为：①广泛的中轴骨放射性增加；②弥漫性长骨放射性增加；③干骺端和关节周围的放射性增加；④锁骨和下颌骨的放射性增加；⑤肋软骨连接处的串珠征；⑥胸骨领带征；⑦肾脏不显影或显影较差。不同的代谢性骨疾病具有自身的骨显像特征，有时较难鉴别。

1. 骨质疏松

中老年骨质疏松早期骨显像无特征性表现；中晚期骨显像见弥漫性放射性减低，以脊柱、四肢骨较明显。

2. 骨质软化症

骨质软化症是成年人骨基质有过量的类骨质累积而使骨软化的一种疾病。最常见的症状是骨痛、肌无力。骨显像特征为骨摄取示踪剂普遍增加，骨和软组织的放射性比值明显增高，尤以颅骨、下肢骨、下颌骨及关节周围最为明显。

3. 甲状旁腺功能亢进症

原发性甲状旁腺功能亢进主要因甲状旁腺瘤腺体分泌过多所致，伴血清钙升高、血清磷降低、血清碱性磷酸酶及甲状旁腺素升高。其骨显像特征表现为弥漫性骨放射性增高，较少见到串珠样和领带征。而肾性骨营养不良伴继发性甲状旁腺功能亢进，双肾不显影或显影极差，呈超级影像征象。

4. 畸形性骨炎（Paget）

Paget 病多发于 40 岁以上，男性多于女性。病理生理改变为骨吸收增加，新生的异常畸形骨生成。临床症状表现为骨痛。骨显像特征表现为病变骨呈边缘锐利的大片摄取增高，伴骨弯曲增粗。定期进行骨显像对 Paget 病的随访及治疗效果的判断是有价值的。

（七）缺血性坏死

缺血性坏死可发生于任何骨骼，但股骨头缺血性坏死最为常见。

1. 股骨头缺血性坏死

骨显像特征为早期见患侧股骨头区摄取减少，逐渐呈现"炸面圈"样改变，即股骨头中心放射性减少而周边放射性增多。后期由于髋面磨损更加严重，放射性浓聚愈加明显，掩盖了股骨头坏死的放射性减少区，但行断层显像大多仍能见到"炸面圈"样征象，有助于诊断。

2. 骨梗死

骨显像特征：①早期可见梗死区放射性摄取减低。②后期病变部位呈局限性放射性增高。

（八）关节疾病

1. 类风湿关节炎

骨显像较 X 线摄片更能早期发现病变，其骨显像特征表现为受累关节放射性明显增强，以腕关节、掌指关节、指间关节、肘关节等呈弥漫性放射性增高征象最为常见。

2. 骨关节炎或退行性关节病

骨显像特征表现为第一腕掌关节放射性明显增加，也可能见到远端指（趾）间关节的放射性增加，有时见到更多的关节受侵犯。

3. 化脓性关节炎

多发生在儿童，常发生在皮肤或上呼吸道感染之后，局部红、肿、痛和全身症状是最常见的征象。

髋部的化脓性关节炎，骨显像显示股骨头摄取骨显像剂减低或阙如，这是由于关节囊压力增加引起缺血所致。

（九）移植骨监测

移植骨是否存活，不同植骨材料诱骨形成的定量分析等，骨显像比 X 线片具有明显的优势。

骨显像对移植骨的判断，如血池相及静态相移植骨放射性高于或等于健侧示存活良好；相反，若移植骨放射性缺损呈透明区示微循环障碍导致移植骨死亡。还可对植骨材料诱骨形成进行定量分析。

参考文献

［1］ 王文荣．医学影像技术与诊断精粹［M］．济南：山东大学出版社，2022．

［2］ 马飞虹．现代医学影像学诊断精要［M］．北京：中国纺织出版社，2022．

［3］ 吕仁杰．现代影像诊断实践［M］．北京：中国纺织出版社，2022．

［4］ 韩丰谈，李彪，李林枫．医学影像设备学第 5 版［M］．北京：人民卫生出版社，2022．

［5］ 李超．实用医学影像诊断精要［M］．哈尔滨：黑龙江科学技术出版社，2021．

［6］ 姚刚．现代医学影像诊断［M］．沈阳：辽宁科学技术出版社有限责任公司，2021．

［7］ 贾晋卫．临床医学影像诊断与应用［M］．哈尔滨：黑龙江科学技术出版社，2021．

［8］ 郭广春．现代临床医学影像诊断［M］．郑州：河南大学出版社有限责任公司，2021．

［9］ 郝跃文，齐顺．实用医学影像诊断精要［M］．西安：西安交通大学出版社，2021．

［10］ 李智岗，王秋香．乳腺癌影像诊断［M］．北京：科学技术文献出版社，2021．

［11］ 郑继慧，王丹，王嵩．临床常见疾病影像学诊断［M］．北京：中国纺织出版社，2021．

［12］ 张小丽，李普楠，张中华．超声诊断学［M］．北京：中国纺织出版社，2021．

［13］ 于广会，肖成明．医学影像诊断学［M］．北京：中国医药科技出版社，2020．

［14］ 郑娜．实用临床医学影像诊断［M］．青岛：中国海洋大学出版社，2020．

［15］ 蒋大卫．医学影像诊断常规［M］．长春：吉林科学技术出版社，2020．

［16］ 沙占国．实用医学影像诊断［M］．北京：科学技术文献出版社，2020．

［17］ 王伟．实用医学影像诊断［M］．北京：科学技术文献出版社，2020．

［18］ 周叶，孟凡东．医学影像诊断与应用［M］．长春：吉林科学技术出版社，2020．

［19］ 张晓玲．实用医学影像诊断学［M］．沈阳：沈阳出版社，2020．

［20］ 李鹏，孙静．医学影像诊断病例精选与解析［M］．西安：陕西科学技术出版社，2020．

［21］ 杜广芬．医学影像诊断思维与临床实践［M］．北京：科学技术文献出版社，2020．

［22］贾培万．现代医学影像诊断新技术［M］．北京：科学技术文献出版社，2020.

［23］刘晓晨．医学影像技术与诊断［M］．天津：天津科学技术出版社，2020.

［24］凌寿佳．医学影像技术与诊断［M］．北京：科学技术文献出版社，2020.

［25］王宝剑．医学影像技术与临床诊断［M］．哈尔滨：黑龙江科学技术出版社，2020.

［26］赵丽娜．新编医学影像基础与诊断［M］．昆明：云南科学技术出版社，2020.

［27］任悠悠．医学影像学诊断精要［M］．南昌：江西科学技术出版社，2020.

［28］王建．现代医学影像诊断［M］．北京：科学技术文献出版社，2019.

［29］刘晓云．医学影像诊断基础与技巧［M］．北京：中国纺织出版社，2019.

［30］孟庆民，洪波，王亮．临床医学影像诊断技术［M］．青岛：中国海洋大学出版社，2019.

［31］霍启祥．新编临床医学影像诊断［M］．青岛：中国海洋大学出版社，2019.

［32］孙媛媛．医学影像诊断与新技术应用［M］．长春：吉林科学技术出版社，2019.

［33］马林．医学影像诊断与新技术应用第2版［M］．长春：吉林科学技术出版社，2019.

［34］黄浩等．医学影像技术与诊断应用［M］．长春：吉林科学技术出版社，2019.